T0269820

LA
ODISEA
RUSA

LA ODISEA RUSA

Una historia económica de Rusia: de la Revolución a la guerra en Ucrania

Laila Porras Musalem

AGUILAR

El papel utilizado para la impresión de este libro ha sido fabricado a partir de madera
procedente de bosques y plantaciones gestionadas con los más altos estándares ambientales,
garantizando una explotación de los recursos sostenible con el medio ambiente y beneficiosa para las personas.

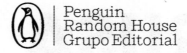

La Odisea rusa
Una historia económica de Rusia: de la Revolución a la guerra en Ucrania

Primera edición: marzo, 2023

D. R. © 2023, Laila Porras Musalem

D. R. © 2023, derechos de edición mundiales en lengua castellana:
Penguin Random House Grupo Editorial, S. A. de C. V.
Blvd. Miguel de Cervantes Saavedra núm. 301, 1er piso,
colonia Granada, alcaldía Miguel Hidalgo, C. P. 11520,
Ciudad de México

penguinlibros.com

ISBN: 978-607-382-225-1

A Salma, Andrés y Thomas.
A mis padres: Doris y Agustín.

ÍNDICE

ÍNDICE

AGRADECIMIENTOS

Antes que nada, mi gratitud para Bernard Chavance –profesor emérito en la Universidad Paris-Cité (Francia) especialista del mundo soviético y post-soviético y eminente representante de la economía institucional francesa, quien dirigió mis tesis de maestría y doctorado en Ciencias Económicas– por todos sus consejos, observaciones, discusiones y aliento durante la redacción de este libro, pero también por su valiosísima amistad. Su gran conocimiento y sabiduría, honestidad intelectual, modestia y generosidad le confieren un lugar muy especial en el seno de la comunidad de economistas institucionalistas y de la escuela francesa de la Regulación.

De igual manera, agradezco calurosamente a mi amigo y colega Assen Slim –prolífico y multifacético economista– investigador en el Instituto Nacional de Lenguas y Civilizaciones Orientales (INALCO) y en la Escuela Superior de Ciencias Comerciales de Angers (ESSCA) por haberme propuesto ser parte de los equipos pedagógicos que ha dirigido en la ESSCA desde hace muchos años.

Hago también un reconocimiento muy especial a Jacques Sapir, ilustre economista y especialista de Rusia, director del Centro de Estudios de Modos de Industrialización (CEMI) en la Escuela de Estudios Superiores de Ciencias Sociales de París (EHESS) y miembro (extranjero) de la Academia de Ciencias de Rusia, por los intercambios fructíferos y siempre interesantes que mantuve con él. Le agradezco también el haber compartido conmigo escritos todavía no publicados, por su confianza y apoyo.

Que encuentre un caluroso agradecimiento por su relectura cuidadosa mi amigo Gerardo Bracho, economista y diplomático mexicano, así como por todas sus observaciones pertinentes y discusiones enriquecedoras sobre el último periodo del sistema socialista y los primeros años de transformación económica de Rusia hacia el sistema capitalista.

Mi gratitud también al geógrafo Benoît Toulouse y a la ilustradora Elisa Ancelin, quienes realizaron los mapas que contiene el libro. Su profesionalismo hizo posible que esta obra contenga estas valiosas ilustraciones que vuelven más inteligibles los complejos temas tratados.

También agradezco la lectura atenta, así como las correcciones y observaciones de gramática y estilo del manuscrito a mi mamá, Doris Musalem Rahal, quien fue durante la redacción un apoyo constante y ha sido a lo largo de la vida, un ejemplo de dedicación al trabajo de investigación y docencia, de apoyo y amor incondicional a su familia. Agradezco igualmente a mi papá, Agustín Porras Macías, quien de manera indirecta está en cada una de las páginas de este libro y en cada minuto de mi vida. Mi gratitud es también para mi hermano Eric y para Agnes, Óliver y Marietta, por compartir, alegrar y enriquecer mi vida y la de mi familia, a pesar de la distancia.

Todos los errores y omisiones de este libro son, sin embargo, responsabilidad de la autora.

En todos los aspectos, Rusia, la nación rusa, se encuentra así, a lo largo de una historia excepcionalmente atormentada, siempre en la frontera del espacio y del tiempo...
Hélène Carrère d'Encausse
Victorieuse Russie, 1992

INTRODUCCIÓN

La invasión rusa a Ucrania del 24 de febrero de 2022 marca, sin duda, un parteaguas en la historia del siglo XXI. Regresa el espectro de la Tercera guerra mundial, otra vez comienza en Europa, de nuevo al Este: ante la violenta invasión de Rusia a Ucrania y el inicio de la guerra ruso-ucraniana; discusiones que se creían de otra época vuelven a emerger, tales como la posibilidad de una tercera guerra mundial y la amenaza nuclear. Varias preguntas surgen en las discusiones del ámbito político, diplomático, académico, así como en el periodismo y en las redes sociales: ¿Por qué la guerra? ¿Se pudo evitar? ¿Hasta dónde llegará la "locura" de Vladimir Putin? ¿Cuál ha sido el papel de la OTAN y de Estados Unidos en el estallido del conflicto? ¿Putin quiere reconquistar Europa del Este y convertir a su país nuevamente en una Rusia imperial? ¿Cuenta Rusia con los medios económicos de sus ambiciones geopolíticas?

Todas estas preguntas acerca de nuestro presente inmediato no pueden tener respuesta si no se hace un análisis minucioso de lo que esa nación es y fue. En efecto, pocos países despiertan tanta fascinación e inquietan al mismo tiempo con la fuerza con la que Rusia lo hace. Potencia heredera de un gran imperio para unos, país emergente que no termina de despegar para otros. La Federación Rusa se extiende sobre dos continentes, su superficie abarca 17 millones de km^2 equivalente al 11% de la superficie terrestre y cuenta con 11 husos horarios y más de 100 grupos étnicos.[1] Actor de primer plano en la carrera armamentista y del espacio, primer productor de materias primas y con una economía dependiente en gran medida de su explotación, el historiador Georges Sokoloff lo resumió en el título de su libro: *La potencia pobre*,[2] para describir una relación particular y contradictoria, entre la política exterior del Estado y el progreso al interior de sus fronteras.

Para comprender la Rusia actual desde un punto de vista económico y los sucesos que en este momento observamos en esa parte del hemisferio, pero que afectan al mundo entero,[3] este libro relata la historia económica moderna de Rusia, describiendo las grandes etapas y los sistemas económicos que esta nación ha experimentado a lo largo de su trayectoria, desde la revolución de 1917 y la fundación de la Unión de Repúblicas Socialistas Soviéticas (URSS) en 1922 y hasta nuestros días.

Este libro propone algunas pistas de reflexión a los lectores sobre el lugar que ha ocupado y que ocupa Rusia en el mundo contemporáneo. Para entender la importancia del peso de su pasado y las encrucijadas internas y externas en las que se encuentra, culminando con la actual guerra ruso-ucraniana, privilegiamos una perspectiva de largo plazo.

El primer capítulo describe los inmensos contrastes económicos y sociales en los que se encontraban la economía y la sociedad rusas al final del Imperio zarista, y de qué manera la Revolución de Octubre hizo transitar a Rusia a un nuevo sistema, basado en el poder político controlado por un sólo partido, en la posición dominante del Estado sobre la propiedad y en la planificación. El sistema socialista permitirá a la URSS defender sus fronteras, salir triunfa-

---

[1] La Unión de Repúblicas Socialistas Soviéticas, URSS, ha sido el país con el territorio más vasto en el mundo: 22 402 200 km².

[2] Sokoloff, Georges, *La Puissance pauvre*, Fayard, 1993.

[3] Aumento de los precios internacionales de los hidrocarburos y de las materias primas como el trigo, desaceleración del crecimiento mundial, generalización de la inflación, ruptura en las cadenas de valor mundiales, utilización más intensiva de fuentes de energía extremadamente contaminantes como el carbón con consecuencias muy graves en el clima, delineamiento de un nuevo orden mundial con la afirmación de nuevos bloques económicos, etcétera.

dora en la Segunda Guerra Mundial, transitar de una economía y sociedad en ruinas hacia una potencia mundial y conformar un rival geopolítico para Estados Unidos durante la segunda mitad del siglo XX bajo la llamada Guerra Fría. Los costos humanos fueron altísimos, sobre todo durante la época estalinista (1924-1953). A pesar de inmensos logros en los ámbitos económico, científico y social, y de la indudable y significativa mejoría del nivel de vida del ciudadano soviético a partir del gobierno de Jruschov, la URSS no conseguirá alcanzar o superar a los países capitalistas desarrollados. Varias reformas tendrán lugar a partir de los años de 1970; las últimas, bajo el gobierno de Gorbachov, tendrán como última consecuencia la disolución de la Unión de Repúblicas Socialistas Soviéticas en diciembre de 1991. Terminando así una aventura singular que habría durado prácticamente todo el siglo y que habría marcado el destino de millones de personas en el mundo entero.

El segundo capítulo analiza uno de los periodos más trágicos de la sociedad rusa en tiempos de paz: la transformación hacia lo que comúnmente se denomina economía de mercado. Al shock económico y social de la dislocación de su territorio y de la pérdida de su lugar como potencia rival de Estados Unidos en la lucha por la hegemonía mundial, se sumará la crisis económica, social e institucional. Es en estas condiciones, que el gobierno de Boris Yeltsin —bajo la influencia y apoyo de las grandes organizaciones internacionales (sobre todo del FMI)— elegirá realizar una "terapia de choque" para transformar la economía rusa hacia la "economía de mercado". Esta estrategia de transformación, ampliamente inspirada en las políticas del Consenso de Washington, consistirá en reformas extremadamente radicales de liberalización de precios, apertura económica al exterior, políticas de austeridad y privatización de la economía. Estas grandes transformaciones se caracterizarán por la rapidez con las que se llevarán a cabo y la "denigración del Estado" en el proceso general de reformas. Las consecuencias económicas y sociales fueron dramáticas: caída espectacular de la producción durante los primeros años de transformación, desarrollo de la economía de trueque, desplome de los salarios y de las pensiones, disminución de los niveles de vida, degradación del sistema social, aparición de la pobreza de masas y explosión de la desigualdad. El desastre demográfico de la década de 1990 se tradujo en la caída de la esperanza de vida del hombre ruso con una rapidez e intensidad nunca vistos en un país en tiempos de paz, esto resume la convulsión social de esos años en Rusia.

El tercer capítulo relata la nueva etapa que comienza para la nación rusa y que durará prácticamente la primera década de los años 2000. Ésta estará caracterizada por una extraordinaria recuperación económica, el "regreso" y fortalecimiento del Estado y la mejoría notable en los niveles de vida de la población. Periodo que coincide con los dos primeros mandatos del presidente Vladimir Putin (2000-2008), quien implementará al interior de las fronteras una política vertical y centralizada del poder y recuperará el rol protagónico de Rusia en el mundo. En estos años asistiremos al restablecimiento de la situación fiscal e institucional; a la ejecución de una política industrial activa y a la recuperación por parte del Estado de los inmensos recursos y materias primas del país que habían sido apropiados por los llamados "oligarcas". Por otro lado, debido a la estrategia rusa sobre el control de la producción y del suministro de los hidrocarburos, las tensiones con sus vecinos próximos (principalmente Georgia, Ucrania y Bielorrusia) aumentarán. Al final de su segundo mandato, Putin tendrá en su haber la recuperación del Estado y del orden institucional de un país que a finales de los años 1990 se estaba prácticamente desmoronando (desde un punto de vista económico, institucional, social, incluso regionalmente); así como una relativa prosperidad económica y social, lo que le confiere popularidad y un apoyo indiscutible por parte de la mayoría de la población.

El cuarto capítulo analiza los principales desequilibrios que aún contiene la nación rusa a pesar de los sorprendentes logros obtenidos durante la primera década del siglo XXI. Comenzando por la fragilidad económica, por lo que la economía rusa sucumbirá ante la crisis económica y financiera internacional de 2008-2009. Entre las debilidades estructurales podemos mencionar un comercio exterior poco diversificado (basado en gran parte en la producción y comercio de hidrocarburos y materias primas); así como la falta de innovación y la subsistencia de un fenómeno ampliamente expandido en la economía y la sociedad: la corrupción. Otros factores de suma importancia que entraban el despegue económico de Rusia son la persistente desigualdad de los ingresos y de la riqueza (a pesar de la disminución significativa de la pobreza) y el declive demográfico. Éste último representa un riesgo de primer orden para el Estado ruso y coadyuvará al refuerzo de una ideología cada vez más conservadora del gobierno y al delineamiento de una política extranjera particular en relación con la zona postsoviética y sus "vecinos próximos". Veremos que, durante este periodo, la frustración por parte del gobierno ruso se acumulará ante la expansión inexorable de la OTAN y de la UE hacia su tradicional área de influencia. La incursión de Rusia en Georgia en 2008, significará un cambio de dirección de Moscú en la evolución de las relaciones de Rusia con Occidente. A partir de este momento, se dará prioridad absoluta al sector militar.

El capítulo cinco hace un recuento de las nuevas relaciones que el Kremlin construirá para constituir lazos económicos, políticos y culturales a nivel internacional. En primer lugar con "el extranjero próximo", es decir, con las repúblicas antiguamente soviéticas, formando así la Comunidad de Estados Independientes (CEI). Otras organizaciones se irán conformando, como la Unión Económica Eurasiática (UEEA), la Organización de Cooperación de Shanghái (OCS) y el Foro BRICS. Se debe destacar la relación de primer orden que ha ido entretejiendo con China, socio comercial y estratégico. Ambos países representan (con otras naciones como la India, Brasil o Indonesia) al bloque de países que avanzan en una nueva formación geopolítica para hacer contrapeso a la hegemonía norteamericana, y de manera más general, a lo que se ha dado en llamar "Occidente" o "bloque occidental".[4] Evidentemente, Rusia no podría ocupar este "papel" en las distintas organizaciones internacionales si no se hubiese convertido en la potencia mundial que representa hoy en día, por lo que se analizará en este capítulo su lugar ineludible como productor de materias primas, energéticas y agrícolas; y su estatus de potencia militar, aeronáutica y nuclear. Vladimir Putin ha encarnado como pocos jefes de Estado la imagen de las transformaciones más importantes de su país. Durante sus últimos mandatos se observa una intensificación del control del aparato de Estado, una férrea manera de ejercer el poder y un conservadurismo exacerbado. Vladimir Putin controla la red de poder económico y político que comenzó a tejer desde su primer mandato y que está basada en lealtades políticas y pactos establecidos entre el Kremlin, la burocracia y la oligarquía. Analizaremos, finalmente, el desarrollo de un discurso ideológico y político del presidente para sustentar el nuevo lugar de Rusia en el siglo XXI, discurso que se ha inspirado en pensadores e ideólogos que exaltan principalmente la cultura rusa y eslava; así como la utilización por parte del gobierno ruso, del *soft power*, y el regreso de la religión dentro del poder político.

Finalmente, el capítulo seis analiza los factores que explican el desarrollo de los últimos hechos ocurridos entre Rusia y Ucrania. La violenta incursión rusa a Ucrania y la guerra actual no pueden explicarse sin analizar los elementos históricos, económicos, políticos y geopolíticos que confluyeron dando como resultado el estado de los eventos actuales. Comenzaremos por explicar los lazos que han unido el destino de esos dos países y que remontan a más de mil años de historia. En efecto, ambos países (al igual que Bielorrusia) comparten un pasado común: la Rus o la Rus de Kiev. La historiografía

---

[4] No existe una definición estricta del bloque occidental; el término comenzó a utilizarse para designar a países capitalistas desarrollados considerados aliados o bajo influencia de Estados Unidos durante la Guerra Fría. Es decir, además de Estados Unidos, países altamente desarrollados de Europa, así como Canadá, Japón, Corea del Sur, Australia, Israel, principalmente. Habría que agregar que se trata también de una esfera más amplia de dominación ideológica, económica y política vista en instituciones como el Banco Mundial, la OCDE, el FMI, entre otras.

rusa y ucraniana difieren en cuanto a la explicación de ese origen y sus consecuencias en el desarrollo de esas dos naciones hasta el día de hoy. Analizaremos también que la sociedad ucraniana, a pesar de contar con una sólida base de identificación y de pertenencia nacional innegable e indiscutible, debido a su misma historia, ha sido y es una sociedad dividida en términos geográficos, étnico-lingüísticos, culturales, incluso en preferencias políticas. En términos concretos, los conflictos y las luchas que se han observado en la Ucrania independiente —sobre todo llevados a cabo por parte de los distintos grupos oligárquicos y de las élites del poder (basados generalmente en las diferentes regiones del país)— han contribuido a intensificar las tensiones políticas internas. Estas tensiones se han visto exacerbadas por las presiones políticas y económicas del exterior. Por un lado, por parte de Rusia, su vecino y socio histórico; por otro lado, por parte de la Unión Europea y de Estados Unidos. En términos concretos estas presiones económicas y políticas externas contribuirán al desencadenamiento de los hechos que comenzaron con la Revolución de Maidán en 2013 y significarán un parteaguas en la frágil construcción del Estado ucraniano. Los eventos que siguieron: la salida precipitada del presidente Yanukóvich (electo democráticamente en 2010) y la anexión de Crimea por parte de Rusia en febrero de 2014; la insurrección armada "prorrusa" en dos provincias del este de Ucrania —Donetsk y Lugansk— en la región del Dombás y la subsiguiente autoproclamación de independencia de ambas; así como la sangrienta guerra que en ocho años (2014-2022) contabilizó más de 14 000 víctimas, serán el preámbulo de la cruenta invasión de Rusia a Ucrania y de la guerra actual.

El análisis de todos estos factores —históricos, políticos, económicos y geopolíticos— pone en evidencia la complejidad de la guerra ruso-ucraniana, por lo que entender este fenómeno multifactorial requiere enmarcarlo en una perspectiva de largo plazo y dentro de las transformaciones geopolíticas mundiales.

1. DEL FIN DEL RÉGIMEN ZARISTA A LA DESINTEGRACIÓN DE LA URSS

La revolución industrial y la modernización comienzan en Rusia con un retraso importante en comparación con las demás naciones europeas. A mediados del siglo XIX Rusia es el único país europeo en donde sigue prevaleciendo la servidumbre con alrededor de 40 millones de siervos. A pesar de este retraso, la industria se desarrolla de manera paralela a la construcción de las vías de comunicación, sobre todo del ferrocarril. La industria y la agricultura rusas avanzan gracias al aporte de capitales extranjeros y se observa un crecimiento significativo a inicios del siglo XX, antes del estallido de la Primera Guerra Mundial. No obstante, la desigualdad y la miseria dominan el paisaje social. La convulsión política se traducirá en la revolución de 1905 que sacudirá al régimen zarista y lo obligará a tomar algunas medidas como el paso a una monarquía constitucional. Pero estas reformas serán insuficientes y en 1917 estallará la Revolución de Octubre; el triunfo del partido Bolchevique hará transitar al país hacia un nuevo sistema económico y social. Geográficamente, la recién creada Unión de Repúblicas Socialistas Soviéticas (1922) recuperará una parte importante de lo que había sido el extenso territorio del Imperio ruso. El sistema socialista se irá delineando a lo largo de las primeras décadas del siglo XX con las políticas de nacionalización de prácticamente toda la economía, de la colectivización del campo, de la planificación y de la industrialización forzada. El desarrollo de este sistema no fue lineal y después de la promulgación de la severa política conocida como "Comunismo de Guerra" para hacer frente a la invasión de las potencias extranjeras a Rusia durante la

Primera Guerra Mundial, seguirá una etapa de alivio con la instauración de la "Nueva Política Económica" (NEP). Sin embargo, la llegada de Stalin al poder (1924) sumirá al país entero en el terror. Ciertamente, son también los años de un sorprendente crecimiento económico y recuperación; así como de una tendencia hacia la convergencia en términos de desarrollo económico con los países capitalistas desarrollados. En términos geopolíticos, después de la Segunda Guerra Mundial, Europa se divide con el establecimiento de regímenes "pro-soviéticos" en las regiones de Europa central y del Este. En términos sociales, con la llegada de Jrushchov al poder, una nueva etapa comienza para el ciudadano soviético, una era de paz, progreso material y aumento de los niveles de vida, así como el fin del terror y de las purgas estalinistas. A pesar de las reformas realizadas y las que seguirán con Brézhnev, no habrá modificaciones mayores al sistema económico socialista, que comienza a mostrar signos de ralentización a partir de los años 1970. Un salto mayor se observará con la llegada de Gorbachov al poder en 1985. Sus reformas conocidas como Glasnot y Perestroika tendrán como última consecuencia el desmembramiento del Bloque del Este a partir de 1989 y la implosión de la Unión de Repúblicas Socialistas Soviéticas en diciembre de 1991.

Esplendor y miseria al final del régimen zarista

Desde el siglo XVI, el poder de los zares había reinado sobre un territorio multinacional tratando de convertir al Imperio ruso en una gran potencia europea. No existe sin embargo unanimidad en el seno de la comunidad académica acerca del estado de desarrollo que guardaba Rusia en el período anterior a la revolución bolchevique. De hecho, se confrontan varias representaciones a propósito de la última fase del Imperio ruso. Encontramos por un lado, la descripción de un país atrasado con una agricultura semifeudal y una sociedad muy polarizada, en donde existía un desarrollo industrial embrionario. No obstante, otros análisis subrayan que Rusia –aunque todavía lejos de las potencias europeas occidentales como Estados Unidos– mostraba un dinamismo económico importante con un auge en ciertos sectores como la industria y la agricultura, y señalan el desarrollo de algunas instituciones financieras integradas a la economía global.

En realidad, los dos análisis se complementan e ilustran la situación de este país con enormes desigualdades regionales, sociales y sectoriales. Es importante señalar que la Rusia zarista es una Rusia rural cuya población campesina representa el 80% de la población total.[1] De tal manera, si el centro del análisis es el mundo rural, la situación del pueblo ruso puede calificarse de miserable. De hecho, el campo ruso se caracteriza por la ausencia de modernización. No olvidemos que Rusia fue de los últimos países en Europa en abolir la servidumbre; así, a mediados del siglo XIX, los campesinos seguían estando sujetos a los terratenientes, al zar y a la iglesia, y se veían afectados periódicamente por la escasez y las epidemias.[2]

No obstante, la monarquía comprendió que servidumbre y modernización eran incompatibles y la abolición de la servidumbre fue finalmente promulgada en 1861 por el zar Alejandro II, liberando a 40 millones de siervos. Sin embargo, se trató en realidad de una libertad muy limitada para los campesinos, ya que a partir de ese momento se convirtieron en "deudores" y debían comprar las tierras, disponiendo sólo de los peores terrenos. Además, no eran dueños directos de la tierra ya que ésta pertenecía al pueblo a través de la institución conocida como *mir* u *obshchina*. Los campesinos tampoco obtuvieron la igualdad ante la ley, ni una real libertad personal: no podían salir de su aldea sin la autorización de la comunidad y todos los hogares de la aldea debían pagar impuestos de forma colectiva (Sokoloff, 1993).

Con la abolición de la servidumbre y otras reformas del periodo tales como el desarrollo del sistema ferroviario, se permitió un importante crecimiento económico e industrial con el propósito de acercarse a las economías más desarrolladas. El crecimiento anual de la economía rusa fue del 3.3% durante el período 1883-1913,

---

[1] El Imperio ruso tenía una población de 162 millones en los albores de la Primera Guerra Mundial.

[2] Desde Iván III e Iván el Terrible (s. XV-XVI) y durante la dinastía de los Romanov (a partir de 1613), los campesinos fueron sujetos cada vez más a un orden basado en la explotación y en la servidumbre.

cercano al de Estados Unidos: 3.5% y superior al de todos los países occidentales de Europa y América del Norte: 2.7%. Sin embargo, el ingreso per cápita en Rusia en 1913 seguía siendo muy bajo en comparación con el observado en los países desarrollados: éste representaba el 15% del ingreso per cápita de Estados Unidos, el 33% del de Alemania y el 50% del ingreso per cápita del Imperio Austro-húngaro (Gregory, 1982).

La rápida industrialización a fines del siglo XIX en Rusia se llevó a cabo gracias al capital y a los aportes tecnológicos extranjeros. En efecto, las empresas extranjeras invirtieron en la industria extractiva (carbón, petróleo), en la industria metalúrgica, en la ingeniería mecánica (produciendo locomotoras, vagones, y las primeras maquinarias y herramientas "rusas"); asimismo, estaban presentes en algunos bienes del sector agroalimentario (azúcar, sal, tabaco). Al mismo tiempo se desarrolló una industria rusa, heredera de las manufacturas de los siglos XVIII y XIX en el sector textil, en la carpintería y en la alimentación. Sin embargo, los dos sectores, extranjero y nacional, empleaban alrededor de 3 millones de trabajadores, un número ínfimo en comparación con el mundo campesino. El mundo laboral en el sector industrial también estaba marcado por condiciones de vida miserables (Sapir, 1984).

Se ha dicho a menudo que antes de la revolución casi toda la población rusa era analfabeta. Nove señala que esta afirmación es exagerada: en 1897, 36% de los hombres y 12% de las mujeres estaban alfabetizados en la Rusia europea; además, hubo un rápido desarrollo de escuelas y universidades, pero no debe olvidarse tampoco que este desarrollo fue extremadamente desigual en las diferentes regiones (Nove, 1992).

A principios del siglo XX, el desarrollo económico y social del país había suscitado una fuerte oposición política al régimen zarista. El descontento fue creciendo y culminó con la sangrienta represión de una manifestación popular en la plaza del Palacio de Invierno por parte del ejército imperial el 9 de enero de 1905, que disparó contra la multitud. Habían participado en una marcha pacífica (muchos habían asistido con sus hijos), entre 50 000 y 100 000 personas, trabajadores y residentes de San Petersburgo. Este dramático evento marcó el comienzo de lo que se llamó la Revolución de 1905, caracterizada por un conjunto de manifestaciones y luchas políticas, así como por la radicalización de la oposición (el motín del acorazado Potemkin −inmortalizado en 1925 por la película de Sergei Eisenstein− se volvió uno de los eventos distintivos de la revolución).

La huelga general de octubre de 1905 logró que el régimen cediera transformando el Imperio ruso en una monarquía constitucional y en abril de 1906 se creó un parlamento, la Duma.[3] Por otro lado, las reformas agrarias del Primer ministro Piotr Stolyipn (noviembre de 1906), permitieron a los campesinos abandonar el mir. Esta medida, según él, permitiría al campesino volverse propietario de su tierra y tendría así más incentivos, lo que volvería al campo más próspero y a los campesinos más leales al gobierno.[4] Estas reformas se llevaron a cabo dentro de un contexto económico relativamente favorable en el sector agrícola caracterizado por el alza de los precios internacionales, lo que contribuyó al crecimiento importante de la producción agrícola entre 1900 y 1914. Sin embargo, las esperanzas suscitadas por la revolución y las reformas se fueron erosionando, pues la mayoría de la población, campesinos y obreros, seguían sin estar representados en el gobierno, y la miseria de las grandes mayorías y la injusticia subsistían.

De tal modo, Rusia atravesaba una fase de cambios profundos, que habían conducido a un cierto progreso en el proceso de industrialización del país. Sin embargo, el orden social, lejos de haberse transformado, acumuló crecientes desigualdades que exacerbaron las tensiones sociales y políticas. La Primera Guerra Mundial

---

[3] La Duma constituyó la cámara baja del Imperio Ruso, mientras que el Consejo de Estado del Imperio ruso se convirtió en su cámara alta. Esta concesión otorgada por el poder convirtió a Rusia en una monarquía constitucional pero no parlamentaria, ya que el Primer ministro, designado por el emperador, no dependía de la Asamblea.

[4] Fue en este contexto que varios millones de campesinos partieron para colonizar Siberia.

hizo intolerable esta situación. En efecto, esta hecatombe significó un gran trauma para la sociedad rusa: millones de campesinos fueron obligados a abandonar sus aldeas para ir al frente de batalla; las sucesivas derrotas de 1914-1917 provocaron la muerte de alrededor de 3 millones de civiles y soldados. La movilización de 15 millones de jóvenes provocó un déficit de 4 millones de nacimientos (Sokoloff, 1993).

El régimen soviético se instala y como lo veremos, la URSS se vuelve no solamente uno de los vencedores de la Segunda Guerra mundial, sino un actor ineludible en Europa y en el mundo entero.

Consolidación del sistema socialista soviético

La revolución rusa y el comunismo de guerra[5]

> *La peculiaridad del momento actual en Rusia consiste en el paso de la primera etapa de la revolución, que ha dado el poder a la burguesía por carecer el proletariado del grado necesario de conciencia y de organización, a su segunda etapa, que debe poner el poder en manos del proletariado y de las capas pobres del campesinado.*
> Vladimir Ilich Lenin, *Tesis de abril*, 4 de abril de 1917

Analizar un tema complejo como el desarrollo de las fuerzas políticas al interior del conjunto de sucesos que se produjeron en 1917 y que dieron como resultado la Revolución de Octubre está fuera del alcance de este libro. Nos limitaremos a decir que el contexto económico y social en Rusia se encontraba extremadamente frágil; las finanzas del Estado no paraban de degradarse; el valor de la moneda había disminuido bajo el efecto de la inflación; a esto se sumó el cierre de empresas, el desempleo, las huelgas y el hambre.

---

[5] Agradezco al excelente profesor de Historia económica mundial de la Facultad de Economía de la UNAM, Marco Antonio Reyes Valencia, por haberme introducido a este tema durante mis años de estudiante de licenciatura; y por todas las discusiones interesantes que tuvimos sobre la Revolución Rusa.

Así, la Revolución rusa tuvo lugar en un contexto de gran exasperación de toda la sociedad: los alimentos faltaban y el resentimiento popular era muy profundo. El régimen había perdido toda legitimidad y en febrero de 1917 iniciaron las manifestaciones populares llevadas a cabo sobre todo por mujeres que reclaman trabajo y pan; días después las manifestaciones se convierten en un movimiento nacional y en una huelga general y comienzan las demandas de poner fin a la monarquía. Los intentos por parte del zar de acabar con las manifestaciones resultan en un baño de sangre (se cuentan más de mil muertos) y finalmente, en unos cuantos días el zar es derrocado y la monarquía es abolida el 3 de marzo. Cuatro gobiernos provisionales le seguirán. Los soviets −organizaciones representativas de obreros, de campesinos y de soldados adscritos a las ideas comunistas− que habían comenzado a desarrollarse a partir de 1905 como organizaciones locales en fábricas, ciudades, provincias, etcétera, adquirieron mayor influencia y poder. El soviet de Petrogrado[6] pronto se vio en situación de rivalidad con el gobierno provisional por el ejercicio del poder.

Vladimir Ilich Lenin, quien desde su exilio en distintas ciudades europeas, había preparado el esquema teórico de la toma del poder, regresó a Petrogrado en abril y redactó las *Tesis de abril.* En un célebre discurso pronunciado el 4 de abril en el Palacio Táuride, Lenin anunció lo que debería ser el paso a la segunda fase de la revolución: la conquista del poder por parte del proletariado y las capas pobres del campesinado. Al mismo tiempo anunció que si los bolcheviques llegaban al poder, Rusia saldría de la guerra, se nacionalizaría la tierra y se le otorgaría a los campesinos, además se transitaría a un gobierno dirigido por la clase obrera. Prometió también defender la libertad de separarse de Rusia para todas las

---

[6] El cambio de nombre oficial de San Petersburgo tuvo lugar un mes después de la participación de Rusia en la Primera Guerra Mundial, en un contexto de gran patriotismo y ambiente antialemán.

naciones y nacionalidades oprimidas por el zarismo. Lenin tuvo éxito al persuadir a los bolcheviques con los argumentos presentados en las *Tesis de abril* y se asentaron así los fundamentos ideológicos de la actuación de los bolcheviques tras su ascenso al poder durante la Revolución de Octubre.

Durante la noche del 24 al 25 de octubre de 1917 inició la Revolución que se desarrolló prácticamente sin derramamiento de sangre. Al día siguiente, Trotsky anunció oficialmente la disolución del Gobierno Provisional en la apertura del Congreso de los Soviets de Diputados Obreros y Campesinos de toda Rusia. La toma del poder por los bolcheviques en 1917 marcó un profundo cambio en la historia rusa.

El triunfo de la revolución bolquevique hizo transitar a Rusia hacia un sistema económico diferente. A partir de esta fecha, algunas medidas comenzaron a cambiar la estructura social y el funcionamiento del sistema económico. El decreto sobre la tierra, adoptado en noviembre de 1917, suprimió la propiedad de la nobleza, canceló las deudas de los campesinos y dio legitimidad a la repartición de la tierra que ya había sido tomada. En total, de 1917 a 1927 se redistribuyó el 40% de las tierras cultivables. En diciembre del mismo año se nacionalizaron todos los bancos privados (Sapir, 1984).[7] Fuertes concesiones territoriales fueron el precio que Rusia pagó por firmar la paz con Alemania (Tratado de Brest-Litovsk, marzo de 1918), pero este tratado significó un gran alivio para el pueblo ruso.[8]

Sin embargo, este periodo fue de corta duración. La revolución se dio en un contexto de descontento social, hambre, violencia y revueltas en prácticamente todo el territorio, y esta situación no se terminó con el triunfo de la revolución. Los violentos enfrentamientos degeneraron en una guerra civil que opuso a múltiples actores:

---

[7] La nacionalización de los demás sectores se produjo entre 1918 y 1920: primero, el comercio y almacenamiento de cereales, el transporte, el petróleo y todas las grandes empresas; la nacionalización se extendió a las pequeñas empresas, incluso artesanales: en noviembre de 1920, 37 000 empresas habían sido nacionalizadas.

[8] En el tratado, Rusia renunció a los territorios de Finlandia, Polonia, Estonia, Letonia, Lituania, Ucrania y Besarabia (región del sureste de Europa Oriental que incluía la casi totalidad de los territorios de Moldavia y parte de Ucrania).

bolcheviques, mencheviques, guardias del ejército blanco,[9] campesinos, anarquistas, entre otros. A esto se debe sumar las incursiones de las potencias extranjeras vencedoras de la Primera Guerra Mundial para apoyar a los guardias blancos en contra de los bolcheviques desde finales de 1918: ejércitos de Francia e Inglaterra entraron al Mar Muerto; Japón y Estados Unidos a Vladivostok, los británicos entraron al Cáucaso. En total, 14 naciones incursionaron en la "nación de los soviets" para apoyar a los guardias blancos entre 1918 y 1920.

La guerra civil empujó al nuevo poder a considerar medidas excepcionales conocidas bajo el nombre de "comunismo de guerra". Estas medidas abarcaron la nacionalización de todas las empresas, las requisiciones forzadas de cereales a los campesinos (prodrazverstka), la supresión de otros partidos políticos y la militarización de los trabajadores y sindicatos. Este período se caracterizó por un gran caos: hiperinflación, hambruna, requisición masiva de trabajadores y el colapso de la producción. Por otro lado, las potencias extranjeras irían renunciando al territorio ruso/soviético, siendo los japoneses los últimos en partir en octubre de 1922. La victoria de los bolcheviques es ampliamente atribuida a la organización eficaz del ejército rojo con Trotsky a la cabeza.

La guerra civil y la intervención extranjera crearon un caos económico y social: las epidemias eran frecuentes; la escasez aumentó debido al colapso de la producción, del transporte y también por la ruptura de las relaciones mercantiles. El efecto acumulativo de años de requisiciones dio como resultado una marcada reducción en la siembra y en 1921, a nivel nacional, la cosecha fue sólo del 43% del nivel anterior a la guerra. La población conjunta de las ciudades de Moscú y San Petersburgo disminuyó de 4.30 millones en 1917 a 1.86 millones de personas en 1920. Es importante señalar la he-

---

[9] Los ejércitos blancos estaban conformados por grupos contrarrevolucionarios, nacionalistas y monárquicos. La mayoría de sus miembros había servido en el ejército del zar Nicolás II y buscaban el retorno de la monarquía.

catombe social y demográfica que se produjo en Rusia debido a la Primera Guerra Mundial, a las revoluciones y a la guerra civil. Se calcula que la población de la Unión Soviética/Imperio ruso[10] había perdido en 1923, entre 6 y 9 millones de personas respecto a 1914 (Davies, 1998).

Los levantamientos campesinos y la revuelta en la base naval de Kronstadt en marzo de 1921 −último gran movimiento contra el régimen bolchevique− llevaron a las autoridades a revisar su política. Lenin, quien previamente había expresado su deseo de acabar con la prodrazverstka, se dio cuenta de que un cambio de dirección en la política era una cuestión de supervivencia para el régimen, esto derivó en el origen de la Nueva Política Económica (NEP).

La Nueva Política Económica (NEP)

Entre 1921 y 1922 comenzó a producirse un cambio importante con la NEP. La primera medida propuesta por Lenin fue la sustitución de la prodrazverstka por un impuesto en especie, sustancialmente inferior a las requisiciones de años anteriores. Después de pagar el impuesto, los campesinos tenían libertad para vender el resto de la cosecha en el mercado local. Pero dado el objetivo de estimular las ventas en zonas con escasez de alimentos, la legalización del comercio privado se había vuelto inevitable: los "Nepmen" (intermediarios privados) florecieron durante este período. La NEP promovió una economía mixta, con un sector privado importante en la agricultura, el comercio privado legal y la expansión de pequeñas y medianas empresas privadas. La industria pesada, así como la banca y el comercio exterior, permanecieron en manos del Estado.

En 1926, el sector privado representaba más del 50% de la renta nacional y la producción volvió a un nivel cercano a los resultados de antes de la guerra (17% superior a 1913, según las estadísticas oficiales, entre 5 y 10% inferior, según otras estimaciones); a su vez, los precios se estabilizaron (Davies, 1998).

---

[10] Tomando en cuenta las mismas fronteras.

Después de la muerte de Lenin en 1924, Joseph Stalin, quien se había convertido en secretario general del Partido comunista en abril de 1922, se fue estableciendo gradualmente como líder de la URSS. De tal forma, abandonó la dirección colegiada establecida por Lenin, para imponer, apoyándose en la burocracia nacida durante la guerra civil, un régimen totalitario. A partir de 1928 este régimen se caracterizó por la supresión de las libertades, una brutal represión y por el estricto control de la economía por parte del Estado.

En este contexto se dio el fin de la NEP. Las razones de su término son varias, sin embargo, el aprovisionamiento de cereales jugó un papel central: los volúmenes de cereales comprados a los campesinos por el Estado habían caído fuertemente entre 1926 y 1928. Para Stalin, esto se trató de un acto de sabotaje deliberado, prueba del fracaso de la NEP. En esta perspectiva, dos consideraciones dictaron el giro de su política. Por un lado, según su visión, el mundo campesino constituía una amenaza para el régimen: el Partido Comunista estaba establecido en solamente uno de cada 20 pueblos; sin embargo, en 1928 el mundo agrícola representaba 80% de la población activa y 45% del ingreso nacional (Benaroya, 2016).

Por otro lado, Stalin aplicó una estrategia de industrialización forzada y estableció el instrumento para la transferencia de recursos de la agricultura a la industria: la colectivización (aspecto que analizaremos). Además de los factores ya mencionados, el Estado se había fortalecido y se encontraba mejor equipado para administrar las actividades del comercio y de la industria. Asimismo, para algunos militantes del partido, el desarrollo del sector privado había sido un retroceso en la construcción del socialismo, impuesto por la situación catastrófica y la amenaza de los "enemigos de la revolución". A fines de la década de 1920, la NEP llegó a su término y comenzó una nueva era de grandes transformaciones: "el gran salto soviético".

Las fronteras de la Unión Soviética y la formación del "bloque del Este"

El movimiento de expansión territorial del Imperio ruso, sobre todo durante los siglos XVIII y XIX se enmarca en los movimientos de expansión colonial de los grandes imperios de la época. Así, las grandes potencias conquistarán una buena parte de territorios en todos los continentes. Sin embargo, a principios del siglo XX, diferentes movimientos nacionalistas comenzarán a cobrar importancia en Europa y los territorios conquistados por Rusia no serán la excepción. Como lo mencionamos, debido al acuerdo de paz de Brest-Litovsk y de las rebeliones populares –algunas directamente incentivadas por la propia propaganda Bolchevique en favor de la autodeterminación de los pueblos– en 1918 Rusia perderá varios territorios (Polonia, Ucrania, países Bálticos, Finlandia). A la postre, después de una cruenta guerra civil, con ingredientes tanto de clase como nacionales, es el ejército rojo el que por la vía de las armas define los contornos de la nueva Unión de Repúblicas Socialistas Soviéticas, y logra reagrupar la gran mayoría del territorio del viejo imperio zarista; con exclusión de territorios polacos, de Finlandia y de las tres repúblicas Bálticas.

El 30 de diciembre de 1922, la República Socialista Federativa Soviética de Rusia, la República Socialista Soviética de Ucrania, la República Socialista Soviética de Bielorrusia y la República Socialista Federativa Soviética de Transcaucasia aprobaron el Tratado de Creación de la Unión Soviética.

A partir de ese momento, la autoridad de Moscú prevalecerá sobre la parte esencial que había constituido el Imperio ruso. Orientados por su internacionalismo de corte marxista y su política progresista (pero no consecuente) sobre la cuestión nacional, los bolcheviques llevaron a cabo en los años veinte una política que algunos investigadores llaman "antirrusa", en el sentido de que la nueva entidad estatal "negaba" la cultura nacional rusa, para exaltar un contenido nacional de orden ideológico, como el nombre del nuevo país lo muestra. Así, Hélène Carrère d'Encause (1992) comenta que la "URSS" no tiene nada de ruso en su identidad, y como testimonio es el nombre del Estado que se refiere a una ideología y a un sistema, no a una nación y a su marco geográfico. Sin embargo, es en el corazón de Rusia que esta nueva comunidad indefinible es gobernada "en ruso y por los rusos".

La idea de Lenin sobre el lugar de las nacionalidades en el Estado evolucionó con el tiempo, y pasó de "pregonar" –sin respetar– la autodeterminación de los pueblos, al reconocimiento de las virtudes del centralismo y de ahí al "reconocimiento del carácter inevitable del federalismo".[11] Al principio, pensaba que las especificidades nacionales debían ser tomadas en cuenta en el marco de un Estado unitario, no obstante, después comenzó a defender la necesidad de crear Estados basados sobre criterios étnicos, que tuviesen relaciones contractuales entre ellos, y reconoció la dimensión territorial de las autonomías locales. Esta concepción sobre "la federación" difiere completamente de la que tiene Stalin, que desde el principio fue un defensor del "unitarismo". En efecto, Stalin negaba que "las nacionalidades" hubiesen tenido un propio Estado o si lo habían tenido, remontaba a tiempos lejanos, por lo que deberían aceptar sin resistencias particulares la forma centralizada del federalismo soviético. En agosto de 1922, el Politburó (órgano político supremo del Partido comunista) creó una comisión para examinar la cuestión de las relaciones entre Rusia y las otras repúblicas, hasta ese momento con un estatus de "Estados independientes" (Ucrania, Bielorrusia, Armenia, Azerbaiyán y Georgia). Stalin, que en ese mismo año se

---

[11] Como lo comenta Gerardo Bracho, cuando triunfó la Revolución, los bolcheviques emitieron una "Declaración de los Derechos de los Pueblos de Rusia" que otorgaba a todas las naciones y colonias oprimidas del Imperio el derecho a la autodeterminación. En la práctica, sin embargo, los bolcheviques no cumplieron con esta promesa pues no estaba acorde con la "Dictadura del Proletariado". En medio de una guerra civil atroz, finalmente fue la fuerza de las armas (más que el voto como había prometido Lenin) la que decidía si una determinada nación bajo la opresión zarista se uniría a la nueva URSS o seguiría su propio camino, como fue el caso de Finlandia y de las Repúblicas Bálticas. En sus textos escritos antes y durante la Primera Guerra Mundial, Lenin insistió en que todas las naciones oprimidas deberían "determinar" si querían separarse o no, a través de referéndums democráticos libres –citando como ejemplo la forma en que Noruega se separó de Suecia en 1905 (Bracho et al., 2021).

había vuelto el secretario general de Partido, propone que éstas devengan formalmente componentes de la Federación rusa: la palabra "independiente" es eliminada y las repúblicas se vuelven entidades administrativas de un Estado ruso centralizado. En el caso de los pueblos y regiones con una fuerte identidad nacional, como los georgianos, ucranianos o los grandes pueblos de Asia Central, comienza una frustración nacional y se empieza a alimentar un sentimiento nacionalista. El Estado soviético fomenta entonces el desarrollo de las entidades nacionales para poner fin a la desconfianza de estos pueblos, situación que cambiará en el periodo estalinista (Moshe, 2003).

En efecto, durante la década de 1920 existió una política lingüística para promover las lenguas indígenas, pero a partir del afianzamiento de Stalin en el poder, en los años 1930, el ruso fue promovido como lengua de comunicación entre los pueblos y las otras lenguas serán acusadas de propagar el nacionalismo. Las diferentes lenguas de las repúblicas y regiones que formaron la Unión Soviética subsistieron durante todo el período soviético, sin embargo, el ruso era la lengua indispensable para la promoción de una carrera política, económica y cultural.

Recuadro 1. **La expansión del territorio**

Las fronteras del Imperio ruso y de la Unión Soviética evolucionaron a través de numerosas conquistas y colonizaciones militares. El primero se fue conformando a partir del siglo XVI bajo el régimen zarista que no cesó de expandir sus fronteras de manera constante hacia el sur, hacia el Cáucaso y hacia Occidente. A partir de 1579 el poder ruso comienza a incursionar en Siberia y a principios del siglo XVII instala las primeras ciudades. Hacia el extremo Oriente conquista territorios a expensas de China. En 1858 esta última le cede la región de la orilla derecha del río Amur, preludio de la fundación de Vladivostok (1860). Hacia el Sur, la expansión se realiza hacia el Cáucaso en detrimento de los pueblos nómadas y de los imperios otomano y persa. En 1654 Ucrania oriental pasa a la tutela rusa; en 1774 el Imperio ruso se extiende hacia las orillas septentrionales del mar Negro; en 1812 integra Georgia oriental y Besarabia (regiones de Moldavia y de Ucrania), y en 1828 se extiende hacia Azerbaiyán y varias provincias armenias. Asia central constituye la última gran etapa de expansión meridional. Iniciada en el siglo XVIII con la conquista de las estepas kazajas, termina en 1865 con la toma de la ciudad de Tashkent (capital de Uzbekistán). En Europa, bajo el reinado de Pedro el Grande, la guerra del Norte concluirá con la fundación de San Petersburgo en 1703. La zarina Catalina II expandió el imperio hacia una parte de Ucrania, de Bielorrusia y Lituania (en detrimento de Polonia) y anexó Crimea en 1783 (en detrimento del Imperio otomano). En 1808-1809, Finlandia cayó bajo dominio del Imperio ruso en detrimento de Suecia. En 1815, una parte de la antigua Polonia quedó bajo la autoridad del zar Alejandro I y se incorporan Lituania, Bielorrusia y la antigua Ucrania polaca. En la víspera de la Primera Guerra Mundial, el Imperio ruso constituye un Estado-continente de 21.8 millones de km^2 entre Europa y Asia, el más grande del planeta (Nérard & Rey, 2019), ver mapa 1.

La Unión Soviética se conformó primeramente sobre la base territorial del Imperio ruso. Los inicios de la URSS significan la reducción drástica del territorio. En el tratado de Brest-Litovsk la URSS cede en 1918 las regiones de Polonia, Ucrania, los países bálticos y Finlandia. La frontera occidental soviética conoce importantes cambios entre 1938 y 1948. En 1939 los soviéticos anexan toda una serie de territorios de Ucrania y Bielorrusia; los países Bálticos son igualmente anexados en julio de 1940. Al final de la Segunda Guerra Mundial, la Unión Soviética había extendido su territorio a 15 repúblicas socialistas soviéticas:

- En Asia central: Kazajistán, Tayikistán, Kirguistán, Uzbekistán, Turkmenistán.
- En el Cáucaso del Sur: Azerbaiyán, Georgia y Armenia.
- En el Báltico: Letonia, Lituania y Estonia.
- En Europa: Ucrania, Bielorrusia y Moldavia.

A la muerte de Stalin en 1953, la superficie de la Unión Soviética se extendía sobre 22 402 200 km^2. La URSS se volvió el tercer imperio más vasto de la historia detrás de los imperios mongol y británico. Sin embargo, la Unión Soviética desapareció en 1991, y con ella, siete siglos de expansión territorial permanente: Rusia regresó a sus fronteras de 1683, es decir, 17 millones de km^2, ver mapa 2.

Por otro lado, después de la Segunda Guerra Mundial, Moscú ampliará considerablemente su influencia más allá de sus fronteras nacionales al intervenir en varios países en donde se van instalando progresivamente gobiernos "comunistas" y se empieza a delinear lo que se llamará "Europa del Este" (que corresponde en realidad a Europa central). El término Bloque del Este abarcará a todos los regímenes comunistas que se establecieron después de la Segunda Guerra Mundial en los países europeos ubicados al este de la "Cortina de Hierro", colocados bajo el control más o menos directo de la Unión Soviética. De tal manera, los países que quedaron bajo dominación de la URSS entre 1944 y 1948 fueron Checoslovaquia, Hungría, Polonia, Albania, Rumania y Bulgaria. De manera general, el proceso a través del cual se llevó a cabo esta alineación fue el siguiente:

- Instalación de una coalición de centro izquierda que reunía a las fuerzas antifascistas.
- Dominio de los miembros del Partido Comunista dentro de la coalición y neutralización progresiva de los de otros partidos que rechacen la supremacía comunista.
- Dominación comunista completa, frecuentemente lograda mediante la fusión de varios partidos de izquierda.
- Organización de elecciones bajo control comunista para legalizar la toma del poder.
- Elaboración de una constitución basada en el modelo de la constitución de 1936 de la Unión Soviética.

En el año de 1947 se crea en Polonia el Kominform u Oficina de Información de los Partidos Comunistas y Obreros. A nivel internacional, el objetivo era reforzar el control de la URSS sobre los partidos comunistas europeos en el momento en que se estaba implantando el Plan Marshall por Estados Unidos para la ayuda a la reconstrucción de Europa occidental; mientras que al interior de la URSS se trataba de asegurar el poder "comunista" en las grandes decisiones políticas.

Dos grandes organizaciones del bloque socialista se forman también en este periodo: el Pacto de Varsovia y el Consejo de Ayuda Económica Mutua (CAME o COMECON). Este último fue creado en enero de 1949 para regular el comercio dentro de la comunidad de países socialistas, dominada por la URSS. Originalmente eran miembros seis países: URSS, Bulgaria, Hungría, Polonia, Rumania y Checoslovaquia; se unieron después Alemania Democrática y Albania; más delante la integraron Mongolia, Cuba y Vietnam.

Para finales de los años ochenta, las exportaciones de la URSS a los países del CAME representaban alrededor de 55% de sus exportaciones totales y las importaciones de las economías del

CAME provenientes de la URSS representaban alrededor del 58% de sus importaciones totales. La bilateralidad de las relaciones, el trueque, el predominio de los intercambios intersectoriales y la desconexión de los precios internos frente al resto del mundo,[12] dominaban los intercambios del CAME. No obstante, a partir de 1975 los precios comenzaron a aproximarse a los precios mundiales, permitiendo a la Unión Soviética aprovechar el aumento de los precios internacionales del petróleo. Es importante señalar que la URSS tuvo un comercio desequilibrado con sus socios en cuanto a la composición del comercio: de manera general, la Unión Soviética era proveedora de materias primas (energía) y compradora de productos manufacturados (Chavance, 1989).

El funcionamiento del CAME se basó de manera general en una especialización nacional; por ejemplo, la producción farmacéutica se realizaba en Hungría, la construcción de maquinaria, industria química y textil en Checoslovaquia, la construcción naval en Polonia, la industria aeronáutica en la URSS. Existían también inversiones conjuntas como el gasoducto Drouzhba (Amistad) que atraviesa la URSS, Hungría, Polonia, Checoslovaquia y Alemania del Este; y también una cierta integración en la producción de bienes como es el caso de la industria automotriz: el automóvil zhiguli de la fábrica rusa AvtoVAZ tenía componentes fabricados en otros países como Bulgaria, Hungría y Polonia.

Las relaciones militares entre la URSS y los países del Este se institucionalizaron con la firma del Pacto de Varsovia el 14 de mayo de 1955. La URSS, Bulgaria, Hungría, Polonia, Rumania, Checoslovaquia, la República Democrática de Alemania y Albania aprobaron así un acuerdo multilateral de cooperación y asistencia mutua. En el caso de "agresión armada" en Europa, el Tratado de Varsovia

---

[12] Las monedas no son convertibles y una divisa convencional, el rublo convertible, es utilizado para los intercambios comerciales.

obligaba a una movilización rápida de sus miembros para socorrer al país amenazado. El Pacto respondía a la decisión de incorporar a la República Federal de Alemania a la OTAN (6 de mayo de 1955). También tuvo como objetivo evitar la emancipación de ciertos países de Europa del Este. Por ejemplo, cuando Hungría quiso abandonar el pacto en 1956, sufrió una sangrienta represión llevada a cabo por el Ejército soviético.

Planificación, industrialización y colectivización de la tierra

> *"Ciudadano, te estamos expulsando de tu hogar, con la confiscación de tu propiedad y tu ganado. Damaskov arrojó su cuchara y se puso de pie:*
> *¿Por qué me hacen esto?*
> *– Estás siendo aniquilado como clase."*
> Mikhail Cholokhov, *Terres défrichées*, Gallimard, 1932.

La XV conferencia del partido (1926) anunció "un fortalecimiento de la hegemonía económica del sector socialista en gran escala sobre toda la economía del país" y proclamó "la necesidad de alcanzar y superar a los países capitalistas más avanzados dentro de un período histórico mínimo"; estos objetivos impondrán los procesos de transformación más importantes en la consolidación del sistema soviético: la planificación, la industrialización y la colectivización.

El paso de la NEP al período de los planes quinquenales resultó en una profunda transformación de la sociedad soviética. A partir de ese momento toda la economía se encontró sujeta a un plan de cinco años: la naturaleza y las cantidades de producción serán determinadas por el plan. La transición a una economía planificada se reflejó esencialmente en la prioridad a la industria pesada: la producción es controlada dentro de los ministerios de producción (existían, por ejemplo, el ministerio de pesca, de ferrocarriles, de petróleo, de metalurgia, de la industria del carbón, etcétera).

Medir el crecimiento económico de la producción soviética siempre ha sido un desafío para los economistas, debido a varios problemas de orden metodológico, práctico e ideológico, tales como la diferencia en los índices de precios, la inflación reprimida y la desconfianza en los datos oficiales.[13] Sin embargo, no hay duda del importante crecimiento de la producción durante los primeros planes quinquenales. Davies (1998) calcula una tasa de crecimiento anual de 5-6% para el período 1928-1940 (a precios de 1937) y de 10% a precios de 1928. Pero como explica el autor, estas cifras no muestran el hecho más destacado de la economía soviética de este período: el desarrollo extremadamente rápido de la industria, en particular de la industria pesada, frente al pobre desempeño de la agricultura.

De hecho, la industria pesada experimentó un cambio profundo: la creación de numerosos centros mineros de carbón y hierro que dieron lugar a gigantescos complejos metalúrgicos en las regiones de los Urales y de Siberia occidental; también comienza la era de las grandes centrales hidroeléctricas soviéticas; la geografía económica de la URSS cambió y la industria comenzó a penetrar en Asia Central (Sapir, 1984).

A este desarrollo industrial correspondió también un desarrollo urbano: la población urbana tiene un crecimiento sin precedentes, alcanzando 49 millones de personas en 1939, es decir el 30% de la población. Nuevas ciudades van apareciendo, muchas de ellas al este del territorio, en el Ural y en Siberia.

Pero la otra cara de este "éxito" es el proceso de colectivización. "Los hechos de 1929-1934 constituyen uno de los grandes dramas de la humanidad": la primera frase del capítulo de Nove (1992) dedicado a la colectivización, no deja lugar a dudas sobre lo que significarán las políticas estalinistas de transformación de un país agrícola en un país urbano e industrial en un periodo muy corto. Estos dramáticos eventos afectaron prácticamente todos los aspectos de

---

[13] Para una discusión extensa, ver Nove (1992), Davies (1998) y Maddison (1998).

la vida soviética. La velocidad a la que se completó la colectivización se puede ver en el siguiente cuadro:

Cuadro 1. La colectivización soviética, 1930-1936 (%)

	1930	1931	1932	1933	1934	1935	1936
Porcetaje de campesinos colectivizados	23.6	52.7	61.5	64.4	71.4	83.3	89.6
Porcentaje de zonas de cultivo colectivizadas	33.3	67.8	77.6	83.1	87.4	94.1	

Fuente: Nove (1992, p. 173).

Los koljozes, los sovjoses y las parcelas son los tres tipos de organización agrícola que se crearán en la URSS durante el proceso de colectivización. Los sovjoses son granjas del Estado, mientras que los koljozes son granjas colectivas a las cuales el Estado distribuirá la tierra para su tenencia perpetua, estos últimos se componen de varios pueblos; los sovjoses son una empresa del Estado organizada de la misma manera que una unidad industrial. El sovjoz, en términos generales, es más grande y se encuentra mejor equipado que el koljoz. Finalmente, las parcelas o granjas familiares constituirán un elemento fundamental del sistema agrario soviético a pesar de su superficie reducida (3% de la URSS) (Chavance, 1989).

Estas transformaciones sólo podían llevarse a cabo por la fuerza brutal impuesta a la sociedad, lo que se conoce como "los años del terror": eliminación de los opositores políticos, represión contra los campesinos, supresión de las organizaciones autónomas (el sindicato se convierte en un instrumento para aumentar la producción). El nivel de vida de los trabajadores baja considerablemente; las horas extraordinarias, la escasez y el racionamiento de bienes de consumo se vuelven la regla. El ausentismo se convierte en un delito, los cambios de empleo no son autorizados (1931), se instala el pasaporte interno para controlar el lugar de residencia (1932) y canalizar la movilidad de los hombres (los campesinos, privados de este último, teóricamente ya no tienen el derecho a abandonar el koljoz y se encuentran, como en la época zarista, sujetos a la tierra) (Sapir, 1984).

Los koljozes tenían que proporcionar al Estado parte de su cosecha. El saldo de cereales que les quedaba a los campesinos pasó de 63 millones de toneladas en 1928 a 34 millones en 1935, lo que provocó una hambruna. Los campesinos que se resisten a la colectivización son considerados kulaks;[14] pueblos enteros son deportados, a otros los dejan sin semillas para castigarlos. La producción disminuye de 77 a 59 millones de toneladas de cereales entre 1930 y 1936, mientras que la siembra había aumentado considerablemente. Miles de campesinos deportados murieron de hambre y de enfermedades (Sapir, 1984). Así, se puede leer en *Los relatos de Kolimá*,[15] del escritor ruso Varlam Shalámov, arrestado por "actividades trotskistas contrarrevolucionarias" y sobreviviente de los campos de trabajo, lo siguiente:

> Lo que es importante para mí, lo poco que me quedó, no lo pueden comprender ni compartir, lo que conocí, ningún hombre debería conocer o ni siquiera saber que existe. ¿Cómo contar lo que no puede ser contado? Imposible de encontrar las palabras, morir hubiese sido quizá lo más simple.

Entre 1934 y 1937, una breve fase de relajamiento y crecimiento (se observan grandes logros en la industria, la construcción y el transporte) da paso a una desaceleración y estancamiento a partir de 1937. Esto se explica primeramente por el terror y las purgas, que habían diezmado una parte importante de los cuadros: oficiales del ejército, técnicos, estadísticos, planificadores, etcétera. En segundo lugar, se debe mencionar el efecto psicológico en los sobrevivientes,

---

[14] Término despectivo que aludía en principio a los campesinos ricos del Imperio ruso; durante los primeros años del gobierno soviético se utilizó este adjetivo para catalogar como "enemigos del pueblo" a simples propietarios rurales.

[15] *Los relatos de Kolimá* se publicaron en español (Minúscula, 2007).

que condujo a una pérdida severa en el proceso de la producción en todos los niveles y en todos los sectores. Y es en este contexto que comienza uno de los períodos más dramáticos de la historia rusa: la invasión alemana durante la Segunda Guerra Mundial.

A pesar de los enormes esfuerzos de industrialización de los años precedentes, la Unión Soviética se encontraba al estallido de la Segunda Guerra Mundial en desventaja económica y militar respecto a los países más desarrollados de Europa y de Estados Unidos. En este contexto se realizará un gran esfuerzo de reorientación hacia la industria militar. Sin detenernos en el curso de la guerra, podemos realizar una breve evaluación de este período desastroso de la historia rusa para medir las consecuencias de estos acontecimientos en el desarrollo de la Unión Soviética, porque es cierto que no podemos disociar su desarrollo del contexto mundial, y esto, desde su nacimiento.

Las pérdidas humanas y económicas de la URSS durante la Segunda Guerra Munidal dan vértigo: en total, en 1945 había casi 27 millones de personas menos que en 1941; 7 millones de caballos (de 11.6) y 20 millones de cerdos (de 23) muertos; 137 000 tractores destruidos, 65 000 kilómetros de vías férreas devastados, 15 800 locomotoras completamente destruidas o muy dañadas y la destrucción de aproximadamente 50% de todo el espacio urbano habitable (Nove, 1992).

A pesar del fuerte crecimiento y una recuperación impresionante, los años de la posguerra estuvieron marcados por la dificultad y la escasez. Otra hambruna más (1946-1948) ocurrirá en Ucrania, Moldavia y algunas regiones de Rusia.[16] Esta será la última hambruna en la Unión Soviética (ver recuadro 2). En los años cincuenta comienza una nueva era para el ciudadano soviético.

---

[16] Al respecto ver Ellman (2000).

Recuadro 2. **Represión estalinista y hambrunas
en la Unión Soviética**

La búsqueda de enemigos, reales o imaginarios, se encuentra
en el corazón de las prácticas estalinistas de control de la sociedad. La policía política se dedica a designar a "traidores"
"espías" y "saboteadores". El ritmo y los objetivos de esta
represión varían en el curso de los 25 años de poder estalinista, pero son millones las personas detenidas, torturadas,
deportadas y asesinadas. Una nueva etapa hacia la constitución de un imperio policiaco culmina con la creación del
Comisariado del Pueblo para Asuntos Interiores (NKVD).
Ciertos momentos represivos intensos caracterizados por el
uso extensivo de la pena capital marcan el periodo de la colectivización (1929-1933), el Gran Terror (1937-1938) y la
guerra (1942, y 1945-1946). Comienzan las deportaciones
y el Gulag: la Dirección principal de los campos es fundada
en 1930; se calcula que las cifras de prisioneros pasaron de
170 000 en 1930 a 2.5 millones en 1950. Su papel creciente
se vuelve fundamental en el proceso de industrialización del
país. La mano de obra, sometida a condiciones de vida in-
humanas, es enviada a las regiones más recónditas del país,
aunque existen campos del Gulag en todo el territorio. Se
cuentan más de 30 000 lugares de detención.

Hambrunas soviéticas
Tres grandes hambrunas soviéticas se destacan en la Unión
Soviética. La primera tiene lugar al final de la guerra civil
(1921-1922); la segunda, la más mortífera coincide con la colectivización de la tierra (1932-1933), y la tercera tiene lugar

después de la Segunda Guerra Mundial (1946-1947). En total se calculan alrededor de 12 millones de muertes por hambre.

Las causas de la hambruna de 1921-1922 son múltiples: dos años consecutivos de sequía, la guerra y las requisiciones forzadas: 40 millones de campesinos fueron afectados por esta hambruna que provocó 5 millones de víctimas directas e indirectas (enfermedades conexas), en la cuenca del Volga, el norte del Cáucaso y Ucrania. Las autoridades bolcheviques tratan de combatir la hambruna, además de parar las requisiciones, se crea un comité de ayuda para las víctimas de la hambruna (Pomgol), se obliga a las administraciones a proporcionar apoyo, se pide ayuda al extranjero y se confiscan los últimos bienes de la iglesia ortodoxa.

La hambruna "criminal" de 1932-1933 es una de las grandes tragedias del siglo XX. Se cuentan alrededor de 6-8 millones de víctimas; en Ucrania, alrededor de 4.5 millones. Las zonas más afectadas fueron también el sur de Rusia y Kazajistán (en este último se cuentan 1.3 millones de víctimas de una población de 4 millones). Las requisiciones forzadas de cereales, la total desorganización del mundo rural debido a la colectivización, y en menor medida una sequía en 1932, explican esta catástrofe cuya responsabilidad humana está ampliamente documentada (capítulo 6). Stalin trata de procurar el mayor producto del campo posible para alimentar a las ciudades y a la industria, recuperando incluso las semillas que debían servir a siembras posteriores. Moscú también se opone a tomar en cuenta las peticiones y la información proveniente de las regiones más afectadas, y ve en esto un sabotaje y la expresión del nacionalismo ucraniano. A diferencia de la primera hambruna, queda prohibido hablar de este trágico periodo.

La tercera y última gran hambruna tiene lugar en el periodo inmediato al fin de la Segunda Guerra Mundial. Inicia en 1946 y llega a la cúspide en 1947. Ésta golpea principalmente a Ucrania y Moldavia, pero también al sur de Rusia, provocando alrededor de 1 millón de muertos y 500 000 víctimas de enfermedades conexas. Como las precedentes, concierne en su gran mayoría a las poblaciones rurales, sin quedar completamente excluidas las ciudades.

Fuente: Nérard & Rey, 2019, pp. 60-63.

Funcionamiento económico del sistema socialista

Antes de explicar las diferentes reformas que precedieron a las transformaciones realizadas por Gorbachov, que culminarán con la desaparición de la Unión Soviética y del bloque socialista en Europa del Este, es necesario entender el funcionamiento económico de lo que se llamó comúnmente socialismo, aunque algunos autores también manejan el término de comunismo o de economías planificadas. En todo caso, nosotros nos referiremos aquí al socialismo que realmente existió y no a los debates en torno a un sistema ideal teorizado por diferentes autores y corrientes de pensamiento desde el siglo XIX. Asimismo, al referirnos al sistema socialista "realmente existente" la comparación natural y adecuada se hace respecto al sistema capitalista occidental del siglo XX.

Como lo explica el economista francés Bernard Chavance, la originalidad de la economía socialista soviética, considerada como un sistema histórico, residió en la combinación de dos principios fundamentales: la propiedad de Estado y el partido único. Aunque compartía con las economías capitalistas occidentales el carácter de una economía mercantil, monetaria y asalariada, la Unión Soviética (al igual que el resto del bloque socialista) se distinguía de los países capitalistas por la conjunción de estos dos elementos. Esta base institucional es considerada el fundamento distintivo de los sistemas socialistas. El "papel dirigente del Partido" inscrito en las constituciones de los países socialistas es particularmente importante en el funcionamiento económico; apoyado en la nacionalización de la propiedad y en la organización jerárquica de la administración económica, que se tradujo en lo que se conoció como la Nomenklatura, lo que permitía el control estricto de la administración. Existía también una dualidad política y administrativa en la centralización de las decisiones económicas, lo que resultaba en luchas internas y conflictos de intereses. Los sindicatos por su parte estaban completamente sometidos a las decisiones del Partido y estaban desprovistos de libertad e independencia (Chavance, 1992).

Otro rasgo fundamental del sistema soviético es la planificación centralizada. Toda la industria del Estado dependía de un conjunto articulado de instituciones y procedimientos y estaba estructurada por una jerarquía única organizada según un principio sectorial: la rama de producción. En la cima, el gobierno y la dirección del Partido formaban el centro, al cual se vinculaba la Comisión Central de Planificación: el Gosplan. El nivel intermediario estaba compuesto por los ministerios de ramo que tenían bajo su jurisdicción una parte del aparato productivo. En la base de esta pirámide se encontraban las empresas, personificadas por su director.

Estructura de la producción soviética en tres niveles:

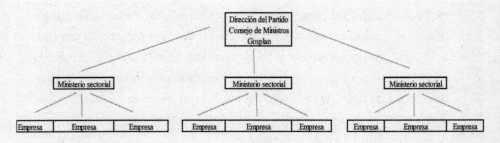

Fuente: Chavance (1989, p. 44.)

En efecto, las economías socialistas, al igual que las economías capitalistas, fueron vastos y complejos sistemas basados en una profunda división del trabajo que implicaba la interdependencia general al mismo tiempo que una autonomía relativa de facto de las organizaciones económicas, es decir, de las empresas (Chavance, 1999).

El economista húngaro Janos Kornai fue uno de los primeros economistas de Europa del Este que formuló un análisis coherente del funcionamiento del sistema económico soviético.[17] Kornai estudió el sistema planificado y expuso las contradicciones y disfunciones del sistema. En su trabajo, buscó determinar las leyes generales que regulaban los diversos fenómenos de escasez. Porque en el caso de las economías socialistas, la escasez no significaba simplemente la aparición de penurias regulares e intensas, sino que constituía el modo particular de operar del sistema económico. Aunque el "campo de su estudio" fue la economía húngara, su teoría y análisis se aplican a todas las economías socialistas.

En un esfuerzo de síntesis, diremos siguiendo a Kornai que en este sistema de planificación centralizada, se elaboraba un plan con las cantidades de todo lo que se debía producir, es decir con los objetivos. Este plan era dividido para su ejecución y se calculaba la inversión que se requeriría en cuanto a materias primas para que los directores de las empresas pudiesen cumplir con sus objetivos. Sin embargo, los gerentes o directores tenían la presión de aumentar las metas cada año; por otro lado, las materias primas y recursos no llegaban muchas veces a tiempo o en las cantidades adecuadas. Por lo que comenzaba un proceso de "negociación", en donde solicitaban mayor inversión y más materias primas. Así, los directores tendían a "inflar" los presupuestos y las demandas. Este "regateo" resultaba en informaciones falsas sobre las verdaderas necesidades de la producción. Las materias primas y recursos que se acumulaban podían servir para el siguiente ciclo o se podían intercambiar con otras empresas bajo una forma de "trueque".

Es necesario señalar que, para llevar a cabo su plan, las empresas podían llegar a gastar más de su presupuesto asignado, obteniendo gratuitamente asignaciones adicionales de fondos del Estado, recibiendo créditos, aunque fuesen insolventes, no pagando

---

[17] Dentro de sus principales obras se encuentran: *Economics of Shortage* (1980) y *The Socialist System* (1992). Su obra es muy extensa y ha tenido una profunda influencia en varias generaciones de investigadores interesados en los sistemas económicos en todo el mundo.

sus impuestos o regateando precios. A esta característica Kornai la llamó restricción presupuestaria "blanda". A partir de estas observaciones, el economista húngaro comenzó a entender que la laxitud de la restricción presupuestaria estaba detrás de la baja eficiencia de las economías socialistas. De tal modo, a las empresas públicas crónicamente deficitarias no se les permitía fracasar; éstas terminaban siendo rescatadas mediante subsidios financieros u otros instrumentos (Kornai, 1979).

El funcionamiento de este sistema fue bautizado por Kornai como una "economía de la escasez". En efecto, la escasez se puede observar en todos los sistemas económicos, no obstante, la peculiaridad de un sistema de tipo soviético era su carácter tanto generalizado como crónico. Ésta se manifestaba visiblemente en la esfera del consumo, con las largas filas de espera tan ampliamente conocidas, pero era en las condiciones particulares de producción donde encontraba su origen. En efecto, las empresas más antiguas y de determinados sectores considerados "prioritarios" (como las minas o el sector siderúrgico) estaban en mejor situación para regatear ampliaciones presupuestarias, por lo que el desarrollo de las demás empresas se veía obstaculizado por la insuficiencia de los bienes de capital y de los recursos laborales y energéticos disponibles enfrentándose a la "escasez" de los recursos productivos. Esta escasez provocaba cuellos de botella e interrupciones en el suministro que, a su vez, provocaban escasez en el mercado final de bienes de consumo.[18]

---

[18] Es conveniente aclarar que esta escasez crónica (en inglés "shortage") propia del sistema socialista, que se expresaba en tiendas vacías y largas colas, no se refiere a una escasez absoluta de bienes. Era más bien la consecuencia de la coexistencia de un exceso de masa monetaria en poder no sólo de las empresas (con presupuestos blandos) sino también de los consumidores, en relación con un sistema de precios fijos y por lo general demasiado bajos, decretados por el Estado. Este desequilibrio entre oferta y demanda incentivaba comportamientos perversos –como comprar en demasía cuando se hallaba "algo", lo que agudizaba "la escasez" en las tiendas, al tiempo que colmaban alacenas y bodegas de productos que no se necesitaban o no se alcanzaban a consumir; coincidiendo así la escasez y el derroche. De esta manera, como se verá, cuando en 1992 al transitar al capitalismo se liberaron los precios, se acabaron de golpe las colas y las tiendas vacías, al tiempo que la producción de bienes y servicios se desplomaba. Agradezco a Gerardo Bracho, economista y diplomático mexicano, la sugerencia de matizar este punto. Como comenta Bernard Chavance, la escasez era un fenómeno que presentó variaciones en el tiempo, en el espacio y en la intensidad.

Así, la penuria era endémica en las economías soviéticas planificadas y el principal problema de las empresas no consistía en cumplir con la demanda, sino en estar en posición de obtener los suministros necesarios. En comparación con las economías capitalistas occidentales, en donde el principal problema de una empresa es obtener ganancias mediante las ventas, en las economías socialistas, el principal objetivo era obtener recursos por parte del planificador central. En los países socialistas, el problema económico no fue la demanda, sino su desplazamiento a la oferta.

Otra característica "sistémica" de la Unión Soviética, en comparación con las economías capitalistas, es que el desempleo era prácticamente inexistente. En la Unión Soviética, el desarrollo extensivo desde los años 1930 se basó en un incremento constante de capital y de trabajo, lo que permitió hasta los años 1960 utilizar las reservas de mano de obra venida del campo, la incorporación de las mujeres, los jóvenes y los jubilados. Sin embargo, una vez agotadas estas fuentes, comenzó a observarse un fenómeno de escasez de mano de obra a nivel macroeconómico; esta situación de casi pleno empleo tuvo como revés excedentes locales de mano de obra (en las empresas y unidades de producción), conduciendo a un relativo poder por parte de los trabajadores que se encontraban en posición de fuerza para negociar el lugar de trabajo;[19] así como a una débil disciplina en el trabajo y bajas tasas de productividad (Chavance, 1989).

La desestalinización de la sociedad y las reformas de Jrushchov y Brézhnev

Las reformas de organización económica llevadas a cabo después de la muerte de Stalin ilustran el hecho de que los dirigentes de la Unión Soviética estaban conscientes de las fallas y de las contradicciones profundas del sistema de planificación, así como de sus conse-

---

[19] Contrariamente a la idea ampliamente expandida que en la URSS los trabajadores no podían cambiar de puesto de trabajo o de empresa.

cuencias negativas en una época de competencia intensa. Pero manifestaban también la incapacidad de operar un conjunto de cambios coherentes de las instituciones y de los comportamientos económicos, es decir, eran prueba del fracaso de reformar el modelo de organización existente, que reproducía las mismas dificultades. Así, el periodo que separó el XX Congreso del Partido Comunista en 1956 (el primero en llevarse a cabo después de la muerte de Stalin) a la llegada de Gorbachov, estuvo marcado por varias tentativas de ajuste al sistema socialista, algunas de mayor importancia que otras, pero todas con resultados decepcionantes (Chavance, 1989 y 1992).

Un ejemplo de este fracaso es la primera reforma de envergadura realizada por Nikita Jrushchov para modificar el sistema ministerial. Los ministerios industriales eran acusados de reproducir tendencias autárquicas, por lo que fueron suprimidos en 1957 y remplazados por los consejos económicos regionales (sovnarkhoz): la organización vertical por ramas era remplazada a una organización regional. Cada uno de estos consejos tenían bajo su control un conjunto de empresas. Sin embargo, esto significó un problema de tendencias autárquicas pero esta vez regionales, por lo que se regresó a la centralización, con la aparición de las organizaciones sectoriales centrales, un substituto de los ministerios. Finalmente, en 1965 se restablecieron los ministerios de ramo. A esta reforma siguieron varias otras, pero los dirigentes soviéticos prefirieron mantener las contradicciones existentes del sistema y no tomar ningún camino que pusiera en riesgo el sistema (Chavance, 1989). Sin embargo, un logro importante realizado durante el período de Jrushchov (1953-1964) fue el de la desestalinización de la economía y de la sociedad: el sistema económico no se transformó, no obstante, Jrushchov cambió drásticamente las prioridades orientándolas a favor del pueblo, lo que significó una transformación profunda en la Unión Soviética.

En el sector industrial se observó la interrupción de ciertos proyectos relativos a la industria pesada en favor de la industria de consumo, la reducción de las diferencias salariales gracias al aumento de los salarios más bajos, la abolición de la legislación laboral de 1939-1940, todas, medidas que condujeron a aumentos en la productividad y en la producción. Por otro lado, la liberación de la gran mayoría de los presos, las rehabilitaciones y la denuncia oficial de Stalin en el XX Congreso del Partido (1956) crearon una nueva situación política (Sapir, 1984).

Este es el período de un crecimiento significativo combinado con un cambio importante en las prioridades hacia el consumo de los hogares: una inversión significativa de recursos para la agricultura; la estimulación de la producción de los alimentos; el lanzamiento de un programa de vivienda; la reducción de la jornada laboral; una reducción de recursos en el sector militar y la disminución (relativa) de la prioridad de la industria pesada. Esta mejora material vino acompañada del fin de la era del terror, un descenso de la censura y una apertura al exterior controlada; pero no existió una verdadera reforma del sistema económico. Sin embargo, el progreso material y moral es notable durante este período. El periodo de Jrushchov marcó un punto de inflexión para el pueblo soviético: el tránsito de la prioridad otorgada al sector militar y de la "inversión por la inversión" a la prioridad del ciudadano soviético. Sus sucesores nunca volvieron a tener las prioridades o a utilizar los métodos del período estalinista (Hanson, 2003). A partir de este período, el ciudadano soviético vivió una fase de paz y mejora material sin precedentes.

En efecto, durante el período de Brezhnev (1964-1982), se observó una mejoría relativa en el nivel de vida de los soviéticos. El consumo de prendas de vestir, de aparatos electrodomésticos como refrigeradores, lavadoras, televisores, etcétera, aumentó significativamente; sin embargo, ciertas necesidades básicas no fueron cubiertas cabalmente como la alimentación y la vivienda. De manera general el consumidor no tenía la vida fácil: varios productos de la vida cotidiana eran difíciles de obtener y la calidad y la cantidad eran limitadas; el ciudadano soviético perdía tiempo y energía en una sociedad dominada por la penuria y las largas colas de espera.

Es importante destacar que el mundo agrícola fue una de las principales prioridades en este período. Las inversiones en este sector aumentaron 20% entre 1970 y 1985 y los precios de compra de productos agrícolas por parte del Estado se duplicaron entre 1975 y 1985. Asimismo, se tomaron medidas significativas que mejoraron el nivel de vida de los campesinos, como el establecimiento de un "salario rural", el acceso a la seguridad social y las pensiones para los trabajadores de las granjas colectivas (Chavance, 1989). Sin embargo, a partir de mediados de la década de 1970, las dificultades económicas y el peso del gasto militar frenaron la evolución del consumo. Recordemos que en 1979 la URSS interviene en Afganistán; este será el último conflicto dentro del contexto de la Guerra Fría y durará prácticamente diez años, lo que provocará un debilitamiento interior y exterior del país.

De las reformas de Gorbachov a la desintegración de la URSS

En definitiva, las fuerzas que contribuyeron a la formación y a la disolución de los sistemas socialistas son en parte idénticas: la búsqueda de desarrollo económico y la modernización.
Bernard Chavance, 1999

No hay sistemas sociales irreformables; de lo contrario no habría ningún progreso en la historia.
Mikhail Gorbachov[20]

Cuando Gorbachov llegó al poder en 1985, la economía soviética mostraba una clara tendencia a la desaceleración. Varios parámetros lo indican, tales como la importante caída de la productividad y las exiguas tasas de crecimiento, aunque estas últimas siempre fueron positivas. Gorbachov va a ser el símbolo de una generación más

---

[20] Citado en Cohen (2009).

joven de responsables soviéticos, cuyo objetivo será romper con el periodo de estancamiento económico del periodo de Brezhnev. La toma de conciencia de la amplitud de la crisis estructural que atraviesa la URSS se intensifica desde 1985 y los reformadores se darán cuenta de que no hay otra salida más que "la perestroika económica" (reconstrucción económica); la reforma política será acompañada de la glasnot (transparencia), una verdadera revolución cultural (Chavance, 1994). Es decir, la reestructuración económica debía de estar acompañada de mayor democratización, apertura del espacio público y autocrítica. Como veremos, ésta tendrá efectos liberadores, pero se acompañará también de una crisis desestabilizadora para el Estado soviético.

De tal modo Gorbachov adoptará durante su mandato toda una serie de reformas, desde las más tradicionales hasta las más audaces y radicales. No obstante, varios obstáculos y consecuencias imprevistas tendrán efectos adversos en el proceso general de reforma. Por lo tanto, una periodización es necesaria para analizar el desarrollo de las reformas que tendrán como consecuencia final la disolución de la Unión Soviética.

Las reformas del primer período (1985-1986) se enmarcan en la tradición clásica de las políticas de las economías centralizadas: un fuerte aumento de la inversión y la prioridad a la industria pesada y al sector militar. Estas políticas –en un contexto económico desfavorable– rápidamente entraron en contradicción con ciertas reformas de descentralización de la economía que fueron promulgadas en el mismo período, así como con una mayor autonomía de los agentes económicos.

El déficit presupuestario, significativo en ese momento, se amplió rápidamente, principalmente por dos razones. En primer lugar, por la fuerte caída de los ingresos de los impuestos al alcohol, debido a la campaña contra el alcoholismo;[21] y por la caída de los

---

[21] Una estimación aproximada sugiere que los ingresos por venta de alcohol cayeron en 1986 en una cuarta parte, lo que equivale al 3.5% de los ingresos presupuestarios totales (Hanson, 2003).

ingresos del comercio exterior como consecuencia de la caída en los precios mundiales del petróleo y de la reducción de las importaciones de bienes de consumo que eran después revendidos a precios elevados. En segundo lugar, los gastos habían aumentado por el incremento del costo de los subsidios para los servicios de salud, educación, pensiones y vivienda, así como de los gastos asociados con el desastre de Chernobyl (Nove, 1992). La situación económica de este primer período se caracteriza por la progresiva pérdida de control sobre las finanzas públicas que derivó en presiones inflacionarias[22] en un contexto de inflación reprimida y escasez endémica. No obstante, durante este período se concedió una verdadera libertad de debate y discusión pública sobre los asuntos económicos.

El segundo período (1987-1989) es el de la radicalización de las reformas: se otorgó una mayor autonomía a las empresas y se realizó una importante descentralización de las decisiones económicas. En 1987 la ley de empresas estatales les permitió tener más control sobre sus finanzas: a partir de ese momento tenían la libertad de hacer sus planes anuales y quinquenales, pero seguían estando bajo control de los ministerios de rama; las empresas podían también negociar contratos entre ellas; también se crearon las primeras sociedades de capital mixto. Al mismo tiempo, la ley de empresas individuales y después la ley sobre las cooperativas permitieron el desarrollo de las actividades privadas. Una ley aprobada en 1988 que eliminaba el monopolio del comercio exterior del Ministerio de Relaciones Exteriores permitió que otros agentes económicos comerciaran con países extranjeros. A partir de ese momento, fueron permitidas las sociedades extranjeras de capital mixto en suelo soviético (Benaroya, 2006).

Sin embargo, la economía global seguía siendo centralizada y planificada, lo que entraba en total contradicción con estas reformas. A un contexto económico de creciente déficit presupuestario hay

---

[22] Los déficits fiscales se financiaron en gran medida mediante la emisión de dinero y la expansión del crédito.

que añadir el problema creado por la disminución del control sobre las finanzas de las empresas, respecto a los salarios y a los gastos de capital: de hecho, los aumentos salariales deberían estar vinculados al aumento de la productividad; sin embargo, las empresas comenzaron a pagar salarios más altos a medida que caía la producción.

Las contradicciones entre las reformas y el sistema centralizado surgieron en varios frentes; las reformas implementadas en un contexto económico donde prevalecía la planificación centralizada crearon distorsiones masivas en el desarrollo de las cooperativas, particularmente en el sector de servicios. De hecho, la ley de sociedades permitía a las empresas públicas colaborar con las cooperativas. Este vínculo le dio a la empresa estatal y a la cooperativa enormes oportunidades para evitar los controles estatales sobre la primera. Dos canales principales debilitaron este control: el primer elemento fue el control monetario, ya que las cooperativas no estaban sujetas al control financiero como ocurría con las empresas estatales. Si una empresa hacía arreglos para pagar una cooperativa, se abría un margen considerable para producir una circulación de efectivo sin supervisión y para crear una estrecha conexión entre una empresa y una cooperativa administrada por la familia del director (la esposa, el hermano, etcétera). El segundo elemento fue el control de precios, por ejemplo, si una empresa vendía materiales de construcción a un precio controlado por el Estado a una cooperativa asociada, esta cooperativa podría revenderlos a un precio mucho más alto y compartir las ganancias (Hanson, 2003).

El último período (1989-1991) se caracterizó por reformas más audaces, por el debilitamiento del Estado y por la pérdida del control de la Federación. La privatización fue ampliamente defendida en ese momento, pero también encontró una fuerte oposición: Gorbachov se encontró en medio de las posiciones de los radicales y de los conservadores. Durante este período se llevaron a cabo diversas políticas contradictorias: unas para limitar las actividades de las cooperativas y del comercio exterior, así como para controlar los precios; otras, en un nivel superior de estrategia global, para avanzar hacia la liberalización de la economía (Hanson, 2003).

El contexto económico y político comenzó a deteriorarse rápidamente y apareció un aspecto que tendrá una enorme influencia en la secuencia de eventos de toda la transformación postsocialista: el debilitamiento del control del Estado en un contexto de degradación del entorno institucional. Es interesante notar, como lo hacen Ellman y Kontorovich (1992), que a partir de 1990 una variante radical de las reformas se volvió cada vez más atractiva porque defendía la "falta de necesidad de un Estado fuerte". De hecho, los reformadores radicales ya pensaban en ese momento que un Estado fuerte no era un requisito para el buen funcionamiento de la economía, ignorando la relación establecida entre ambos.

De hecho, durante el período de Gorbachov se socavó toda la legitimidad del régimen. Es indudable que las reformas de Gorbachov implicaron mayor democratización del sistema y apertura de la sociedad. No obstante, sus reformas debilitaron deliberadamente a un partido que se encontraba desmoralizado. La democratización y la glasnost permitieron la libertad de expresión, de prensa y de organización. Sin embargo, el "vacío de poder" creado afectó a la economía, que seguía siendo en gran parte de propiedad estatal y dirigida por el Estado (Nove, 1992).

En efecto, las reformas durante el período de Gorbachov fracasaron, no porque fueran poco entusiastas o vacilantes, sino porque tuvieron varias consecuencias imprevistas. Los nuevos empresarios, gerentes y ministros utilizaron los cambios legales y la disminución de la supervisión para apropiarse de los bienes del Estado soviético. Sus estrategias iban desde la malversación de fondos hasta la generalizada "privatización por excepción", que otorgaba a individuos "bien colocados" un permiso especial para reorganizar sus empresas o ministerios y así beneficiarse de la propiedad privada sin correr riesgos. Gorbachov, en respuesta a su reflexión acerca de la burocratización excesiva de la vida soviética, buscó descentralizar el sistema de planificación y control. Este proceso daba mayor poder no sólo a los empresarios y a otros actores económicos, también a los gobiernos de las repúblicas de la Unión Soviética, que encontrarán legitimidad a través de las elecciones presidenciales y legislativas de 1990 y 1991. Las disputas sobre la distribución del poder político comenzarán a socavar la capacidad de cada nivel de gobierno para cumplir sus compromisos de mejorar la economía (Barnes, 2006).

Según Gorbachov, las reformas, al dar mayor flexibilidad a los actores económicos para establecer y perseguir sus objetivos de producción, debían mejorar el desempeño del sistema. En la práctica lo que sucedió es que gerentes, ministros y otros actores económicos utilizaron estas nuevas libertades para implementar actividades y así beneficiarse directamente, sin crear ningún beneficio para la sociedad en su conjunto. Contrariamente a algunas expectativas, las nuevas libertades eran muy reales y los representantes del antiguo sistema, como el Comité para la Seguridad del Estado (KGB) y las administraciones regionales, no trabajaron sistemáticamente para detener la actividad económica privada ilegal. Por el contrario, buscaron sacar provecho de la nueva situación. Esto significó que el éxito de un actor económico no consistía en adherirse a directivas inciertas, sino en beneficiarse de la corrupción, el robo o una combinación de estos aspectos[23] (Barnes, 2006).

En términos macroeconómicos, para 1990 el ingreso nacional había caído 4%, la producción industrial 1.2% y la producción agrícola 2.3%, según las cifras oficiales; sin embargo, generalmente se acepta que la caída fue mayor. La caída de la producción del petróleo condujo inevitablemente a una caída de las exportaciones

---

[23] La malversación de fondos fue el método más directo y sencillo que utilizaron los miembros de la élite soviética para aprovechar este entorno cambiante. En algunos casos, reorientaron los presupuestos de los que eran responsables para la creación de nuevos negocios particulares. Varios gerentes de las empresas estatales soviéticas desviaron dinero directamente del estado a través de los "pockets banks" (bancos de bolsillo), es decir, bancos con muy poco capital podían pedir dinero prestado al Banco Central a tasas subsidiadas.

de casi 50% entre 1989 y 1991. A esta situación hay que sumar los resultados de los impactantes acontecimientos de 1989-1990 en Europa del Este: la disolución del CAME; la marcada caída en el comercio con antiguos socios, y la escasez de bienes de consumo y de capital, antes importados de estos países (Nove, 1992).

Por otro lado, desde 1988 Moscú había comenzado a perder el control de algunas regiones de la Unión Soviética (Azerbaiyán, Georgia, Moldavia), en donde se multiplicaban las manifestaciones en masas y la violencia, mientras que las repúblicas bálticas comenzaban a luchar por la independencia.

1991 será testigo del colapso de la autoridad central en unos pocos meses. En junio, Boris Yeltsin es elegido presidente de la Federación Rusa. Tras el intento fallido de golpe de Estado de agosto de 1991,[24] los líderes de varias repúblicas decidieron recuperar su soberanía y en septiembre se inició el desmembramiento de la Unión Soviética. Los Estados Bálticos, que habían declarado su independencia durante el mes de marzo de 1990, la obtuvieron formalmente entre agosto y septiembre de 1991.

Los días 7 y 8 de diciembre de 1991, los dirigentes de Rusia, Ucrania y Bielorrusia –tres miembros fundadores de la URSS– se reunieron en Minsk para presenciar el fin de la Unión Soviética y crear una nueva organización regional, la Comunidad de Estados Independientes (CEI). El Tratado de Minsk estableció en su artículo 14 que "cesa toda actividad de los órganos de la antigua Unión de Repúblicas Socialistas Soviéticas en los territorios de los Estados miembros de la Comunidad". Rusia lo ratifica el 12 de diciembre y Kazajistán el 16 de diciembre. Gorbachov se ve obligado a dimitir como jefe de un Estado liquidado. El 25 de diciembre de 1991 fue el fin de la Unión Soviética.

---

[24] El 19 de agosto de 1991, el vicepresidente de Gorbachov, Gennady Yanaev, el Primer ministro Valentin Pavlov, el ministro de Defensa Dmitry Yazov, el jefe de la KGB Vladimir Kryuchkov y otros altos funcionarios formaron el "Comité General para el Estado de Emergencia", que dispuso a Gorbachov bajo arresto domiciliario (mientras se encontraba de vacaciones en Crimea) y cortó todas sus comunicaciones. Los golpistas emitieron un decreto de emergencia suspendiendo la actividad política y prohibiendo la mayoría de los periódicos. Los organizadores del golpe esperaban el apoyo popular, pero descubrieron que la opinión pública en las principales ciudades y repúblicas estaba abrumadoramente en contra de ellos, lo que se manifestó en manifestaciones públicas, especialmente en Moscú. El presidente ruso de la RSFSR, Boris Yeltsin, condenó el golpe y obtuvo el apoyo popular.

Recuadro 3. **Europa del Este: de las reformas
a la ruptura**

De manera paralela al deterioro económico de la Unión Soviética en los años 1980, la economía de los países del Este o
países satélites europeos se degradaba y mostraba signos de
agotamiento después de cuarenta años bajo el sistema socialista. Al igual que en el seno de la URSS, varias reformas se
habían discutido y llevado a cabo durante décadas: rechazo
del modelo tradicional y un "socialismo autogestionario de
mercado" en Yugoslavia; la experiencia checoslovaca conocida como la "Primavera de Praga" que se terminó de manera
abrupta y violenta en 1968 con la entrada de los tanques soviéticos a Praga; el Nuevo Mecanismo Económico en Hungría
de finales de los años sesenta, y el proyecto de Solidaridad en
Polonia en los años ochenta, por mencionar los más sobresalientes. Las reformas llevadas a cabo por Gorbachov y la
real libertad otorgada por el presidente soviético abrirán una
nueva era para los países del Este que comienzan a comprender que la Unión Soviética no intervendría más militarmente
en la región. Al mismo tiempo, ante el declive económico de
esos países se va a observar una pérdida rápida de la confianza
en la capacidad del sistema socialista a regenerarse y un entusiasmo creciente por los preceptos ideológicos neoliberales
predominantes del periodo Reagan-Thatcher. Para los países
del Este, ya no se trata de realizar reformas para "mejorar"
el sistema socialista, sino de remplazarlo por la "economía de
mercado". Es precisamente para Polonia, en 1990, que los expertos del Banco Mundial y del FMI elaboran la estrategia de
"terapia de choque" que se llevará a cabo en Rusia y varios
países durante la transformación postsocialista (capítulo 2).

Breve cronología:
1989
Junio: primeras elecciones libres en Polonia. Los dirigentes del movimiento Solidaridad, después de años de lucha y disidencia, ganan la mayoría de los escaños en el Senado.
Septiembre: el gobierno húngaro autoriza la salida a miles de alemanes orientales hacia la República Federal Alemana a través de su frontera con Austria.
Octubre: proclamación de la República de Hungría.
9 de noviembre: apertura del muro de Berlín.
17-18 de noviembre: Revolución de terciopelo en Checoslovaquia.
25 de diciembre: bajo una situación revolucionaria en Rumania, Nicolae Ceaușescu y su mujer son enjuiciados por crímenes de genocidio y daños al pueblo rumano, y asesinados.

1990
Marzo: elecciones libres en Alemania del Este y en Hungría.
Junio: elecciones libres en Bulgaria.
5 de julio: elecciones libres en Checoslovaquia; el luchador político y disidente Vaclav Havel es elegido presidente.
Agosto: se firma el Tratado de Unificación de las dos Alemanias.
9 de diciembre: Lech Walesa es elegido presidente de Polonia.

Así, entre 1989 y 1990, se realiza la consumación del cambio político-institucional en los países del antiguo bloque del Este; con el establecimiento de sistemas democráticos-parlamentarios y la transformación económica hacia el sistema capitalista. Comienza también una nueva etapa histórica en Europa con la subsecuente adhesión de estos países a la Unión Europea y a la OTAN, como lo veremos en los siguientes capítulos.

Desarrollo económico y niveles de vida en la Unión Soviética

Según los libros de texto de historia, los setenta y cuatro años de la Unión Sovié-
tica se pueden resumir en una oscura historia de espías y policías al servicio del
gulag. Uno se pregunta cómo la experiencia del comunismo, en primer lugar en
la URSS, pudo encarnar la esperanza de cientos de millones de personas en todo
el mundo a lo largo del siglo XX...

Moshe Lewin, *Le Monde Diplomatique*, 1997

Siendo el desarrollo económico de la Unión Soviética un tema tan
complejo y multidimensional, sólo se discutirán en este apartado
ciertos aspectos de éste. Diferentes características de la URSS han
sido analizadas en los campos de la historia, de la economía y de la
ciencia política. Podemos citar, por ejemplo, a Lewin (2003) quien
describe al "Estado burocrático soviético" otorgando un lugar fundamental a la historia, a los aspectos políticos y principalmente a las
tradiciones zaristas. Nove (1992) estudia el sistema soviético desde
un punto de vista principalmente económico, situando en el centro
del análisis las decisiones de política económica y el proceso de industrialización y desarrollo económico. Sokoloff (1993) enfatiza la
relación entre el desarrollo interno del régimen y su política exterior.
En este breve apartado nos limitaremos a presentar el grado de desarrollo económico destacando una comparación internacional y su
evolución en el tiempo, así como la evolución de los niveles de vida
en la Unión Soviética.

En los treinta años transcurridos desde el final de la Segunda
Guerra Mundial, la Unión Soviética se recuperó de la devastación de
la guerra y la pérdida masiva de vidas. Se volvió un país desarrollado
en ciertos sectores primarios como el de la explotación de los hidrocarburos, pero también en sectores más elaborados, como el aeroespacial,
el militar y nuclear, y la generación de electricidad. Se hizo también
generador de investigación fundamental y de patentes en tecnología

industrial con un pueblo ampliamente educado. De tal forma, se convirtió en un productor importante de aviones, maquinaria y ciencia. No obstante, después de experimentar un rápido crecimiento a partir de 1946, comenzó a perder terreno en la década de 1970. Es interesante notar que la tasa de crecimiento nunca fue negativa, excepto al final del régimen y más precisamente a partir de 1990.

Gráfica 1. Tasa de crecimiento anual del PNB soviético (%) 1946-1991

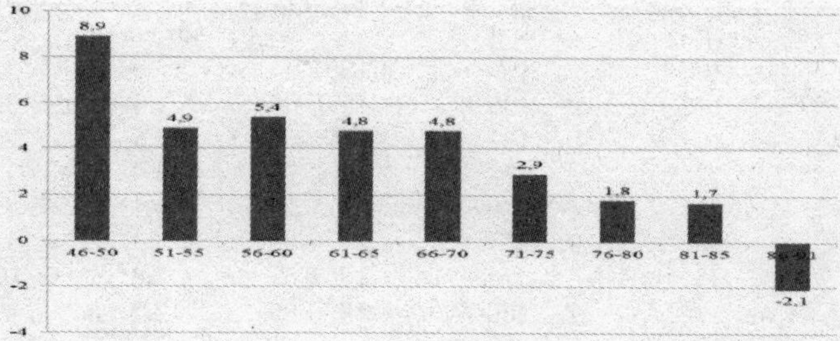

Fuente: Hanson (2003, p. 5).

El desarrollo de la Unión Soviética se caracterizó por fases de crecimiento económico seguidas de crisis y depresiones. De manera similar, la evolución del nivel de vida en la historia de la Unión Soviética no fue lineal. Las condiciones materiales del pueblo soviético mejoraron después de la Segunda Guerra Mundial: si bien el abastecimiento no había alcanzado en 1950 su nivel de 1940, éste había mejorado en comparación con los niveles de 1945. Las medidas se tradujeron en pasos sustanciales reduciendo la desigualdad y mejorando los ingresos reales y las condiciones de vida de los trabajadores. Podemos decir que en términos absolutos se observó un "progreso material" considerable en gran parte de la trayectoria histórica soviética y un marcado aumento de la prosperidad entre 1950 y 1970.

El pueblo soviético vivió una mejoría real en su vida cotidiana. El consumo de alimentos aumentó a una tasa de crecimiento anual del 4.4% entre 1964 y 1973 según estimaciones de la CIA. Fue un período de progreso real en los niveles de vida: esta mejoría dejó al ciudadano soviético muy por delante de la población de los países pobres, pero todavía por detrás de la población de los países ricos. No hay duda de que el ciudadano soviético estaba sustancialmente mejor vestido, alimentado y alojado en 1991 que en 1917 (Hanson, 2003).

Cuadro 2. Unión Soviética: crecimiento del consumo real per cápita, 1950-1989

Año	Índice	Índice	Tasa anual media de crecimiento		
	Ingresos reales per cápita	Consumo real per cápita	Periodo	Índice soviético	Índice CIA
1950	100	100	1951-55	7.3	4.5
1955	142	125	1956-60	5.6	3.9
1960	187	151	1961-65	3.6	2.6
1965	223	172	1966-70	5.9	4.9
1970	297	219	1971-75	4.4	3.0
1975	368	254	1976-80	3.4	1.8
1980	435	278	1981-85	1.8	0.7
1985	476	288	1986-89	2.2	0.8
1988	496	291			
1989	519	299	1951-89	4.3	2.8

Fuente: Schroeder (1992, p. 88).

El desarrollo material general de este periodo no puede disociarse del proceso de igualación social y del cambio de estratificación social. Sin embargo, las diferencias económicas y sociales no desaparecieron. Bajo el sistema socialista surgieron nuevas fuentes y formas de desigualdad.

En realidad, la práctica de la distribución del ingreso fue contradictoria. Por un lado, la ideología socialista se oponía a las grandes desigualdades de ingresos; por otro lado, las personas deberían ser remuneradas respecto a su contribución (al menos desde un punto de vista teórico). Este vínculo entre eficiencia laboral y salarios se justificaba por el hecho de que cada uno debía recibir de la sociedad lo que había aportado. La jerarquía salarial estaba justificada, pero era más un instrumento del régimen de planificación central y de las empresas para orientar a los trabajadores hacia los puestos de trabajo que se consideraban prioritarios, que el resultado de un análisis del aporte que cada uno brindaba.

En términos generales, la desigualdad efectivamente disminuyó en el periodo para el cual existen datos, es decir, a partir de finales de los años 1950. Al final del periodo soviético, la desigualdad de ingresos medida por el índice o coeficiente de Gini, había disminuido en la Unión Soviética, aunque ésta era más desigual que ciertos países socialistas como Checoslovaquia o Hungría (0.20-0.21) y que los países escandinavos (0.22-0.24). Sin embargo, la desigualdad en URSS era inferior a la media de los países de la OCDE (0.30) y mucho menor que la mayoría de los países en desarrollo, con el índice de Gini situándose, dependiendo de los autores y de los años, al final del periodo soviético entre 0.26 y 0.28.[25]

Cabe señalar que la distribución también se basó en un "principio meritocrático sesgado", para emplear el término utilizado por Mink (2002). Es decir, la posición de los individuos en la sociedad estaba determinada por el estatus político y la posibilidad de utilizar mecanismos de gratificación en la economía informal. Según el autor, "la ausencia de una correlación significativa entre el nivel educativo, la posición profesional y el nivel de ingresos dio origen a fenómenos de anomia[26] que se manifestaron por la ausencia de movilización social, la desmotivación en el trabajo y el declive de la ética del "trabajo bien hecho", o incluso por el abandono de la inversión cultural y especialmente académica en las estrategias familiares".

Es importante señalar que la economía clandestina siempre fue una parte importante del sistema soviético. Según Shmelev & Popov (1989), incluso durante el apogeo del comunismo de guerra, cuando el comercio privado estaba prohibido y podía castigarse fácilmente con la ejecución inmediata sin juicio, los comerciantes del mercado negro proporcionaban tanto pan para las ciudades rusas, como lo hacía el suministro por parte del Estado. Los mercados negros también continuaron funcionando durante el período de Stalin;

---

[25] El coeficiente de Gini es una medida de la desigualdad en los ingresos, su valor oscila entre 0 y 1: el valor de 0 corresponde con la perfecta igualdad (todos tienen los mismos ingresos) y el valor 1 corresponde con la perfecta desigualdad (una persona tiene todos los ingresos y los demás ninguno). Ver para mayor detalle: Atkinson & Micklewright (1992).

[26] Estado de desorganización social como consecuencia de la falta o la incongruencia de las normas sociales.

empezaron a crecer rápidamente a partir de mediados de la década de 1960 y a mediados de la década de 1970 la economía subterránea había impregnado todas las áreas de la vida económica soviética (Alexeev, 1995).

Un impacto significativo en la economía y en la sociedad de la Unión Soviética fue el sistema de blat, es decir, la red de favores que permitía a las personas adquirir todo tipo de bienes y servicios, operando tanto en la economía oficial como en la economía informal y continuó operando en la Rusia postsoviética como lo analizaremos (Ledeneva, 1998).

Por otro lado, la incuestionable mejoría en el nivel de vida general no acabó con la pobreza, un tema muy sensible en la Unión Soviética. La pobreza no fue tratada de la misma manera que la desigualdad de ingresos. La pobreza era vista como un rasgo distintivo del sistema capitalista y una creencia oficial era que uno de los grandes logros del socialismo había sido su erradicación, por lo que durante mucho tiempo fue un tema complejo para economistas e investigadores. Es en la década de 1980 que se cuentan con cifras publicadas y confiables. De tal manera, con una línea de pobreza oficial establecida en 75 rublos por mes per cápita,[27] el porcentaje de personas pobres habría caído del 26% en 1980 al 18% en 1985, y al 12% en 1989. Sin embargo, a fines de la década de 1980, el aumento de los precios y la intensificación de la escasez generalizada hicieron que este umbral se volviera obsoleto. Algunas fuentes soviéticas muestran que la pobreza había aumentado durante los dos últimos años del período soviético y rondaba entre 25 y 30% de la población (Silverman & Yanowitch, 1997).

Es importante señalar que el desarrollo de la URSS, a pesar de los logros significativos que hemos mencionado, no logró disminuir cabalmente la disparidad regional. Por el contrario, su desarrollo se basó en un esquema de crecimiento que desestructuró a las economías locales y creó además grandes perjuicios ecológicos,

---

[27] Es decir, 34% del salario medio (220 rublos).

como la desecación del mar de Aral (situado entre Kazajistán y Uzbekistán), o la contaminación de las aguas subterráneas debido al exceso de fertilizantes y la contaminación industrial en Azerbaiyán. Al final de la era socialista (1988), la República Socialista Federativa Soviética de Rusia representaba 60% del ingreso nacional, seguida de las regiones occidentales (Ucrania, Bielorrusia y Moldavia) y de las Repúblicas Bálticas que representaban en conjunto 25% del ingreso nacional. Mientras que Transcaucásica y las Repúblicas de Asia Central representaban, respectivamente, 4.6% y 10% del ingreso nacional (Sapir, 2008).

De manera paralela, se observa la gran variación en la pobreza entre las Repúblicas soviéticas: ésta varía del 2% en Estonia y las demás Repúblicas Bálticas al 50% en Tayikistán; mientras que en las Repúblicas europeas como Rusia y Ucrania, entre el 5 y 6% de la población vivía con menos de 75 rublos per cápita al mes (Atkinson & Micklewright, 1992).

Cuadro 3. Porcentaje de la población
con un ingreso mensual < 75 rublos, 1989

Estados bálticos	
Lituania	2.3
Letonia	2.4
Estonia	1.9
Repúblicas Europeas	
Bielorrusia	3.3
Rusia	5.0
Ucrania	6.0
Moldavia	11.8
Transcaucasica	
Georgia	13.0
Armenia	14.3
Azerbaiyán	33.6
Asia central	
Kazajistán	15.5
Kirguistán	32.9
Turkmenistán	35.0
Uzbekistán	43.6
Tayikistán	51.2

Fuente: Atkinson & Micklewright (1992, p. 241).

Finalmente, el auge y la caída de la economía soviética entre 1945 y 1991 pueden también interpretarse en términos relativos. Sokoloff muestra que la brecha del PNB per cápita entre Estados Unidos y la Unión Soviética se redujo durante el período soviético. El PNB per cápita soviético representaba en 1948 el 24% del de su equivalente estadounidense. Este porcentaje siguió aumentando y en 1975 representaba casi el 42%. Sin embargo, el período de 1975 a 1991 es menos glorioso para la Unión Soviética, cuyo producto por habitante cayó rápidamente y en 1991 representaba sólo el 31% del producto per cápita de Estados Unidos (Sokoloff, 1993). Es claro que la tendencia subyacente de declive de la URSS se refleja en un deterioro acumulativo de la posición de la economía soviética.

De manera más general, Chavance señala que a la crisis de eficacia económica, ligada al carácter "derrochador" del modelo de crecimiento y a la debilidad de motores endógenos de la productividad e innovación, se sumó el desmoronamiento acelerado de la legitimidad del régimen comunista, buscada tradicionalmente en una carrera por el progreso en relación con Occidente. No obstante comenta:

> Definitivamente, fue a una crisis de adaptación a la que sucumbieron las economías socialistas, a su falta de flexibilidad sistémica, concebida como una facultad evolutiva de las grandes formas estructurales o como la capacidad de innovación institucional. Es el mayor fracaso de los sistemas político-económicos cuya autojustificación ideológica consistía en la proclamación de una doble superioridad: en el plano de la supresión de conflictos sociales y en el campo de la carrera por el crecimiento (Chavance, 1994, pp. 152-153).

Por otro lado, Asselain explica cómo "el capitalismo ganó el conflicto del siglo", destacando dos factores decisivos que condenaron a la

Unión Soviética a su colapso: en el ámbito internacional, el deterioro de las relaciones económicas con Europa del Este, y desde el punto de vista interno, un sistema de planificación centralizada con una paradoja ineludible: un sistema económico de escasez que se perpetúa y que se acentúa con el crecimiento. No obstante, vale la pena recordar, como afirma el autor, que "setenta y cuatro años de historia soviética representaron más que un incidente, más que un episodio entre otros en el camino hacia la inevitable globalización" (Asselain, 1999, p. 93).

Ciertamente, la industrialización soviética tuvo una profunda influencia en el desarrollo económico mundial. Davies (1998) señala que la capacidad del Estado soviético para producir un sistema económico dinámico influyó profundamente en el pensamiento económico occidental. Este fue un factor importante en el surgimiento de un sistema mixto de propiedad privada y estatal que caracterizó a la mayoría de las economías occidentales en las décadas posteriores a la Segunda Guerra Mundial. Asimismo, bajo la influencia del Gosplan, las administraciones de planificación se extendieron a países de la OCDE como Francia y Japón. El modelo de "éxito soviético" en la transformación de un país mayoritariamente rural en una potencia industrial en el lapso de unas pocas décadas tuvo un profundo impacto en el pensamiento de los países en desarrollo. En la historia económica mundial, la industrialización soviética marcó una etapa importante en la difusión de diferentes modelos de transformaciones económicas y sociales. La Unión Soviética se convirtió en un punto de referencia en las discusiones sobre desarrollo y crecimiento económico (Ellman, 1999). Comenzamos este capítulo evocando a Moshe Lewin y terminamos con otra cita del historiador:

> [...] si como historiador uno parte del pasado para volver atrás en el tiempo, la Rusia soviética aparece a menudo como una realidad poderosa e influyente que permanecerá, con sus altibajos, en la historia de nuestro siglo.(1997, p. 9).

2. LA TRANSFORMACIÓN RUSA HACIA EL SISTEMA CAPITALISTA: AÑOS CONVULSOS Y GRAN DEPRESIÓN

En un periodo de tiempo muy corto, Rusia perdió 5 millones de km², 14 repúblicas, su influencia en Europa del Este y su estatus de gran potencia económica en el mundo. Conservó ciertamente su fuerza nuclear y su lugar en el Consejo de Seguridad de Naciones Unidas. Pero como no es difícil imaginar, el shock fue inmenso; a esto debe sumarse la desorganización institucional provocada por las reformas implementadas por Gorbachov durante el último periodo de la URSS y la crisis económica generalizada. Las dificultades económicas, institucionales y sociales que Rusia enfrentó a finales de 1991 son extremadamente difíciles: caída de la producción, aumento de la inflación, alto déficit presupuestario, generalización del desabastecimiento y aumento de relaciones mercantiles basadas en el trueque, debilitamiento del Estado. Por otro lado, la disolución del CAME y de la Unión Soviética tendrán agudas consecuencias en la nueva Rusia de los años 1990. De igual manera, la Federación Rusa se verá enfrentada al resurgimiento de reivindicaciones nacionalistas de algunas regiones. Estas son las condiciones en las que se dará el "cambio sistémico", es decir, la transformación del sistema socialista hacia el sistema capitalista. Esta transformación se materializará con la implantación de la terapia de choque, ampliamente inspirada en el Consenso de Washington y promovida por las grandes instituciones internacionales. Las políticas de estabilización económica acompañadas de los grandes procesos de privatización tendrán fuertes consecuencias en el sistema económico y social ruso.

El hundimiento económico de Rusia se dará por una fuerte caída del PIB: para 1997 el PIB y la inversión representaban, respectivamente, 60% y 50% de sus valores de 1990. En 1999, los salarios reales representaban 36% de su valor de 1990. Los fenómenos de impagos se generalizarán en todos los niveles de la economía provocando no solamente una crisis social generalizada sino un círculo perverso entre los "secuestros presupuestarios" y el "rechazo a pagar impuestos". El enorme deterioro de las finanzas públicas había llevado al gobierno ruso no solamente a endeudarse con el FMI, sino a emitir bonos del Estado (GKO) con tasas de interés extremadamente altas. Esta situación hizo que los capitales afluyeran a Rusia a partir de 1997 y de manera masiva en 1998. Sin embargo, todos los problemas de la economía rusa se agudizarán en este último periodo provocando una ineluctable pérdida de confianza. A finales de agosto de 1998 Rusia anuncia la suspensión unilateral de pagos y para el mes de septiembre el rublo sufre una fuerte devaluación. Esta crisis será la última del periodo desastroso de transformación económica de los años 1990 en Rusia. Crisis que significó un costo altísimo para la población rusa, que vio en unos años la caída de sus ingresos reales, la pérdida de la seguridad del empleo, la degradación del sistema de seguridad social y la explosión de la desigualdad, así como el fenómeno más alarmante del periodo: la rápida e intensa caída en la esperanza de vida a un nivel jamás observado en un país en tiempos de "paz".

> *Lo peor del comunismo es el postcomunismo.*
> Broma rusa en los años noventa

El contexto en Rusia al inicio de la transformación hacia el sistema capitalista

Desorganización institucional y declive económico

Uno de los problemas mencionados en el apartado anterior sobre las reformas llevadas a cabo por Gorbachov fue la desorganización institucional provocada por las políticas implementadas durante este período. La autoridad del Partido Comunista se había debilitado, y la jerarquía del Partido era la única forma de mantener el orden en el país. Esto tendrá dos consecuencias principales: en primer lugar, los líderes del partido (a nivel regional, local y de cada república) advertirán la necesidad de cultivar las bases del poder local debido a que ya no podían apoyarse en sus superiores jerárquicos. De tal manera, los sentimientos nacionalistas comenzaron a resurgir, dando paso al desarrollo de movimientos nacionalistas —siendo la última consecuencia el desmembramiento de la Unión Soviética y la dislocación económica de la región—, la segunda consecuencia será la apropiación ilegal de riquezas por parte de funcionarios que tenían control directo sobre los bienes; este fenómeno ya existía, pero se amplificó considerablemente con el debilitamiento del control del Partido (Hanson, 2003). La corrupción se convirtió en una práctica generalizada que favoreció los incentivos de un marco legal ambiguo y contradictorio.

Se puede realizar una analogía interesante con el desarrollo de una epidemia para entender el aumento de la delincuencia y la corrupción en Rusia. Estos fenómenos ya existían en la Unión Soviética, pero durante el período de Gorbachov, debido al debilitamiento de la autoridad central y del estado de derecho, experimentaron una extensión desenfrenada. Lo que convierte una enfermedad endémica en una epidemia es la oportunidad; así que, con un Estado y leyes debilitados, las oportunidades de ganancia se volvieron enormes. El colapso del sistema soviético y el caos de la transformación destruyeron las "defensas" de Rusia, convirtiéndola en una víctima fácil de la expansión de la corrupción y de la criminalidad (Gustafson, 1999).

En efecto, el problema de la apropiación ilegal de riquezas en Rusia remonta a este período, aunque su consolidación se produjo durante el mandato de Yeltsin. A partir de 1989 un pequeño grupo de la nueva élite económica —personas cercanas al poder que se apropiarán de una parte importante de la riqueza del país— comienzan a conformar la nueva oligarquía rusa. Entre esta élite había líderes económicos y miembros del Partido que explotarán sin titubear el colapso de la autoridad central y las oportunidades creadas por el caos provocado por las reformas durante la Perestroika. Estas oportunidades fueron posibles a través del despojo de activos y la extracción de rentas, sobre todo en el sector energético, a través de un sistema irracional de precios y la explotación de licencias, así como de favores y subsidios (Ericson, 2001).[1]

Por otro lado, el desmantelamiento de las relaciones económicas tradicionales de la Unión Soviética, tanto económicas como políticas, provocará una caída muy fuerte del PIB en 1990 y 1991: -4% y -17% respectivamente. Rusia fue en gran medida heredera de la Unión Soviética; su preeminencia refleja en parte la de su población que representaba 51 % del total de la URSS; la de su territorio que abarcaba 76% del territorio total; así como su participación en el PIB, en el PIB industrial y en la producción agrícola, que eran respectivamente de 59%, 66% y 46% (Redor, 1997; Lerais, 1992).

Las dificultades económicas, institucionales y sociales a las que se enfrenta Rusia a finales de 1991 son extremadamente difíciles: caída de la producción, un déficit presupuestario muy alto, inflación creciente, desabasto agudizado, debilitamiento del marco legal e institucional y expansión de la corrupción. A esto habrá que sumar la dislocación de la Unión Soviética y las consecuencias que tendrá este seísmo geopolítico en Rusia.

La recomposición del territorio: relación de Rusia con sus nuevas fronteras

El impacto del factor geopolítico en la transformación rusa es dramático: en Rusia, la transformación representó la merma del control sobre el bloque soviético y también la pérdida de vastos territorios; esta pérdida significará una importante dislocación social para muchos rusos que vivían en otras repúblicas soviéticas, además del trauma colectivo de perder el estatus de superpotencia.

---

[1] A estos miembros de las altas esferas de la nomenklatura comunista se sumaron empresarios oportunistas, que sin tener mayores conexiones con el poder aprovecharon los incentivos perversos generados por las reformas incoherentes para enriquecerse también por la vía de extraer más que la de crear valor (agradezco sobre este punto la pertinente reflexión de Gerardo Bracho).

En 1990, la mayor parte de los países del CAME firmaron acuerdos que estipularon el pago del comercio mutuo en divisas, y a partir de 1991, la adopción de los precios mundiales, marcando así su fin. La autodisolución institucional de éste tuvo lugar en junio de 1991 dando fin al comercio planificado y privilegiado entre sus miembros. La dislocación del comercio y el colapso del comercio dentro del CAME han sido considerados por varios economistas como factores explicativos de la caída generalizada de la producción en la región. El colapso del comercio resultará en la creación de cuellos de botella en la producción y la caída en la oferta de varios bienes; el problema se agravará y el rublo será reemplazado por un sistema de trueque, como lo veremos. Rusia también sufría de la falta de suministros de todo tipo, por ejemplo, el algodón de Asia Central y el equipo necesario para la producción de petróleo que era suministrado por Azerbaiyán (Nové, 1994, 446). Es importante señalar que el colapso de flujos comerciales entre la URSS y los países de Europa central y del Este (PECO) comenzó incluso antes de la disolución del CAME: por ejemplo, el comercio total húngaro-soviético en 1990 es evaluado en 9.5 millones de dólares; para 1992 había descendido a 2.7 millones y a 2.8 en 1997 (La Documentation Française, 2004).

A las consecuencias de la desintegración internacional del CAME se sumará la reducción o interrupción del antiguo comercio interior que se volverá comercio exterior entre las antiguas repúblicas que formaban la URSS. El impacto será múltiple: caída de los flujos de comercio, debido en parte a la caída de la producción, pero también a la reorientación del comercio hacia nuevos socios comerciales; así como a la dislocación de coordinación de la producción y de los intercambios provocando la caída del comercio entre las repúblicas. El resultado será el derrumbe de los intercambios entre las antiguas repúblicas de la URSS. De tal manera, la caída del comercio de Rusia con sus antiguas repúblicas disminuyó de -27% en 1991; -22%

en 1992 y -35% en 1993 (Andreff, 2007). Es importante señalar que entre 1990 y 1991, cada vez menos controladas por la Federación, las repúblicas comenzarán a realizar acuerdos en especie, es decir, recurrirán al trueque para evitar el hundimiento total de los intercambios; esto debido a los problemas ocasionados por la pérdida del valor del rublo y de su utilidad como instrumento de pago.

La nación rusa enfrenta entonces una economía extremadamente frágil, sumida en la recesión amputada de la base geoeconómica que sostenía su sistema de producción dentro de un marco institucional debilitado. A esto deben añadirse las complicaciones ocasionadas por el desarrollo del nuevo federalismo en Rusia.

El nuevo federalismo en Rusia

Tomen tanta soberanía como la puedan digerir.
Boris Yeltsin, agosto de 1990, Tartaristán

La cita de Yeltsin (en ese entonces presidente del Soviet Supremo de la República Soviética de Rusia) durante un discurso en la Universidad de Kazan, capital de Tartaristán, estaba dirigido a los dirigentes de las llamadas "repúblicas autónomas" dentro de Rusia, en un contexto en el que el dirigente era contrincante de Gorbachov y deseaba contar con el apoyo de las repúblicas de la federación para acceder al poder. En el mismo mes (agosto de 1990) se declara la soberanía de la república de Tartaristán y tras la desintegración de la URSS, una Constitución es adoptada en noviembre de 1992. Así, Tartaristán quedaba definido como un Estado democrático soberano "asociado a Rusia" que disponía de soberanía política interna y delegaba ciertas funciones a la Federación Rusa (defensa, seguridad, política monetaria, aduanal y extranjera), precediendo así a la adopción de la Constitución Federal de Rusia, en octubre de 1993. Tartaristán es en todos los aspectos una de las regiones clave ("sujetos" en ruso) del sistema federal ruso. Los tártaros son la primera minoría étnica del país y a principios de la década de 1990 jugaron un papel decisivo en la definición del nuevo equilibrio entre el centro y las periferias, lo que entonces se denominó federalismo "a la carta" (Radvanyi, 2018).

En 1991 la disolución de la URSS engendra en cascada movimientos de soberanía al interior de las nuevas fronteras rusas y muchas voces se elevan para reclamar la independencia o una autonomía importante; por lo que Yeltsin lanza las primeras grandes reformas territoriales, cuyo objetivo es la descentralización parcial y progresiva de las diferentes regiones rusas. En este sentido, al marco autoritario y central de la ex Unión Soviética, se sigue la construcción de un sistema más horizontal, tomando en cuenta las reivindicaciones de autonomía e independencia de las regiones y repúblicas.

Yeltsin otorga en primer lugar una autonomía política y financiera a las dos grandes ciudades: Moscú y San Petersburgo, así como a las siete repúblicas "más independientes" de Rusia.[2] Sin embargo, en 1992 Chechenia y Tartaristán rechazan el nuevo tratado federal. Las consecuencias para Chechenia que busca la independencia serán el inicio de los dos conflictos sangrientos y al final la sumisión al poder federal (capítulo 3). Para Tartaristán, que busca la negociación, es el inicio de un camino "semiindependiente" en el seno de la Federación de Rusia, con derechos y una autonomía significativa en varios campos.[3] De manera más general, la Constitución de la Federación de Rusia de 1993 otorga mayor autonomía y poder de decisión de las regiones para realizar negociaciones bilaterales, en campos tan variados como la fiscalidad, la explotación de los recursos naturales, las privatizaciones y la independencia de los poderes locales. Evidentemente, el "grado de autonomía" dependía de la "capacidad de negociación" de cada región con el Kremlin (Aubin, 2022).

---

[2] Tartaristán, Kalmukia, Mordovia, Mari El, Sakha (Yakuti), Adiguesia y Kabardia-Balkaria.

[3] Es importante señalar que esta región cuenta con un sector importante de hidrocarburos y que en ese entonces abastecía 40% del total de los ingresos presupuestarios de la república.

Fuera de esos dos casos extremos, como veremos, esta relativa autonomía otorgada a las regiones tendrá consecuencias económicas significativas. Efectivamente, durante la crisis económica e institucional que tuvo lugar en los años noventa (explicada más adelante), ciertas regiones quisieron establecer sistemas autónomos locales, otras trataron de desarrollar monedas regionales y rechazaban el pago de impuestos. Los poderes regionales –ante la pérdida de control por parte de la administración federal– buscaron autonomía y las relaciones entre el centro federal y las regiones dejaron de funcionar. Los tratados bilaterales regían la delegación de facultades y el Estado dejó de gobernar bajo una regla general. Asimismo, se observó una colusión a gran escala entre las autoridades locales y los poderosos grupos financieros e industriales.

Recuadro 1. La Federación de Rusia

La URSS fue un Estado multinacional y la Federación Rusa lo sigue siendo. El régimen soviético había divido el territorio en "circunscripciones administrativas" pero éstas representaban en realidad regiones que albergaban diferentes nacionalidades. La Federación Rusa mantuvo ese marco. La Constitución define a Rusia como un Estado federal, integrado por una serie de sujetos o entidades constitutivas de la Federación que reciben distintos nombres, aunque no existen diferencias significativas en cuanto a las competencias que cuenta cada una. La Federación de Rusia, al inicio de su creación, estaba formada por 83 sujetos de la Federación:

- 46 regiones u óblasts: son las unidades administrativas más comunes, a menudo llevan el nombre de la mayor ciudad del óblast, que suele ser su centro administrativo (su capital).
- 9 territorios (krais): similares a los óblasts pero normalmente más periféricos.

- 21 repúblicas: sujetos autónomos con atribuciones y competencias, sin rebasar las propias de la federación, cada una tiene su propia constitución, presidente y parlamento; están representadas por el gobierno federal en los asuntos internacionales y se consideran el hogar de una etnia minoritaria específica.
- 4 distritos autónomos: con mayor autonomía que los óblasts pero con menor que las repúblicas; normalmente con una sustancial minoría étnica dominante.
- 2 ciudades federales: bajo la jurisdicción de la Federación: Moscú y San Petersburgo (los dos sujetos con mayor densidad poblacional).
- 1 región autónoma: la Región Autónoma Judía.

Sin embargo, después de la anexión de Crimea y la ciudad de Sebastopol el 18 de marzo 2014, éstas se convirtieron en los Sujetos Federales 84 y 85, respectivamente. Tras la invasión a Ucrania del 24 de febrero de 2022, Rusia anexó las regiones de Donetsk, Lugansk, Zaporiyia y Jersón el 30 de septiembre de 2022. Ninguna de estas anexiones tiene reconocimiento internacional.

Es importante señalar que la Federación Rusa se define como un Estado en donde los rusos no son más que una nacionalidad entre otras. La ciudadanía rusa es diferente de la nacionalidad que sólo figura en los documentos oficiales. Los rusos "étnicos" representan alrededor del 80% de la población total; la segunda minoría étnica son los tártaros.

Pero antes de explicar las políticas de transformación que se llevaron a cabo en Rusia para hacer de ésta una "economía de mercado", es preciso hacer un breve paréntesis para explicar lo que entre economistas es conocido como "cambio sistémico" dentro del "análisis comparativo de los sistemas económicos"; es decir, del socialismo y del capitalismo, debido a la importancia e influencia que el desarrollo de estos sistemas y su "coevolución" tuvieron en el mundo; tanto en la política interna de los países de prácticamente todos los continentes, como en el desarrollo de la geopolítica mundial y más precisamente de la Guerra Fría durante la segunda mitad del siglo XX.[4]

Las políticas de transformación económica en Rusia

Cambio sistémico: del socialismo al capitalismo

Entre 1989 y 1991 colapsaron los regímenes políticos comunistas europeos, resultando en un desmantelamiento inmediato de la coherencia sistémica de las economías socialistas. En un esfuerzo de síntesis, podemos decir que un sistema económico es un conjunto complejo y en evolución de instituciones económicas y no económicas que interactúan entre sí. Kornai (1999) sugirió utilizar la palabra "sistema" como un concepto general y global; cada sistema (el capitalista y el socialista) existe a través de sus propias manifestaciones históricas por lo que hay ciertos atributos principales en cada sistema. No obstante, debe enfatizarse que se trata de caracterizar "sistemas históricamente observables" y no modelos abstractos y teóricos.

Las distintas manifestaciones históricas del capitalismo tienen características en común, de modo que pueden ser interpreta-

---

[4] Como es bien conocido, se llamó Guerra Fría al sistema bipolar establecido después de la Segunda Guerra Mundial que se tradujo en el enfrentamiento político, económico, ideológico y militar entre Estados Unidos (representando al bloque capitalista) y la URSS (representando al bloque socialista). Durante más de cuarenta años, la Guerra Fría dominó las relaciones internacionales y afectó, directa o indirectamente, a la mayor parte del centenar de grandes conflictos registrados entre 1945 y 1985 en el mundo (con excepciones que se explican por consideraciones que les son propias). El punto más álgido de la Guerra Fría se dio en octubre de 1962 cuando por primera vez Estados Unidos y la URSS se encuentran al borde de una guerra nuclear debido al transporte soviético de misiles a Cuba. El retiro de las armas soviéticas de la isla (y de las armas norteamericanas de Turquía) permiten un desenlace pacífico de la situación.

das como variantes del mismo sistema. En forma similar, las distintas manifestaciones históricas del socialismo tienen características comunes, pudiendo ser, por consiguiente, interpretadas como variantes del mismo sistema socialista. Estas características comunes o atributos específicos de cada sistema son suficientemente importantes para ejercer una influencia profunda sobre las realidades sociales, políticas, económicas, culturales y de la vida cotidiana. Estos atributos específicos de cada sistema proporcionan los criterios esenciales para distinguir entre los dos grandes sistemas.

La Figura 1 sugiere una forma de clasificación de las características clave de los sistemas capitalista y socialista. Kornai adoptó un punto de vista positivo, no normativo, para caracterizar a ambos sistemas. El "socialismo", entonces, no es una organización social imaginaria sino una formación social establecida que existió en diversos países, comenzando por la Unión Soviética y se autodenominó "sistema socialista". En forma semejante, resumió los rasgos observables del "capitalismo vigente" y no las características deseables de los que abogan por un sistema capitalista o como comúnmente se le denomina "economía de mercado". Las principales características necesarias (básicas) y suficientes para que los sistemas económicos observados en la historia operen como socialismo o capitalismo, se pueden observar en la Figura 1.

Los dos sistemas se distinguen por cinco bloques "necesarios y suficientes" para que un sistema funcione como capitalismo o socialismo. Los tres primeros bloques representan las características fundamentales, las del poder político, la distribución de los derechos de propiedad y los mecanismos de coordinación. Estos tres bloques determinan el cuarto que representa los comportamientos de los actores económicos, mientras que el quinto representa los fenómenos económicos típicos y perdurables.

Figura 1. Modelo de los sistemas socialista y capitalista

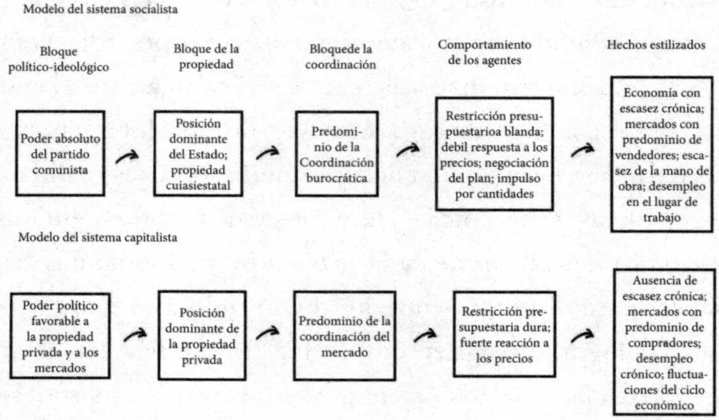

Modelo del sistema socialista

Bloque político-ideológico	Bloque de la propiedad	Bloque de la coordinación	Comportamiento de los agentes	Hechos estilizados
Poder absoluto del partido comunista	Posición dominante del Estado; propiedad cuiasiestatal	Predominio de la Coordinación burocrática	Restricción presupuestarioa blanda; debil respuesta a los precios; negociación del plan; impulso por cantidades	Economía con escasez crónica; mercados con predominio de vendedores; escasez de la mano de obra; desempleo en el lugar de trabajo

Modelo del sistema capitalista

Poder político favorable a la propiedad privada y a los mercados	Posición dominante de la propiedad privada	Predominio de la coordinación del mercado	Restricción pre-supuestaria dura; fuerte reacción a los precios	Ausencia de escasez crónica; mercados con predominio de compradores; desempleo crónico; fluctuaciones del ciclo económico

Fuente: Kornai (1999, p. 321).

Para el sistema socialista, los tres primeros representan el poder indivisible del partido comunista, el dominio de la propiedad estatal y la preponderancia de la coordinación burocrática. A partir de la conjunción de estos tres bloques, se determina el comportamiento de los diferentes agentes, que se caracteriza por una restricción presupuestaria laxa (*soft budget constraint*), una reacción débil a los precios, regateo planificado y una carrera por la cantidad. De estos comportamientos resultan características específicas del socialismo: una economía de escasez, un mercado de vendedores, escasez de mano de obra y desempleo en el lugar de trabajo.[5] Respecto al capitalismo, los tres primeros bloques representan el poder político favorable a la propiedad privada y al mercado, el dominio de la propiedad privada y la preponderancia de la coordinación por el mercado.[6] Éstos de-

[5] De manera general existía en el sistema socialista un exceso de empleo en el seno de las organizaciones económicas o empresas. Por un lado, los despidos eran prácticamente inexistentes; la garantía del empleo era un elemento fundamental del compromiso existente entre el régimen y el pueblo soviético. Es necesario insistir, como lo argumenta Chavance, que contrariamente a las economías occidentales, no era una variable reguladora primordial en el sistema económico. El empleo no resultaba en el socialismo de una política, sino de un modo de regulación que implicaba la "escasez" de la mano de obra.

[6] Kornai señala que mucha gente puede sorprenderse por no ver la palabra "democracia" en el bloque 1 del diagrama capitalista. No obstante, comenta el autor, la democracia puede ser consi-

terminan el comportamiento de diferentes agentes económicos marcados por una restricción presupuestaria dura (*hard budget constraint*), una fuerte reacción a los precios, etcétera. El resultado de estos comportamientos es la ausencia de escasez crónica, un mercado de compradores, desempleo crónico y fluctuaciones en los ciclos económicos. Para Kornai, el cambio sistémico del socialismo pasa por la desintegración de los primeros tres bloques y su reconstrucción con los bloques del sistema capitalista. Pero también señala que hay una infinidad de variaciones dentro de cada sistema: las manifestaciones históricas pueden diferir según los países y períodos dependiendo, por ejemplo, del régimen político (dictatorial o democrático), del grado de apertura al mundo exterior, del papel del Estado en la regulación del mercado y de la redistribución del ingreso y de la riqueza.

Chavance (1998, 1999) también ubica su enfoque en el nivel sistémico y ofrece un análisis comparativo del capitalismo y del socialismo. El autor explica que tanto el socialismo como el capitalismo son vastos y complejos sistemas basados en una profunda división del trabajo y en donde la mediación de la forma monetaria en la producción implica una interdependencia general. Asimismo, los dos sistemas enfrentan el problema de encontrar formas sostenibles o regímenes de acumulación de capital y de distribución del ingreso, lo que presupone tensiones estructurales en las esferas de la producción y la distribución, y los obliga a encontrar mediaciones institucionales adecuadas y coherentes.

Chavance explica que la rivalidad entre los dos sistemas se dio primeramente durante el siglo XIX, en donde ciertas tendencias intelectuales y expresiones políticas y sociales criticaban al capitalismo y lo oponían a un ideal económico y social. En el siglo XX esta relación entre capitalismo y socialismo tomó una nueva dimensión con la emergencia de los "sistemas socialistas" históricos reales. Este

---

derada algo deseable, pero este diagrama no representa creencias políticas; y la democracia no constituye una condición necesaria para que funcione el capitalismo, ya que éste puede funcionar también bajo regímenes dictatoriales, siempre y cuando los poderes políticos sean favorables a la propiedad privada, la empresa libre y la libertad contractual entre individuos.

nuevo desarrollo y la "coevolución" de ambos sistemas llevó a los defensores de cada uno de ellos a subrayar las fallas del sistema rival y a exaltar los beneficios de su propio sistema, en términos de eficiencia económica; crecimiento sostenido y de largo plazo; distribución de la riqueza; justicia social; desarrollo económico; libertad y modernización. Esto llevó a enfocarse principalmente en las diferencias de cada sistema y se dejó de lado las similitudes, que en realidad son significativas.

Durante la década de 1960 la rivalidad de ambos sistemas se intensificó y un énfasis en los criterios productivistas como medida del éxito y un culto por el crecimiento fueron compartidos por ambos sistemas. Al mismo tiempo, una alternativa de conjunción de ambos se fue formando al observar, por un lado, un sistema capitalista, pero con un fuerte Estado intervencionista (época dominada por la influencia del keynesianismo); y por otro, el intento por parte de las economías socialistas de reformar el sistema al tratar de reducir la centralización e introducir categorías de mercado como las ganancias y los precios. A partir de los años ochenta, una "tercera vía" surgió con el desarrollo del "socialismo de mercado" en China. Sin embargo, las reformas en la Unión Soviética (y en los países de Europa del Este) no prosperaron.

La década de 1980 marcó el verdadero punto de inflexión. En Occidente, el shock conservador iniciado por Margaret Thatcher y Ronald Reagan aceleraron el alejamiento gradual del compromiso keynesiano de la posguerra, resultando en propuestas de políticas de ajuste estructural. Al Este, la crisis estructural se extendió y perduró (con la excepción de la China reformista), mientras que todo el edificio geopolítico de la hegemonía soviética comenzó a desmoronarse con las nuevas políticas de Gorbachov. Entre 1989 y 1991 colapsaron los regímenes políticos comunistas, resultando en un desmantelamiento inmediato de la coherencia sistémica de las economías socialistas. La transición al capitalismo, que había ido madurando en algunos países socialistas durante la década de 1980 comenzó y marcó el fin de la coevolución de los dos sistemas rivales (Chavance, 1999a).

Chavance delineó las tres diferentes vías que se tomaron durante la transformación post-socialista: 1) la ruta de los países de Europa central (Hungría, Polonia, República Checa, Eslovaquia, etcétera), marcada por la ruptura política, la estabilización democrática y una depresión de unos años seguida de un retorno al crecimiento; 2) la vía asiática (China y Vietnam), que se presentó como un cambio gradual y endógeno del sistema económico con una continuidad formal del régimen político, así como con un alto y prolongado crecimiento; y 3) la vía postsoviética (ex-URSS), marcada por la ruptura del régimen político, una severa crisis del Estado y una prolongada depresión económica. En comparación con los otros dos caminos (Europa central y Asia) la crisis económica de Rusia fue extremadamente severa y larga (al igual que en Ucrania, pero menos fuerte en las demás repúblicas exsoviéticas), como lo veremos a continuación.

El Consenso de Washington y la ideología de la terapia de choque

En términos concretos, la cuestión de la transformación hacia "una economía de mercado" en Rusia y la elección de las políticas económicas para llevarla a cabo, fue influenciada en gran medida por los economistas neoliberales y apoyada por las principales instituciones financieras internacionales, especialmente el FMI y el Banco Mundial (la OCDE, el Banco Europeo para la Construcción y el Desarrollo (BERD) y la Comunidad Europea también compartirán estas directrices). Estas políticas se inspiraron en gran medida en el programa conocido como Consenso de Washington.

El Consenso de Washington se refiere a la síntesis político-económica desarrollada en la década de 1980 para resolver los problemas de endeudamiento y crecimiento en América Latina. Según este consenso, una política económica restrictiva acompañada de la desregulación y liberalización del comercio sería suficiente para eliminar el estancamiento y reactivar el crecimiento económico. John Williamson acuñó el término "Consenso de Washington" y enumeró varios puntos que definen el contenido de las políticas económicas que debían seguir los países endeudados.

Este paquete de reformas incluyó: disciplina fiscal, liberalización financiera, liberalización comercial, eliminación de barreras a la inversión extranjera directa, privatización de empresas públicas, desregulación (eliminación de regulaciones que impiden la entrada de nuevas empresas al mercado) y la reforma del sistema legal principalmente relacionado con los derechos de propiedad.

El Consenso de Washington sirvió como marco teórico y práctico en el desarrollo de programas para la transformación y privatización de economías socialistas. El consenso se implementó con el nombre de "terapia de choque". La terapia de choque se refiere a las medidas aplicadas inicialmente en Polonia, medidas que, con algunas variantes, se aplicaron posteriormente en algunos países en transformación y de manera notable en Rusia. Más específicamente, la terapia de choque contenía las siguientes acciones (Lavigne, 1999):

- Rápida liberación de precios, fijos y subsidiados durante la economía socialista, con excepción de los alquileres, energía, transporte público, telecomunicaciones.
- Aplicación de políticas presupuestarias y monetarias restrictivas destinadas a reducir la demanda agregada (reducción del gasto público, creación de nuevos impuestos, reducción del crédito e introducción de una tasa de interés real positiva).
- Implementación de una política de ingresos: desindexación de los salarios nominales en relación con la inflación (es decir, una caída de los salarios reales).
- Liberalización del comercio exterior: reducción o supresión de derechos de aduana, restricciones de cantidades y licencias, libertad total para la inversión extranjera directa.

• Introducción de la convertibilidad interna de la moneda.
• Adopción de un programa de reformas estructurales: privatización y reestructuración de empresas, creación de un mercado financiero, desarrollo de la competencia y establecimiento de una red de seguridad social.

Como lo comenta Bernard Chavance, la aplicación de este conjunto de medidas se dio en un contexto particular de la evolución del pensamiento económico. En efecto, el período 1989-1991 corresponde a la preeminencia de la corriente neoliberal y anti-intervencionista. Los grandes organismos internacionales, cuyo papel resultará fundamental en la elección de políticas de transformación, constituirán vectores esenciales del neoliberalismo de la época.[7]

Las principales líneas de razonamiento detrás de esta doctrina se pueden resumir de la siguiente manera: en primer lugar, el cambio se interpreta como el paso de un punto de equilibrio –el sistema socialista– a otro –la economía de mercado–; por lo tanto, la transición está marcada por el desequilibrio, de ahí el objetivo de reducir su duración lo más rápidamente posible; como los puntos de inicio y fin son conocidos y definidos, existe un único camino: el más corto. La estabilización eliminaría los efectos perversos de la inflación, la privatización crearía los incentivos adecuados para los agentes económicos y la liberalización permitiría que la competencia operara la necesaria "destrucción creativa" de industrias y negocios legados por el antiguo sistema. Las organizaciones internacionales adoptarán este enfoque global y uniforme para la transformación económica de todas las economías exsocialistas; para éstas, la estrategia era clara y debía ser la misma para todos (Chavance, 2003). Es decir, no se tomaron en cuenta las especificidades sociales, históricas y concretas de cada economía nacional.

---

[7] Los fundamentos de esta doctrina se encuentran en la tradición dominante neoclásica, es decir, en la racionalidad individual, en el paradigma del equilibrio y en la temática de la eficiencia y la optimización del mercado competitivo.

Según Roland (2000) los economistas neoliberales –quienes fueron los principales asesores de esta transformación– no conocían bien la realidad de estos países. La ausencia de un marco teórico para la transformación que precedió a la caída del Muro de Berlín y la marginación de economistas y académicos que tenían un profundo conocimiento de las economías centralmente planificadas, dejaron el camino a la aplicación de políticas económicas de esencia neoliberal. Asimismo, Kolodko (2000) señala que los economistas neoliberales tenían una imagen tan distorsionada de los países del Este que los consideraban como economías totalmente devastadas que necesitaban ser reconstruidas. Esto se ilustra incluso con el nombre del "Banco Europeo de Reconstrucción y Fomento" (BERD), en referencia a la creación del Banco Internacional de Reconstrucción y Fomento (BIRF), para la reconstrucción de Europa después de la Segunda Guerra Mundial. Evidentemente Rusia (al igual que el resto de los países exsocialistas europeos) no estaba en ruinas: disponía de infraestructuras ferroviarias, energéticas, marítimas y de telecomunicaciones; de riquezas considerables y un importante sistema productivo. En términos de recursos humanos, la población también se había beneficiado de un alto nivel de educación y de conocimientos.

Es importante señalar que existían opciones diferentes a la propuesta por los economistas neoliberales, pero estas opciones no tenían ninguna posibilidad de ser adoptadas en Europa porque no contaban con el apoyo de las poderosas instituciones financieras. La ideología neoliberal no fue endógena, fue introducida por intelectuales de países de Europa Central y del Este que habían estudiado en universidades occidentales, principalmente estadounidenses, donde las enseñanzas de los economistas Milton Friedman y Friedrich Hayek eran influyentes. Los economistas de las instituciones financieras (particularmente del FMI y el Banco Mundial) y los académicos occidentales desempeñaron un papel muy importante en el desarrollo de esta estrategia. Adam (1999) señala también el hecho de que al hacerse las reformas mayoritariamente por economistas y no por políticos, explica la poca importancia que se dio a la creación de un consenso entre los diversos actores de la sociedad, así como a otros factores no económicos, como los políticos, sociales, psicológicos, etcétera.

Desde un punto de vista filosófico, la ideología neoliberal se basa en el individualismo, lo cual es contrario a la idea socialista de colectividad; individualismo, en el sentido de que los individuos tienen derecho a perseguir sus propios intereses en detrimento de la prevalencia de los intereses colectivos. Según este sistema de pensamiento, la solidaridad social debería ser limitada. Efectivamente, la política social de los países socialistas entró así en profunda contradicción con las ideas de los artífices de los programas de estabilización y privatización y con la ideología de las instituciones financieras internacionales. Según esta ideología, el Estado tenía un peso muy grande y los programas sociales heredados del período socialista también significaban un obstáculo para la competencia en los mercados internacionales (Adam, 1999). Por esta razón la política social no fue, como lo veremos, un componente real del programa de transformación en Rusia.

El contexto económico, político y social en el que se aplicó la terapia de choque varió de un país a otro. En Rusia, el Congreso de Diputados del Pueblo de 1991 otorgó al presidente Yeltsin absoluta libertad en la elección de políticas de transformación económica. Yeltsin, a su vez −rodeado de un grupo de economistas neoliberales bajo el liderazgo de Yegor Gaidar− muy rápidamente contactó al FMI, al Banco Mundial y al BERD para preparar un plan detallado de cooperación y participación en las reformas económicas. La entrada de los Estados de la CEI al FMI se producirá en abril de 1992 y también se establecerá un equipo de asesores vinculados al Instituto de Harvard para el Desarrollo Internacional (HIID) en torno a Yeltsin y su gobierno, con financiamiento del programa USAID.[8] De esta manera, los políticos occidentales y las fundaciones privadas, así

---

[8] Entre los consejeros más influyentes se encuentran Andrei Shleifer y Jeffrey Sachs.

como los líderes de las organizaciones internacionales,[9] ejercieron una influencia significativa en la agenda de reformas (Hough, 2001; Wedel, 1998).[10]

Por otro lado, la situación rusa se caracterizó por la ausencia de fuerzas sociales suficientemente organizadas para defender explícitamente sus intereses, lo que dejaba el campo abierto al poder ejecutivo para implementar reformas. En este sentido, en enero de 1992 el ambiente era ideal para implementar la terapia de choque en Rusia. Según los reformadores, el vacío de poder que existía en Rusia les permitió sentirse libres de las limitaciones habituales en la implementación de políticas.

De tal manera, la tesis de la "ventana de oportunidad" impuso a los gobiernos reformistas aprobar lo más rápidamente posible las reformas supuestas para asegurar el carácter irreversible de la transición al mercado. El argumento era que, si las transformaciones no se hacían rápidamente, se dejaría abierta la posibilidad a los opositores a la reforma de congelar todo el proceso, aprovechando el descontento popular generado por los decepcionantes resultados económicos (Pagé & Vercueil, 2004).

Por lo tanto, una característica importante de la reforma en Rusia fue la ausencia de una discusión democrática que incluyera a otras fuerzas políticas y sociales. Al respecto, Roche señala:

(…) en general, la clase obrera, después de décadas de terror y autoritarismo, reaccionó con lentitud y escepticismo ante las transformaciones que se estaban produciendo. En ausencia de organizaciones sindicales

[9] Podemos citar por ejemplo a Michel Camdessus, director general del FMI entre 1987 y 2000; Stanley Fisher, economista principal del Banco Mundial (1988-1990) y primer director general del FMI entre 1994 y 2000; Lawrence Summers, economista jefe del Banco Mundial (1991-93), subsecretario del Tesoro de Estados Unidos entre 1995 y 1999 y secretario en el periodo 1999-2000, se convirtió en presidente de la Universidad de Harvard en 2001. Para un análisis más detallado sobre el vínculo entre los asesores occidentales y los reformadores rusos, véase Sapir (2002) y Wedel (1998). Estos trabajos también subrayan los intereses económicos personales de ciertos asesores, en particular respecto a la privatización, un punto que trataremos con más detalle.

[10] La lista de trabajos que influyeron en gran medida en las decisiones del gobierno ruso en materia de reformas económicas es larga, podemos mencionar, entre otros: Lipton & Sachs (1990), Blanchard et al. (1991), Dornbusch (1991), Fischer (1991), FMI et al. (1991), Aslund (1992, 1992a), Camdessus 1992, Summers (1992).

y políticas poderosas, de una dirección claramente definida sobre la base de demandas precisas, la iniciativa del cambio quedó finalmente en manos exclusivas de las élites que ya detentaban el poder económico, político e ideológico. (Roche, 2000, p. 22)

Un punto interesante destacado por Hough (2001) es que las fuerzas industriales y regionales en Rusia deseaban una política industrial activa y que la población rusa favorecía en gran medida una estrategia de transformación más gradual. Para Yeltsin, que en el pasado había trabajado como ingeniero constructor en la industria durante más de veinte años, una elección casi natural hubiera sido una estrategia de crecimiento y transformación que tuviera como base principal el apoyo a la inversión (siguiendo los pasos de China como ejemplo). Sin embargo, los principales parámetros que se tomaron en cuenta no fueron el crecimiento y la inversión, sino indicadores monetarios, como la inflación, la oferta monetaria y el déficit presupuestario. Esta es una prueba de la influencia de la visión neoliberal de la comunidad internacional (Hough, 2001). Como lo comentamos, las reformas en Rusia fueron pensadas esencialmente a partir de los discursos normativos y prescriptivos del "Consenso de Washington" y no de reflexiones sobre la naturaleza de la economía soviética y sus deficiencias. Los expertos occidentales no estaban teóricamente equipados para pensar en la creación de un nuevo orden institucional a partir de las economías existentes.

Appel (2004), en su trabajo sobre el papel de la ideología en los procesos de privatización, señala precisamente el papel que jugó la comunidad internacional en la promoción de las ideas neoliberales sobre los derechos de propiedad en los países post-socialistas. Más específicamente, en el caso de Rusia, menciona la condicionalidad de los préstamos, el otorgamiento de fondos para apoyar programas de privatización,[11] la canalización de recursos a aque-

---

[11] El Banco Mundial otorgó a Rusia 600 millones de dólares para apoyar la primera fase de

llos responsables políticos que se mostraron favorables al camino de la privatización de la propiedad y la economía de mercado, con el objetivo de modificar el equilibrio político.[12] También menciona la preocupación por la difusión de las ideas económicas liberales a través de la financiación en el ámbito de la educación: apoyo y donación de fondos a universidades y centros de investigación.[13]

Respecto a la implementación de las reformas externas de Rusia, las organizaciones económicas y financieras internacionales desempeñaron un papel de liderazgo: Rusia se convirtió en miembro del FMI en 1992; se declaró oficialmente candidato a la adhesión al GATT en 1993; y varias organizaciones internacionales (BERD, Banco Mundial, OCDE, FMI, UNECE) establecieron relaciones de asistencia técnica y financiera con el gobierno.

Sin embargo, las ideas y creencias de los líderes locales también conformaron la estrategia de las reformas. De hecho, el contexto ideológico de la transformación rusa influyó en gran medida en las elecciones de la estrategia de transformación de los líderes políticos, como lo mencionamos. Ello unido a un factor interno de primera importancia: aunque estuviera justificada por argumentos científicos o técnicos, la terapia de choque aplicada en Rusia responde sobre todo a una estrategia política. Ciertamente, los líderes políticos, conscientes de las dificultades que la transformación iba a plantear, sentían que tenían que hacer los cambios más importantes —principalmente el proceso de privatización— en el menor tiempo posible; en este contexto la terapia de choque era, por tanto, la mejor receta (Roche, 2000).

privatización en 1992 y 90 millones de dólares para el establecimiento del Centro Ruso de Privatización (Apple, 2004).

[12] Andrei Shleifer, asesor que supervisó el desembolso de las contribuciones de USAID a través de la Universidad de Harvard, escribió: "La asistencia puede ayudar a los reformadores a pagar el diseño y la implementación de sus proyectos, lo que les otorga una mayor capacidad de acción a diferencia de sus oponentes... esto ayuda a los reformadores en sus batallas políticas".

[13] Los programas del EERC (Economics Education and Research Consortium) gastaron alrededor de 9 millones de dólares entre 1996 y 2001. Aún más sorprendente es la cantidad gastada por el Banco Mundial en 1997 en Rusia: 71 millones de dólares se destinaron a ayudar a las instituciones de educación superior a reorientar su enseñanza en la economía y las ciencias sociales hacia las condiciones de una "economía de mercado".

Una falla muy importante en la estrategia rusa y que tendrá consecuencias sustanciales en la trayectoria de Rusia es el "descrédito del Estado", así llamado por ciertos autores. Standing destaca que los asesores económicos y los organismos internacionales fueron muy hostiles con "el Estado" en el primer período de las reformas, hasta el punto en que la administración y las instituciones públicas fueron objeto de sustanciales recortes presupuestarios. Como lo comentó Standing (1998), no se puede entender el desarrollo ulterior en la política social en Rusia si no se reconoce la característica ideológica de la terapia de choque.

Consecuentemente, el carácter del proceso de reforma en Rusia estuvo marcado por la ausencia de un debate democrático y la representación de las diversas fuerzas sociales; por la marginación de los trabajos de los sovietólogos (tanto de los países de Europa Central y del Este como de los países occidentales); por la denigración explícita del Estado y por una secuencia errónea de reformas, directamente resultantes de la aplicación radical de la terapia de choque.

No obstante, otras vías eran posibles. El gradualismo fue una estrategia defendida por economistas venidos de otras tradiciones teóricas (institucionalistas, keynesianos, evolucionistas, regulacionistas, etcétera) que tenían una propuesta diferente y más progresiva de reformas. Los defensores del gradualismo habían enfatizado los posibles beneficios de una secuencia apropiada de reformas. Contrariamente al enfoque de la terapia de choque —que entendía la transición como el paso necesario de un sistema ineficiente a uno eficiente en el tiempo más corto posible— los gradualistas subrayaban la importancia de evitar choques excesivos en el ingreso y de mantener los niveles de vida; destacaban la posibilidad de la existencia de problemas de coordinación durante la transformación debido a la ausencia de instituciones de mercado estables, y recalcaban la importancia del ajuste gradual en el comportamiento de los actores económicos ante los cambios institucionales. Los principios del gradualismo se pueden encontrar en las reformas chinas, por ejemplo, la reforma de la tierra (descolectivización), la creación de zonas económicas especiales, y sobre todo la construcción de las instituciones necesarias al funcionamiento del sistema capitalista.

El ignorar estos puntos de vista, explica en gran parte las desastrosas consecuencias económicas y sociales que sufrió la mayoría de la población rusa en la década de los años noventa.

Políticas de liberalización y estabilización económica[14]

El FMI había prestado a Rusia dólares que permitieron a sus gobernantes dar a sus oligarcas los dólares que habían sacado del país. Algunos de ellos nos comentaron que el FMI les habría facilitado la vida si hubiese enviado directamente el dinero a las cuentas suizas y chipriotas.

Joseph Stiglitz, *La Grande Désillusion*, 2002

Por todo lo dicho, las condiciones en las que se encontraba Rusia eran de una fragilidad extrema, y no las mejores para recibir la "terapia de choque" a la que sus gobernantes la sometieron a principios de 1992.

El plan económico introducido en 1992 por el gobierno del Primer ministro Yegor Gaidar marcó al período en su conjunto; sin embargo, éste no se aplicó de forma constante e ininterrumpida. Existieron fluctuaciones y giros en algunas políticas, lo que dio lugar a un debate sobre la pertinencia de utilizar el término terapia de choque para describir los primeros años de transformación en Rusia. No es el lugar aquí para analizar esta discusión, sin embargo, hay suficiente evidencia para decir que la conducción general de este plan estuvo inspirada de manera profunda en los discursos normativos y descriptivos del Consenso de Washington.

La terapia de choque en Rusia comenzó entonces con la aplicación del plan Gaidar que estableció la liberalización de 90% de los

---

[14] Ver para más detalle: Andreff (2007), Bracho & López (2005), Sapir (1996, 1998, 1999), Stiglitz (2002), Pagé (2000), Pagé & Verceuil (2004).

precios minoristas y de 80% de los precios mayoristas (a excepción de los de primera necesidad y energía); liberalización comercial (eliminación en enero de 1992 de todos los aranceles a la importación y apertura de Rusia al capital extranjero); así como la implementación de políticas monetarias y presupuestarias restrictivas para contrarrestar los efectos de la liberalización de precios. Los resultados económicos de la introducción de este paquete de medidas no se hicieron esperar: a finales de 1992 la inflación ascendía a 1500%; el PIB que había disminuido de -5% en 1991 se contrajo en -15% en 1992; el ahorro desapareció y comenzaron a manifestarse los efectos nocivos de la desmonetización de la economía rusa.

Siguió un período de políticas contradictorias entre 1993 y 1995, con fases de expansión y luego de restricción crediticia: cada fase de restricción crediticia estuvo marcada por una acumulación de atrasos en los pagos de las empresas. Por otro lado, la política fiscal se volvió más laxa y se otorgaron subsidios a empresas estatales. El déficit se financió creando dinero (financiación que fue suprimida en 1995) y emitiendo títulos públicos (los llamados GKO, bonos del Tesoro) a partir de mayo de 1993.

Sin embargo, la situación económica siguió deteriorándose rápidamente y continuó la caída del PIB y el desplome de la inversión. La mayor parte de los precios se habían liberalizado, sin embargo, algunos sectores de la economía no lo habían hecho, como los concernientes a los recursos naturales. De tal manera, algunos "empresarios" compraban petróleo y otros recursos a bajos precios en Rusia y los vendían en el extranjero a precios mucho más elevados, ganando miles de millones de dólares.

El incentivo para reducir el déficit presupuestario llevó al estado ruso a seguir una política descrita como "perversa" por algunos economistas. Efectivamente, Rusia implementó una política original para reducir el déficit presupuestario: a fines de 1993 el Estado dejó de cumplir con sus compromisos, provocando importantes retrasos en el pago de salarios y sumiendo a las empresas en una situación financiera crítica; por lo tanto, se acumularon atrasos considerables en el pago de salarios, de maquinaria y equipos, y de subvenciones concedidas a determinadas regiones en ciertas actividades como la agricultura.

La consecuencia de esta política fue la aparición de cadenas considerables de impagos y cuentas pendientes. El sector energético se vio muy afectado con consecuencias extremadamente graves para la población, como la interrupción de la calefacción o del suministro eléctrico en determinadas regiones. Una de las consecuencias más graves de esta situación fue el debilitamiento del Estado de derecho. Efectivamente, el incumplimiento por parte del Estado federal socavó la legitimidad de la administración tributaria y a su vez alentó la denegación de impuestos, por lo que se creó un círculo vicioso entre los "secuestros presupuestarios" por parte del Estado y la negativa a pagar impuestos por parte de las empresas y de la sociedad. Mientras el déficit presupuestario continuaba ampliándose —y dado que el acuerdo con el FMI prohibía cualquier financiamiento directo— el Banco Central aceleró el ritmo de emisión de títulos públicos y elevó las tasas de interés.

En 1995 Rusia firmó un acuerdo con el FMI y se implementó un nuevo plan de estabilización que le permitió beneficiarse de un préstamo de 6 mil millones de dólares; el plan de estabilización dictado por la institución internacional ayudó a la estabilización del rublo y a la reducción de la inflación entre 1995 a 1997; pero también se endureció la política monetaria y se promovió la reducción del déficit presupuestario.

Rusia se encontraba así, fuertemente endeudada y con elevadas tasas de interés cuando estalló la crisis financiera asiática en agosto de 1998, por lo que el capital comenzó a fluir hacia Rusia. Asimismo, debido a la depresión económica en el sureste asiático, la demanda de petróleo disminuyó y los precios del hidrocarburo sufrieron una caída espectacular (de más del 40%) durante el primer semestre de 1998. Por otro lado, el estancamiento económico, la desmonetización y la expansión de los atrasos en los pagos y el trueque continuaron creciendo.

Los procesos de privatización y la formación de la oligarquía rusa

Necesitamos millones de propietarios,
no un puñado de millonarios
Boris Yeltsin, 1992

La liberalización y la estabilización económica antes descritas eran dos de los tres pilares de la estrategia radical de reformas consideradas por el gobierno ruso y sus asesores. El tercer pilar fue el proceso de privatización de la economía, conducido bajo la dirección de Anatoli Choubáis. Es necesario distinguir dos etapas en el proceso de privatización: la primera, denominada "pequeña privatización", que se refería en particular a tiendas, almacenes, departamentos y pequeñas y medianas empresas, comenzó en la primavera de 1992; y la segunda que inició en 1993-1994 y estaba dirigida a las grandes privatizaciones, es decir, las relacionadas con las grandes empresas industriales.

Durante la primera fase de privatización entre 1992 y 1994, se distribuyeron "cupones" o "vales" con un valor nominal de 10 000 rublos a la población de forma gratuita, éstos podían utilizarse de diferentes formas, para comprar acciones de las empresas o revenderlos. Esta privatización fue vista como la primera etapa de la transferencia de la propiedad estatal a manos privadas. Los principales objetivos anunciados eran la formación de una capa de propietarios privados, que fomentarían la creación de una economía de mercado. Se creía que la privatización por medio de "cupones" ayudaría a aumentar la eficiencia de las empresas y por lo tanto contribuiría al proceso de estabilización de la situación económica de Rusia. Además, la privatización de cupones podría atraer la inversión extranjera, ayudar a desmonopolizar la economía del país y crear un entorno competitivo. No obstante, de facto, en la mayoría de los casos, son los directores y gerentes quienes habían tomado el control de la empresa.

Varios elementos del programa de privatización a gran escala fueron diseñados para concentrar la propiedad después de una extensa dispersión inicial de los cupones. Los requisitos de que los cupones de los trabajadores debían ser de propiedad individual y su transferibilidad directa debilitaron sustancialmente la propiedad de los trabajadores a favor de los directores. Es decir, los cupones eran libremente transferibles, podían venderse o intercambiarse. Y en una situación de asimetría de información, el resultado fue que la subestimación de los cupones permitió que las personas con una mejor posición económica y social, y "bien informadas", explotaran la oportunidad en detrimento de los trabajadores y de la población situada en la parte inferior de la pirámide social, generalmente mal informada, sin los conocimientos aptos para entender el proceso, o sin un "poder" de negociación suficiente.

De tal modo, los métodos que dieron lugar a una concentración de la propiedad fueron varios: la relación asimétrica de poder entre directores y empleados (los primeros recurrían con frecuencia al chantaje del despido si los empleados vendían sus acciones a compradores extranjeros, si escapaban al control de los directores, o si se negaban a venderles sus acciones); la información errónea por parte de los trabajadores sobre la pérdida de los derechos de propiedad (por ejemplo, en una encuesta realizada a 28 empresas, se expuso que en 27 de ellas, con propiedad formal mayoritaria de los trabajadores, 75% de los trabajadores creía que el director general y el grupo de gestión eran los beneficiarios finales). Otra consistió en la estrategia de presionar a los trabajadores para que invirtieran sus cupones en los fondos mutuos de las empresas (que lo perdieron todo cuando colapsaron los fondos en 1994). También se observó la conexión entre la interrupción del pago de salarios y los intentos por parte de los gerentes de tomar el control de las acciones de la empresa (Appel, 1997). Este control demostró ser inestable y frágil: el ascenso al poder de los actores e intermediarios financieros y sus prácticas depredadoras, contribuyeron a la destrucción de gran parte del aparato productivo (Sapir, 1998).

El programa de privatización ruso representó la mayor, más rápida y más ambiciosa reforma de la propriedad jamás vista en la historia moderna. En enero de 1992 había 70 empresas privadas en Rusia y al final de esta primera etapa, en julio de 1994, el país tenía 110 000 empresas privatizadas; y el nuevo sector privado representaba 62% del PIB ruso (McFaul, 1996). No obstante, los ingresos que entraron a las arcas del Estado como consecuencia de estas privatizaciones fueron muy reducidos. Se pueden citar dos factores explicativos: las muy ventajosas condiciones de traspaso otorgadas a los organizadores y la subvaloración sistemática de los activos a través del sistema público de subastas.

El sentimiento general prevaleciente fue que el proceso de privatización a gran escala estuvo plagado de corrupción, con el resultado de que los recursos de la nación que deberían haberse dedicado a facilitar la transformación y a disminuir la reacción traumática del proceso, fueron monopolizados por una minoría que se enriqueció de manera escandalosa. Esta sospecha se confirmó durante la segunda fase de la privatización, cuando las acciones de las grandes empresas terminaron en manos de un pequeño grupo de personas muy cercanas al poder (Appel, 1997).

Efectivamente, el caso más flagrante fue el de la "privatización por préstamos" o de "préstamos contra acciones". Joseph Stiglitz explica (2002), de qué manera un puñado de oligarcas[15] se convirtió inmediatamente en multimillonario. En 1995, el Estado, en lugar de pedir al Banco Central los fondos que necesitaba, pidió préstamos a bancos privados, que en realidad eran, en su mayoría, propiedad de amigos cercanos al poder.

El principio propuesto originalmente por Vladimir Potanin, director del banco Oneximbank, fue el siguiente: los bancos otorgarían al Estado préstamos que tendrían como garantía las acciones de las grandes empresas industriales. Las subastas se organizaron para asignar estas acciones al banco que ofrecía el préstamo más alto. Después de un año, si el Estado no pudiese reembolsarlo, el banco podría poner en venta estas acciones y devolver al Estado únicamente 30% de los ingresos de esta venta. En realidad, los funcionarios a cargo de las privatizaciones nunca consideraron que los préstamos fueran reembolsados.

Así, el Estado dejó de pagar los préstamos y los bancos privados se apropiaron de facto de las empresas públicas en lo que puede considerarse una venta falsa. Como estas privatizaciones no tenían legitimidad política, era imperativo que los oligarcas transfirieran el dinero al exterior (Stiglitz, 2002). De esta manera, las participaciones mayoritarias de las grandes empresas de la industria soviética, como Norilsk Nickel, Yukos o el combinado metalúrgico Novolipetsk, fueron "vendidas" a un grupo de bancos favorecidos.

La "gran corrupción", es decir, la que vinculó a estos empresarios con los más altos líderes políticos, se desarrolló así sobre la base de una connivencia cada vez más evidente entre ciertos intere-

---

[15] El término oligarca se refiere precisamente a los dueños de los bancos que progresivamente construyeron emporios industriales y financieros gracias a sus conexiones con el gobierno de Boris Yeltsin, y quienes lo apoyaron en las elecciones de 1996. Otra característica es que enviaron una parte de su fortuna al exterior. Algunos de los nombres más conocidos de este periodo son Abramovitch, Potanin, Berezovski, Khodorkovski.

ses privados y los políticos. Aunque es difícil evaluar el alcance de la corrupción, algunas estimaciones sugieren que ésta aumentó el costo de las operaciones económicas en Rusia entre 5% y 15% en promedio. La corrupción también estuvo vinculada a las prácticas de la economía ilegal, como el crimen organizado, el tráfico y la evasión fiscal (Pagé & Verceuil, 2004). Más allá de estas cifras, el inconmensurable impacto económico de la corrupción se debe a su institucionalización en el comportamiento social, como lo analizaremos.

Las consecuencias económicas y sociales de la transformación económica en Rusia

Hundimiento económico y caos institucional

Se esperaba que la transición de una economía planificada a una economía de mercado condujera a un aumento de las disparidades de ingresos, ya que los salarios y los ingresos cambiaron para reflejar el esfuerzo y la productividad individuales. Lo que no se esperaba era la magnitud observada de la desigualdad de los ingresos.
Banco Mundial (2000)

La economía rusa, todavía dentro de la Unión Soviética, había experimentado tasas de crecimiento del PIB negativas en 1990 y 1991 (-3% y -5%). Una de las consecuencias inevitables de las políticas de estabilización llevadas a cabo a partir de 1992 fue la profundización de la depresión de manera muy intensa. La economía rusa experimentó por primera vez tasas negativas de dos dígitos: -15% en 1992 y -13% en 1994.

Gráfica 1. PIB real 1989-1999

Tasas anuales de crecimiento económico

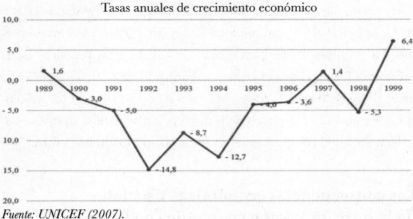

Fuente: UNICEF (2007).

Otro resultado muy importante será la caída combinada y duradera de la producción industrial y de la inversión. Este descenso estuvo acompañado del declive de las actividades industriales de alto contenido tecnológico en favor del aumento de la producción de materias primas y productos semielaborados, fenómeno que fue descrito por varios economistas como un proceso de "desindustrialización". Efectivamente, entre 1991 y 1996, la estructura industrial de Rusia registró un cambio abrupto: el complejo energético aumentó su peso relativo en la producción de 11.3% a 30.4%, mientras que la industria ligera se desplomó de 16.2% a 3% (Bracho 2004).

Cuadro 1. Evolución de variables económicas claves (1990-2000)

1990=100	PIB	Producción industrial	Inversión	Industria ligera	industria textil	Industria alimentos	Maquinaria	Metalurgia ferrosa	Extracción gas	Extracción petróleo
1990	100	100	100	100	100	100	100	100	100	100
1991	95	92	85	91	92	91	90	93	101	89
1992	81	75	51	64	63	76	77	78	98	77
1993	74	65	45	49	48	70	64	65	93	67
1994	65	51	34	27	26	58	44	53	88	61
1995	62	50	31	19	19	53	40	59	87	58
1996	60	47	25	13	14	48	35	56	86	57
1997	60	48	24	13	14	47	36	56	84	58
1998	57	46	21	12	12	47	33	52	85	57
1999	61	51	22	13	13	49	38	61	88	57
2000	66	57	26	16	16	56	46	70	87	61

Fuente: Bracho (2004, p. 80).

Los años 1992-1995 no sólo estuvieron marcados por una gran depresión económica, sino también por una altísima inflación, consecuencia de la liberalización de precios. En 1992, la inflación se elevó a más del 1 500% y se mantuvo muy alta durante este período, pero con tendencia a la baja.

Cuadro 2. Evolución de la inflación, 1990-1999

1990	1991	1992	1993	1994	1995	1996	1997	1998	1999
6	93	1 526	875	311	198	48	15	28	86

Fuente: UNICEF (2007).

La inflación en Rusia no fue el resultado de un exceso de demanda, sino más bien propagada por los costos, en particular tras el aumento de los precios de la energía (pues a partir de octubre de 1995, la disminución de la inflación se consiguió congelando los precios de los combustibles, de la energía y del transporte). Sin embargo, la incomprensión de este fenómeno llevó al gobierno (y a sus asesores) a aplicar políticas restrictivas para luchar contra la inflación y reducir el déficit presupuestario. Estas políticas restrictivas tuvieron consecuencias muy graves en la economía rusa durante este período.

Dos fenómenos que caracterizarán toda la década de 1990 comienzan a ser visibles durante este período: el retraso e impago de salarios y de diversas facturas, así como la desmonetización de la economía. Una de las consecuencias más graves de las políticas restrictivas llevadas a cabo por el gobierno ruso fue la "ruptura de la disciplina de pagos por parte del Estado" o "secuestros presupuestarios". En efecto, el Estado dejó de respetar sus compromisos con importantes retrasos en el pago de los salarios y diversas liquidaciones. De este modo, se acumularon considerables retrasos, lo que dio lugar a una vasta cadena de facturas impagadas. Pero, como comenta Sapir "quizás aún más grave es la alteración de las reglas del juego sin las cuales no puede funcionar ninguna economía de mercado" (Sapir, 1996).

Una segunda consecuencia ligada a la aplicación de políticas restrictivas es la expansión de las prácticas de trueque, a pesar de la mejora en el nivel de precios. En un contexto de política monetaria restrictiva y caída de la inflación, las empresas se negaron a utilizar su efectivo, aunque muchas de ellas eran solventes y prefirieron negociar con sus socios el uso del trueque. El trueque sirvió, pues, para mantener una cierta liquidez y también como instrumento para estabilizar las relaciones entre empresas. Esta práctica de intercambios "en especie" se desarrolló considerablemente: entre 1992 y 1995 los trueques interindustriales se multiplicaron por 2, 3 y en algunos casos por 5, como es el caso del sector eléctrico (Zlotowski,1998).

El deterioro de las finanzas públicas había llevado a Rusia a iniciar negociaciones con el FMI en 1995. Esto dió lugar a un acuerdo que permitió a Rusia beneficiarse de un nuevo préstamo de 6 mil millones de dólares a condición de que endureciera su política de control de la creación monetaria y redujera su déficit presupuestario. Se estableció así una política de anclaje nominal del rublo al dólar, así como la prohibición al Banco Central de financiar el déficit presupuestario. Por lo tanto, el gobierno ruso aceleró el ritmo de las emisiones de bonos del gobierno (GKO y OFZ) y elevó las tasas de interés. Al mismo tiempo, los subsidios a través del presupuesto federal se redujeron drásticamente. A partir de 1996 la inflación disminuyó, pero persistió el deterioro de la economía real: el PIB continuó cayendo a una tasa anual de -3.6%. La inflación anual promedio aumentó 198% en 1995, 48% en 1996 y 15% en 1997. Por primera vez en 1997, la tasa de crecimiento anual del PIB fue positiva y el nivel de precios se estabilizó. Sin embargo, todavía en 1998, la producción industrial y la inversión siguieron disminuyendo.

Estudiar el mercado laboral ruso durante la transformación postsocialista fue un desafío considerable para los investigadores y economistas, ya que los fenómenos observados fueron extremadamente complejos. La evolución de los impagos de salarios, la reducción de las jornadas laborales, el aumento de permisos no remunerados (o parcialmente remunerados), la expansión de la economía informal, la caída vertiginosa de los salarios reales, el aumento exorbitante de las desigualdades salariales, caracterizaron el mercado laboral ruso a lo largo de la década de 1990 (Porras, 2013).

Es importante señalar que la disminución del empleo no fue de la misma magnitud que la caída de la producción. Entre 1989 y 1995, la producción cayó casi 40%, mientras que la caída del empleo fue "sólo" de 12%. Este fenómeno se explica por dos factores principalmente; por un lado, existía un "hábito" de "retención del trabajo" heredado de la época socialista, reflejado en una muy lenta reestructuración de las empresas; por otro lado, la expansión del subempleo, la economía sumergida y el empleo informal fueron muy extensos (Tchevernina et al., 2001). Por ejemplo, en 1993 la tasa de desempleo en Rusia era de 3.4% (mucho menor que las observadas en Europa central). Esto se explicaría también debido a que los desempleados no se inscribían en las agencias de desempleo como ocurre en otros países, debido al bajo o inexistente nivel de las transferencias de desempleo.

Las políticas de estabilización y, más particularmente, la política restrictiva de ingresos, dieron como resultado una caída de los salarios reales a partir de 1992. A pesar de las elevadísimas tasas de inflación registradas entre 1992 y 1995, el gobierno no aplicó un mecanismo de indexación salarial. El hecho de que el gobierno haya liberalizado los precios sin haber implementado un sistema de indexación de los salarios a la inflación demuestra que la caída de los salarios reales fue un objetivo de la política macroeconómica. Así, en 1999, los salarios reales representaron 36% de los salarios reales de 1989. Esta política salarial restrictiva (llevada a cabo en varios países postsocialistas) fue particularmente muy estricta y prolongada en Rusia (abolida hasta 1996), principalmente en el sector público. Esto tuvo un impacto en la caída de los salarios reales y el aumento de la desigualdad salarial. Además, esta caída fue en realidad más dramática de lo que indican las estadísticas oficiales, ya que éstas se refieren a los salarios que figuran en los contratos y no a los salarios efectivamente pagados. En Rusia, esta diferencia fue considerable debido a la magnitud del atraso del pago de salarios.

Como se señaló anteriormente, una combinación original de condiciones económicas y factores institucionales dio lugar al desarrollo de los atrasos salariales en Rusia. El número de trabajadores afectados por el impago de salarios fue enorme: 6 de cada 10 empleados en 1996 no fueron pagados a tiempo. Unas 66 100 empresas habían acumulado atrasos salariales que representaban un promedio de tres meses de salario por empleado.[16] En un contexto de profunda recesión se desarrollaron conductas abusivas y oportunistas como la expansión del impago de salarios y al declive económico y financiero se sumó la ausencia de reglas transparentes y de mecanismos confiables de aplicación de la ley, además, las reglas implícitas y los contratos no escritos reemplazaron a las obligaciones y a los contratos formales.

Es importante subrayar que la reducción del tamaño del Estado fue uno de los principales elementos del paquete de reformas destinado a transformar la economía planificada en una economía de mercado; esta reducción del Estado fue una de las razones más importantes del colapso institucional en Rusia. Todos los sectores de la protección social sufrieron recortes severos del presupuesto, mientras que el antiguo sistema universal de seguridad social soviética –que presentaba hacia finales de los años 1990 serios problemas debido a la insuficiencia de la inversión y a los servicios sanitarios de baja calidad– se transformaba hacia un modelo basado en un sistema de seguridad social selectiva. El colapso institucional y del Estado profundizó a su vez la recesión económica y contribuyó al dramático aumento de la desigualdad de ingresos, de la corrupción y del crimen, así como a la disminución de la esperanza de vida de los ciudadanos rusos durante la primera década de transformación.

---

[16] Ver para más detalle: Earle & Sabirianova (2002).

La explosión de la desigualdad y de la pobreza

Al inicio de los años noventa, los arquitectos de la transformación habían ignorado el problema de la desigualdad y de manera más general, el ámbito social, esto principalmente por dos razones: la primera es que la ideología neoliberal dominante en los programas de transformación, con la participación ineludible del Fondo Monetario Internacional y del Banco Mundial, ignoraba la desigualdad como un factor importante. De hecho, la noción de un arbitraje (*trade off*) entre eficiencia e igualdad, influenciaba de manera importante el debate. El alejarse de la igualdad social y económica que caracterizaba al periodo socialista, produciría un sistema de motivación y promovería el crecimiento económico. Una vez que este crecimiento comenzara, el efecto conocido como "trickle down" debería comenzar: es decir, las repercusiones económicas positivas espontáneas y graduales de los frutos del crecimiento se dirigirían a toda la sociedad, de la cima hacia las bases. La segunda razón por la cual los responsables políticos y los economistas de las grandes instituciones internacionales no se interesaron en la pobreza y en la desigualdad es que en esa época nadie podía imaginar la magnitud de la convulsión social a la cual estaría confrontada esa región del mundo. La desigualdad y la pobreza eran percibidas como fenómenos secundarios.

De tal modo, durante este período se desarrolló la desigualdad salarial y Rusia pasó a ser, en un lapso muy breve, de una de las economías más igualitarias del mundo (durante el período socialista) a pertenecer al grupo de los países más desiguales, con coeficientes de Gini similares a los de países de América Latina. El coeficiente de Gini de salarios prácticamente se duplicó en 10 años: éste era en 1989 de 0.27 y para 1996 aumentó a 0.48 (Porras, 2013).

Al mismo tiempo, la desigualdad de los ingresos aumentó dramáticamente. Tres fenómenos caracterizaron la nueva distribución del ingreso en Rusia después de la transformación. En primer lugar, la magnitud del cambio de la extremada diferenciación de ingresos: no existe otro ejemplo conocido de una casi duplicación del coeficiente de Gini en un período de tiempo tan corto; en segundo lugar, la velocidad con la que aumentó la desigualdad: prácticamente el altísimo nivel de desigualdad se alcanzó en 1993, un año después de la liberalización de precios; en tercer lugar, la extremada polarización social: la pobreza se convirtió en un fenómeno de masas y la caída del nivel de vida del ruso medio se produjo al mismo tiempo que el enriquecimiento de una ínfima minoría de la población. El coeficiente de Gini del ingreso de los hogares per cápita aumentó de 0.23 a 0.40 entre 1991 y 1993, para después estabilizarse alrededor de 0.40 a lo largo de la década (Porras, 2013).

De igual manera, los indicadores del nivel de pobreza en Rusia, ya sea medido con la línea de pobreza absoluta o con la línea de pobreza relativa, muestran que los niveles de pobreza aumentaron de forma exorbitante durante casi toda la década de 1990. En el cuadro 3 se muestra el nivel de pobreza en 1987/8 y después de la transformación en 1993/5, evaluando el número de pobres con una línea de pobreza de 4 dólares PPA per cápita por día: el porcentaje de pobres se incrementó de 2% en 1987/8 a 50% en 1993/5, es decir, el número de pobres aumentó de 2.2 millones a 74.2 millones de personas. El nivel de pobreza siguió siendo muy alto durante la mayor parte de la década.

Cuadro 3. Cambio en los niveles de pobreza en Rusia
durante la transformación

	1987-88	1993-95
Nivel de pobreza (%)	2	50
Número de pobres (millones)	2.2	74.2

Fuente: Milanovic (1998, p. 68).

La pobreza en la Unión Soviética afectaba principalmente a las familias numerosas (con tres o más hijos), a los jubilados y a las familias monoparentales (era muy raro que una familia compuesta por dos asalariados se encontrara por debajo del umbral de la pobreza). La transformación cambiará el rostro de la pobreza en Rusia: un número significativo de trabajadores y empleados, así como profesionales con diplomas y un alto nivel de educación y formación, pasaron a formar una parte significativa de este grupo.

Varios trabajos de investigadores rusos realizados en la década de 1990 caracterizaron las nuevas dimensiones de la pobreza en Rusia: en la Rusia postsoviética, los bajos salarios se volvieron el determinante más importante de la pobreza (más importante que el número de miembros del hogar). De hecho, el contar con empleo dejó de ser una garantía para que una familia pudiese salir de la pobreza. En1993, una familia con ambos cónyuges empleados y uno o dos hijos representaban la categoría más numerosa de pobres, es decir, alrededor de 40 % de la población. Surgió así claramente un grupo de "nuevos pobres", así como de nuevas fuentes de desigualdad económica y social. El problema de la pobreza se vinculó a los bajos ingresos de los trabajadores de tiempo completo que laboraban en los "antiguos" sectores productivos, así como a los empleados de "cuello blanco" y a los desempleados. El fenómeno del empobrecimiento de masas reflejó una disminución en los ingresos reales de grandes sectores de la población activa, además de los desempleados (Silverman & Yanowitch, 1997).

Un estudio de la OCDE (2001) subrayó el impacto de la crisis de 1998 en el empobrecimiento de determinadas categorías, en particular de los jubilados. El factor más importante que afectó el crecimiento de los pobres dentro de esta categoría fue la fuerte caída en el valor real de las pensiones. En 1998, la pensión de jubilación mensual promedio representaba 90% del ingreso mínimo de subsistencia y para 1999 representaba sólo 65%.

Es importante señalar que desde principios de la década de 1990, se sumaron nuevos programas y políticas al sistema existente de protección social soviético (pensiones, licencia por enferme-dad, licencia por maternidad, beneficios familiares, beneficios por desempleo y ayuda para la vivienda, entre otros). El problema, sin embargo, fue la caída del valor real de los beneficios sociales, lo que resultó en algunos casos en la desintegración casi total de ciertos pro-gramas, como las transferencias sociales a las familias. Varios benefi-cios se determinaban con base en el salario mínimo que entre 1994 y 1997 perdió 60% de su valor real. Además, la incapacidad financiera del Estado en medio de la crisis institucional ya mencionada originó también –y paralelamente a la caída del valor real de las pensiones– la generalización del impago de éstas.

La catástrofe demográfica

Varios autores e instituciones dieron la voz de alarma sobre uno de los más terribles fenómenos observados durante la transformación postsocialista en Rusia que Standing (1998) llamó "la catástrofe de-mográfica". Entre 1990 y 1995, esta dramática crisis demográfica, que afectó a Rusia durante la transformación de su sistema económi-co, resultó en alrededor de 2 millones de muertes adicionales (Cornia & Shkolnikov, 2000).

Para entender la crisis de mortalidad en Rusia es necesario analizar las diferentes tendencias en el tiempo: 1) una tendencia de largo plazo; 2) las grandes fluctuaciones en la década de 1980; y 3) la crisis socioeconómica surgida durante la transformación postsocialista. Sin embargo, debe enfatizarse que durante esta trans-formación, el aumento de la mortalidad fue muy pronunciado y que se observaron grandes desviaciones de la tendencia de largo plazo.

Antes de la Segunda Guerra Mundial, la esperanza de vida en Rusia era 20 años menor que en Estados Unidos y la mortalidad infantil (menores de 5 años) extremadamente alta (alrededor de 200 decesos por cada 1000 nacimientos) contribuía a esta brecha; sin embargo, entre 1950 y 1965, la esperanza de vida aumentó dramáticamente en Rusia (incremento de 24 años para los hombres y de 27 años para las mujeres). Esta mejora se debió (en gran parte) a la drástica caída de la mortalidad infantil, y a la mejora del sistema de salud en general. A mediados de los años 1960, la brecha de esperanza de vida entre Rusia y Estados Unidos se había reducido a sólo 3 años para los hombres y 1.5 años para las mujeres. No obstante, se observó una disminución de la esperanza de vida entre los años 1960 y mediados de los años 1980, con un ligero incremento para ambos sexos entre 1985 y 1987 (debido a la política de Gorbachov de reducción en el consumo de alcohol), pero que se había de nuevo estancado (incluso disminuyó para los hombres) entre 1988 y 1991. Sin embargo, entre 1992 y 1994 la caída se aceleró considerablemente. En este breve período, la esperanza de vida se redujo drásticamente: en 6 años para los hombres y 3 años para las mujeres. Así, la brecha en la esperanza de vida entre los países occidentales y Rusia se amplió: la diferencia para los hombres era de 17 años, para las mujeres de 8 años. El crecimiento de la mortalidad fue particularmente pronunciado debido a los accidentes, a los actos de violencia y a las enfermedades cardiovasculares para los grupos de edad de 20 a 65 años, sin embargo, la mortalidad infantil se mantuvo relativamente estable (Cornia & Shkolnikov, 2000).

La evolución de esta diferenciación de la mortalidad entre sexos muestra que la crisis demográfica afectó específicamente a la población masculina: en promedio, para todos los grupos de edad, entre 1990 y 1994, la mortalidad aumentó 53% (para las mujeres este aumento fue sólo la mitad), siendo el grupo más afectado el de 40-49 años (aumento de 87%). Es menester destacar el papel fundamental de las tensiones emocionales vinculadas a la adaptación a una nueva situación como uno de los elementos más importantes; prueba de ello fue el aumento de suicidios, fuertemente diferenciado por sexo y que expresa, entre 1989 y 1994, un incremento sin precedentes entre hombres. Durante este período en los grupos de edad de 20-24 y 50-59 años, la tasa de suicidio se duplicó y para este último grupo de edad, llegó a 125 personas por cada 100 000 habitantes, mientras que para la población femenina esta tasa era de alrededor de 20 personas por cada 100 000 habitantes (Standing, 1998). Independientemente del considerable número de suicidios, esta tendencia atestigua el deterioro de la situación emocional de los hombres rusos, especialmente para el grupo de edad de 50-59 años, ligada por un lado a un consumo importante de alcohol y por otro, al aumento de la desesperanza. Al mismo tiempo, asistimos a un incremento generalizado de la delincuencia, que caracteriza una situación sin precedentes en el país.

La enorme concentración del aumento de la mortalidad entre 1992 y 1994 en niveles altísimos debe llamar la atención sobre el papel fundamental que jugó la "crisis transformacional"[17] en relación con este deterioro en las tasas de mortalidad. Efectivamente, esta crisis tuvo un fuerte impacto en el aumento de la pobreza, el colapso del sistema de salud y el debilitamiento del Estado.

El extraordinario aumento de la violencia y el crimen atestigua la rápida criminalización de la sociedad en su conjunto, la erosión del orden público, el déficit de control social: problemas y desorden en los servicios sociales, en la policía y en las instituciones de salud, así como en la falta de atención e interés por parte del Estado, son la prueba y manifestación del debilitamiento que sufrió durante los primeros años de transformación. Este problema comenzó a ser reconocido y tratado a partir de 1995-1996: el "estrés social" de la población rusa y particularmente de los hombres rusos fue un factor clave para entender la crisis de mortalidad en la Rusia de los años noventa; los problemas de hipertensión, enfermedades cardiovasculares, problemas relacionados con el alcohol, suicidios, muertes accidentales y violentas, explicarían gran parte de este fenómeno. Así, Cornia & Shkolnikov (2000) subrayan que una atmósfera de "estrés social" se crea cuando los individuos se ven expuestos a

---

[17] Término utilizado por Kornai para describir la crisis económica ocasionada por la transformación hacia el sistema capitalista.

situaciones desesperadas; cuando las estrategias de supervivencia no ayudan a manejar nuevas circunstancias; cuando un sistema de salud no es capaz de responder a nuevas patologías sociales.

Entre estas situaciones de "estrés social" podemos mencionar las que ya hemos analizado a lo largo de estas páginas: los profundos cambios en el mercado laboral donde la característica predominante en el sistema soviético era la seguridad de tener un trabajo por tiempo indefinido, remunerado, una pensión garantizada, así como un sistema de protección social extensivo a toda la población y para todos los casos. Observamos que esta situación se transformó por completo en una nueva situación caracterizada por la aparición del desempleo, la caída de los salarios reales, la aparición de atrasos salariales y de jubilaciones, así como el deterioro del sistema de salud y una política social restrictiva por parte del Estado. Como Ellman indica (2000a), si la causa directa del aumento de la mortalidad fue el sufrimiento de los individuos ante el colapso del marco social y las dificultades para hacer frente a circunstancias cambiantes en condiciones de muy bajos ingresos, la causa última fue el proceso del colapso y fracaso del Estado ruso en la década de los años noventa.

El crac financiero de 1998 y sus consecuencias inmediatas

A partir de 1997, debido a las altas tasas de interés, el capital extranjero se dirigió masivamente hacia Rusia. Sin embargo, la frágil estabilización del país escondía una realidad muy problemática marcada por la desmonetización (a principios de 1998, sólo una quinta parte de las transacciones interempresariales se hacían en rublos), y la desindustrialización del país. Al mismo tiempo, el fenómeno de impagos seguía creciendo mientras las finanzas públicas se deterioraban alimentando el círculo vicioso establecido entre el "secuestro presupuestario" y la negativa de pagar impuestos.

Los retrasos e impagos en la economía aumentaron muy significativamente pasando del 15% del PIB en 1994, al 23% en 1996 y al 40% en 1998 (Pinto et al., 2000). Como ya hemos señalado, esto afectará a toda la economía y una de sus consecuencias más importantes será la ruptura del "pacto fiscal" y la imposibilidad de recaudar impuestos. Así, el IVA y los impuestos especiales, que representaban alrededor del 12% del PIB en 1992, descendieron al 6.5% en 1997; el impuesto a las ganancias corporativas, que alcanzó un máximo de 9.8% del PIB en 1993, sólo representó 3.5% en 1997 (Sapir, 1998). Las consecuencias de la desgravación fiscal y el deterioro de las finanzas públicas fueron en cierto modo, los eslabones débiles de la cadena de acontecimientos que condujeron al crac financiero. Al ser el equilibrio presupuestario y la reducción de la inflación los objetivos prioritarios en el programa de medidas de transformación, la mejora de las finanzas públicas a toda costa había llevado al desastre.

La falta de crecimiento y liquidez de la economía había dado lugar a la aparición y expansión de fenómenos como el trueque y las cadenas de endeudamiento. El crecimiento del trueque en las transacciones industriales y agrícolas entre 1992 y 1998 fue colosal: en marzo de 1998 este fenómeno alcanzó el 50% de los intercambios en la industria y en la agricultura, el trueque prácticamente había reemplazado al intercambio monetario. Otro rasgo característico de la economía rusa en 1998 es la enorme importancia del sector de subsistencia en la agricultura: la producción doméstica (en huertos y parcelas privadas) representaba 91% de la producción de papas, 80% de la producción de hortalizas, 88% de miel, 57% de carne, 50% leche, 30% huevos y 55% de lana; en total, 43% de todos los alimentos consumidos por los hogares rusos provenían de pequeñas parcelas (Ellman, 2000b).

A estos problemas extremadamente serios, se suma la elección por parte del gobierno ruso, pero altamente recomendada y fomentada por el FMI, de emitir títulos de deuda por parte del gobierno. En efecto, las políticas restrictivas y principalmente el anclaje nominal del tipo de cambio y el alza de las tasas de interés penalizaron la producción y las exportaciones y crearon fuertes tensiones en la balanza comercial. A esto se suman las condiciones internacionales desfavorables, ligadas en particular a la caída de los precios del petróleo (caída de casi 40% en los primeros seis meses de 1998 respecto a los precios promedio de 1997).

De tal forma, inmerso en un círculo vicioso, el Estado ruso emitía préstamos para pagar los intereses de los préstamos anteriores. Los tipos de interés de los GKO se estabilizaron en torno al 30% y el importe total de estos valores en circulación alcanzó en marzo de 1998 los 410 mil millones de rublos (67 mil millones de dólares). Un tercio de los títulos se encontraba en manos de no residentes (bancos, sociedades financieras y fondos de inversión). Por otro lado, varios bancos rusos controlados por los oligarcas aprovecharon para endeudarse masivamente en dólares y comprar bonos.

El deterioro del saldo corriente de la balanza comercial creció de manera significativa a fines del primer trimestre de 1998 debido, por un lado, a la caída de los precios del petróleo y a la penalización de las exportaciones de productos industriales por el anclaje del tipo de cambio; y por otro lado, a la tendencia al alza de las importaciones. Comenzó así a plantearse seria y abiertamente la cuestión de la solvencia económica de Rusia. La confianza en el rublo se deterioró muy rápidamente y la devaluación se hizo inevitable.

No obstante, el gobierno y sus asesores, a pesar de la insostenible situación, estaban convencidos de que una devaluación desencadenaría una nueva oleada de hiperinflación. Como señala Stiglitz (2002), en mayo y junio de 1998 estaba claro que Rusia iba a necesitar ayuda exterior para mantener su tipo de cambio. Sin embargo, una devaluación afectaría a los intereses de los bancos y de los no residentes que habían comprado valores rusos por lo que una devaluación del rublo sería una calamidad. Muchos observadores señalaron que en Rusia el rublo estaba sobrevaluado, pero no fueron escuchados.

A pesar de que la situación era claramente insostenible, el FMI continuó preconizando el anclaje del rublo[18] "para no provocar una hiperinflación". Esta sobrevaluación del rublo en realidad convenía a los intereses de los actores financieros y de los oligarcas que se enriquecían en dólares (con menos rublos podían comprar un mayor número de bienes importados y sobre todo artículos de lujo) y alimentaban sus cuentas en dólares en el exterior. Pero la caída de los precios del petróleo, que era una de las principales fuentes de los ingresos fiscales en Rusia, así como el deterioro de la situación de las finanzas públicas degradaron cada vez más la confianza en la economía rusa y en su moneda. Las tasas de interés de los bonos del Estado (GKO) aumentaron en junio a 50% (45 puntos de diferencia con los bonos del Tesoro norteamericano).

El mercado percibía para ese momento que la situación era insostenible y que Rusia tarde o temprano se enfrentaría a una incapacidad de pagos. A pesar de que la situación era cada vez más clara, el FMI vuelve a incitar a Rusia a endeudarse de nuevo en dólares. En el mes de julio, dentro de un paquete global, el FMI le propone al gobierno ruso un préstamo de 22.5 mil millones de dólares: 11 mil millones de dólares por parte del FMI; el Banco Mundial otorgaría 6 mil millones de dólares (aunque este último propuso un plan por etapas, comenzando con 300 millones de dólares) y el resto sería aportado por el gobierno de Japón (Stiglitz, 2002).

Sin embargo, el 13 de agosto de 1998, el valor del bono ruso y los mercados bursátiles colapsaron como resultado del temor de los inversores a que el gobierno devaluara el rublo y no cumpliese con pagar la deuda interna. El mercado bursátil tuvo que cerrar durante

---

[18] Se estima que entre el 1 de octubre de 1997 y el 17 de agosto de 1998, el Banco Central de Rusia gastó aproximadamente 27 mil millones de sus reservas en dólares para mantener el tipo cambio.

35 minutos cuando los precios se desplomaron; al reabrir, la bolsa había caído 65%. El 17 de agosto, el gobierno decidió ampliar el rango de fluctuación del rublo frente al dólar y pasar de 6 a 9.5 rublos por dólar. Tres semanas después del préstamo otorgado por las instituciones financieras internacionales, Rusia anunció una suspensión unilateral de pagos y que no podría sostener más la defensa del rublo, lo que provocó una crisis financiera mundial.[19] Para septiembre, el tipo de cambio había caído a 21 rublos por dólar.

Estos eventos significarán el fin de la política de estabilización promulgada y defendida por el FMI hasta sus últimas consecuencias. No obstante, la ganancia de la competitividad rusa inducida por la devaluación del rublo permitirá que la economía repunte a partir de 1999. Sumada a otros factores, la devaluación cambiará finalmente el rumbo desastroso de la economía rusa de la última década del siglo XX. Una nueva fase de crecimiento sostenido con una mejora del entorno institucional y de las finanzas públicas comenzará para Rusia, como lo veremos en el siguiente capítulo.

---

[19] Se estima que más de 5 millones de dólares de los préstamos otorgados fueron prácticamente robados y transferidos al exterior a través de diferentes fondos.

3. LA REORGANIZACIÓN ECONÓMICA, POLÍTICA Y SOCIAL DE RUSIA

1999 marca el fin de un periodo caótico de transformación económica, política y social de Rusia hacia el sistema capitalista, o como se llama comúnmente, la "economía de mercado". El restablecimiento económico observado desde 1999 se debió principalmente a los efectos positivos que tuvo la devaluación del rublo en el crecimiento de las exportaciones, pero también de manera general, al cambio de rumbo en las políticas implementadas por el Primer ministro Yevgueni Primakov, quien logra estabilizar la situación financiera rusa. Pero ese año será también el inicio de una nueva época, un periodo que durará prácticamente la primera década de los años 2000 y que se caracterizará por una impresionante recuperación económica, el regreso del Estado y la mejoría notable en los niveles de vida de la población. Periodo que coincide prácticamente con los dos primeros mandatos del presidente Vladimir Putin (2000-2008), quien implementará al interior de las fronteras una política vertical y centralizada del poder y dará un giro en política exterior al afirmar una nueva doctrina de autonomía estratégica y de una voluntad enérgica por recuperar el papel protagónico de Rusia en el mundo, perdido durante el mandato anterior de Boris Yeltsin. El primer cuatrienio de Putin se caracterizará por dar prioridad al restablecimiento de la situación fiscal e institucional. El segundo mandato es el de la consolidación económica de Rusia, debido en parte al aumento constante de los precios de los hidrocarburos, lo cual favorece no solamente al sector sino a las finanzas públicas. Pero el crecimiento sostenido se debe también a la implementación de una política industrial activa y a la recuperación por parte del Estado de los inmensos recursos y materias primas del país. En efecto, el gobierno cambia "las reglas del juego" y obliga a los oligarcas a pagar impuestos y a aceptar las nuevas condiciones en donde tendrán que subordinarse al poder político a cambio de no perder los inmensos recursos amasados en el periodo de Yeltsin. Quienes no aceptaron las nuevas reglas o desafiaron al poder perdieron sus fortunas, salieron de Rusia o lo pagaron con la cárcel, siendo el caso de Khodorkovsky el más emblemático. Se mantuvo así la estructura oligárquica, pero a cambio de concesiones importantes que esta élite tuvo que ceder al poder político. En materia internacional, esta etapa significará la recuperación para Rusia de un estatus imprescindible en el concierto de las naciones. No obstante, las tensiones con sus vecinos próximos (principalmente Bielorrusia y Ucrania) aumentarán debido a la estrategia que Rusia ejerce en la región en relación con el control de las rutas de los hidrocarburos. Al final de su segundo mandato, Putin tendrá en su haber el restablecimiento del orden institucional y una relativa prosperidad económica y social. Un hecho destacado de este periodo es que a pesar de que la desigualdad se mantuvo en niveles muy altos, la pobreza disminuyó de manera considerable.

Años de bonanza económica

Durante los años 1999-2008, se registraron las tasas consecutivas más altas de crecimiento del producto interno bruto (PIB) que Rusia haya conocido en su historia. El promedio de la tasa de crecimiento del PIB para todo el periodo es de alrededor de 7%, y debido a la disminución de la población, la tasa promedio de crecimiento del PIB per cápita fue incluso todavía más alta: 7.3%. Entre 1999 y 2007 el PIB aumentó en más de 60%, en este último año el PIB de Rusia alcanzó su nivel anterior a la gran crisis de los años noventa.

La recuperación económica en Rusia comienza desde finales de 1998 y se observa en 1999 un crecimiento vigoroso del PIB y de la inversión, por lo que se puede afirmar que esta recuperación comienza antes del aumento de los precios del petróleo y del gas, es decir, del año 2002, contrariamente a la idea bastante generalizada sobre el hecho de que la recuperación económica se debe exclusivamente al alza de los precios de los hidrocarburos. El crecimiento económico de esos dos primeros años se explica primeramente por el efecto positivo que la devaluación del rublo va a provocar de manera casi inmediata, abaratando las exportaciones y encareciendo las importaciones. Estas últimas van a comenzar a disminuir dando lugar al inicio de un proceso de sustitución de importaciones (sobre todo en ramas como la petroquímica y la mecánica), y a un aumento paulatino de las exportaciones gracias a una mejora de la situación financiera de las empresas. Esta mejoría sensible en las condiciones comerciales se traducirá en la corrección de la balanza comercial (Sapir, 2007).

En segundo lugar, las medidas adoptadas desde finales de 1998 por el recién nombrado Primer ministro Yevgueni Primakov[1] fueron decisivas. En efecto, Primakov va a renunciar a varios preceptos neoliberales y dará un giro radical en cuanto a la política económica (su pasaje fue breve pues Yeltsin lo separó del puesto en mayo de 1999), marcando una ruptura con el régimen anterior. Su declaración ante la prensa no dejó duda sobre el cambio en política económica y su desilusión sobre los mecanismos de mercado: "El Estado en un periodo tan difícil debe restaurar el orden económico", comentó durante la presentación de su plan para salir de la crisis. De tal modo, el Estado va a aumentar su intervención tanto en las políticas monetaria y fiscal, como en materia social.

Primakov y su equipo van a lograr estabilizar la situación financiera, aprovechando la devaluación del rublo, controlando la inflación y protegiendo al sistema bancario al introducir un control de cambios que permitió estabilizar el rublo. Sus prioridades serán tam-

---

[1] Figura de la aristocracia soviética, Primakov es un hombre de Estado de gran experiencia. Después de graduarse en el Instituto de Estudios Orientales de Moscú, comienza su carrera en los años cincuenta como periodista en el Medio Oriente y trabaja como corresponsal para el periódico *Pravda*. Sus actividades oscilan entre los círculos académicos, diplomáticos y políticos. En 1970 ingresa al prestigioso Instituto Moscovita de Economía Mundial y de Relaciones Internacionales como director adjunto y es nombrado su director en 1985. Primakov se vuelve durante el periodo de la Perestroika uno de los principales asesores de Gorbachov para cuestiones del Medio Oriente. A partir de 1991 trabaja en el delineamiento del Servicio Federal de Seguridad (FSB) y del Servicio de Inteligencia Exterior (SVR), las agencias de inteligencia que remplazarán a la KGB. Primakov dirige el FSB hasta 1996, año en el que es nombrado ministro de Asuntos Exteriores en el gobierno de Boris Yeltsin. En 1998 es nombrado Primer ministro.

bién el pago de salarios y pensiones atrasados en el sector público, la indexación del salario mínimo y de las prestaciones sociales a la inflación, el aumento de impuestos a la industria petrolera, así como el control de precios en ciertos bienes como las medicinas. De manera general, el primer ministro restableció una disciplina fiscal de pagos que permitió a Vladimir Putin "heredar" una base fiscal mucho más sana (Sapir, 2007).

Es preciso señalar que esta ruptura se observará también en la política exterior: la llegada de Primakov como ministro de Asuntos Exteriores dos años antes (1996) hará que Rusia vuelva a tener voz en los grandes conflictos del mundo. Con la "Doctrina Primakov" la política extranjera rusa vuelve a su tradicional orientación conforme a su herencia histórica y afirma su voluntad de tener un lugar en el nuevo mundo multipolar (Raviot, 2016).

Según el economista ruso Viktor Ivanter (2012), la evolución de la política económica rusa de los años 2000 no fue solamente el resultado de la decisión personal del nuevo presidente y de sus primeros ministros, sino de toda la sociedad: una elección basada en la terrible experiencia de los años 1990. El cambio político no significó renunciar a todas las reformas económicas de corte neoliberal, sino un cambio de rumbo principalmente en la política fiscal y monetaria.

A partir de 2001-2002, el crecimiento económico registrado es el resultado de un importante esfuerzo de inversión que había comenzado desde 1999 y del aumento de la productividad, que permitió, a pesar de un incremento en el tipo de cambio real, mantener los costos salariales reales a niveles de 1999-2000. En efecto, las capacidades de producción aumentaron, disminuyendo el costo salarial real al mismo tiempo que se observó un aumento en los ingresos reales de la población. El restablecimiento de los márgenes de las empresas favorecido por los salarios que mecánicamente se volvieron más bajos, permitió iniciar un círculo virtuoso de desarrollo (Sapir, 2007). Las empresas comenzaron a invertir mientras que el alza salarial y el pago regular de los salarios reactivaron el consumo y la demanda. La demanda interna se volvió el principal factor de crecimiento: el consumo aumentó en promedio anual 8% entre 2000 y 2004, y representó entre 50 y 75% del crecimiento del PIB (Vercueil, 2019; Benaroya, 2006).

El segundo mandato del presidente Putin (2004-2008) está marcado por una aceleración del crecimiento, debido en parte al aumento vertiginoso de los precios internacionales del petróleo. En efecto, estimulados por la demanda de las economías emergentes y sobre todo de China, éstos pasan de 30 dólares el barril al inicio del año 2004 a más de 130 dólares a mediados de 2008. Pero esta evolución positiva no es sólo la consecuencia mecánica del aumento de los precios de los hidrocarburos, sino también de una política proactiva de desarrollo industrial que se verá reflejada en el establecimiento de las "prioridades nacionales" para el año 2005, es decir, el sector agroindustrial, la salud, la educación, la vivienda y la energía. Esta última prioridad se verá refleja en el papel cada vez más importante del Estado en las empresas del sector energético: Gazprom en la producción del gas, así como Rosneft y Transneft en la extracción y el transporte de petróleo, como veremos.

Cuadro 1. Crecimiento del Producto Interno Bruto, 1999-2008

	PIB	PIB per cápita
1999	6.3	6.7
2000	10.0	10.5
2001	5.1	5.5
2002	4.7	5.2
2003	7.3	7.9
2004	7.2	7.8
2005	6.4	6.9
2006	7.7	8.2
2007	8.1	8.4
2008	5.6	5.9
1999-2008	6.9	7.3

Fuente: OCDE (2009).

129

Asimismo, el aumento en los precios de los hidrocarburos y de manera general de las materias primas, junto al crecimiento sostenido de las exportaciones, incrementaron los ingresos en divisas permitiendo al Banco Central multiplicar sus reservas en dólares; en efecto, éstas pasarán de 28 mil millones de dólares en 2000 a 600 mil millones de dólares para fines de 2008 (Boulatov, 2020).

El gobierno ruso hizo también del control de la inflación un objetivo prioritario. Recordemos que durante la década de 1990 ésta había sido uno de los factores del caos económico. En 1999, el aumento de precios fue de 85%, pero en el año 2000 había disminuido drásticamente a 20% y a partir de 2006 alcanza cifras de un sólo dígito. Por otro lado, los fenómenos de desmonetización y de trueque tan expandidos en la década anterior, disminuyeron en la economía rusa de manera importante y regular, hasta prácticamente desaparecer. En efecto, este tipo de intercambios disminuyó de 51% en 1998 a 15% en 2002 (Dufy, 2003).

Pero esta sorprendente recuperación económica (la mayoría de las previsiones de crecimiento de la economía rusa por parte de economistas y organismos internacionales, como la OCDE, para esos años eran mucho más bajas) no puede explicarse sin entender la relevancia que tuvo la reconstrucción del Estado en Rusia. Efectivamente, Vladimir Putin entenderá que existe una estrecha relación entre el restablecimiento de la autoridad del Estado y la economía.

El regreso del Estado en Rusia

A la llegada de Vladimir Putin al poder en el año 2000, Rusia se encontraba en condiciones caóticas desde un punto de vista económico e institucional, y sumamente frágiles desde un punto de vista territorial, por lo que la prioridad para el nuevo presidente será la reconstrucción del Estado a través de tres grandes ejes: una fuerte restauración vertical del poder, el restablecimiento de la situación presupuestaria del gobierno y el control paulatino de los recursos naturales. Estos tres elementos están estrechamente relacionados. Antes de detallar cada uno de ellos, y debido al giro que significará el arribo de Vladimir Putin a la cabeza del Estado en la historia postsoviética rusa, nos detendremos para explicar el contexto de su nominación.

Nuevo orden institucional
con la llegada de Vladimir Putin

El problema no es de amarlo ni de odiarlo,
sino comprender por qué la voz de Rusia
cuenta mucho más que hace diez años
en las relaciones internacionales,
saber que ninguno de los temas candentes
del presente no puede ser tratado
ignorando a Rusia o excluyéndola

Fédéric Pons, Poutine, 2014

A diferencia de sus predecesores, Vladimir Putin no se formó en los rangos del Partido Comunista, sino que se formó dentro de la función pública. Si bien es cierto que poseía su credencial del Partido, como todos los miembros del Comité para la Seguridad del Estado (KGB), no ejerció ninguna función política importante en su seno.

Putin es un hombre de la administración comprometido con la protección del Estado. Es importante subrayar esta dimensión para comprender el proyecto político que llevará a cabo durante sus dos primeros mandatos y los métodos que utilizará para lograr sus fines. Como lo comenta Chris Miller, después de la corrupción y la violencia de los años 1990, pocos rusos al inicio del milenio habrían objetado describir a sus líderes políticos como bandidos (de hecho, utilizaban un lenguaje todavía más crudo). Por lo que la idea de que

Rusia necesitaba un gobierno central más fuerte fue acogida tanto por los liberales como por los conservadores dentro de la élite política rusa. Por un lado, los liberales partidarios del libre mercado vieron un Estado fuerte con la posibilidad de recolectar más impuestos, el restablecimiento del estado de derecho y la defensa de los derechos de propiedad, como elementos esenciales para el crecimiento económico. Por su parte, el grupo conservador estatista, apreció la prioridad del restablecimiento de la ley y del orden.[2] El nuevo presidente entendió esta lógica, por lo que había hecho de su tema central de campaña la relación entre la reconstrucción del Estado y el crecimiento económico (Miller, 2018).

De tal manera, oficialmente, el presidente pone en el centro de sus preocupaciones la restauración del Estado federal frente a los poderes regionales y a los oligarcas; para lograrlo, no dudará en hacer uso de la fuerza. Gracias a esta voluntad ganará gran apoyo popular dentro de su país, pero también fuera de sus fronteras: sus socios extranjeros se mostrarán satisfechos de ver en Vladimir Putin a un hombre de Estado y un socio previsible.

Recuadro 1. ¿Quién es Vladimir Putin?

Como la mayor parte de su generación, Vladimir Putin vivió los estragos de la Segunda Guerra Mundial y la precariedad del periodo inmediato de la posguerra. Originario de San Petersburgo, Putin estará marcado profundamente por esa emblemática ciudad que refleja mejor que ninguna otra la historia gloriosa (capital del imperio zarista) y trágica de su país (durante la guerra contra la Alemania nazi, entre 1941 y 1944, perdieron la vida más de 1.8 millones de personas

---

[2] En cierto sentido, Putin no tuvo que hacer frente a elecciones difíciles entre las políticas promovidas por los liberales tecnócratas, y aquellas impulsadas por comunistas y dirigentes industriales en la Duma. Varias contradicciones continuaron subsistiendo en cuanto al programa económico que debía aplicarse pero la tensión entre las diferentes facciones fue menor.

–un millón de civiles– de un total de tres millones que contaba la ciudad). Su padre, soldado ruso escapó de la captura por los alemanes entrando a un estanque helado y será con dos camaradas, los únicos sobrevivientes de los 28 hombres de su unidad. Su madre, dada por muerta (de hambre) arrojada a una montaña de cadáveres logró gemir y ser así escuchada y salvada de ser enterrada con los demás. Estas dos historias, comenta Pons en su biografía sobre Putin, lo marcarán para toda la vida, refiriéndose a la actitud pragmática que adoptará frente a la guerra, en donde se cometen muchos errores, pero se debe pensar siempre en la victoria: "pragmatismo, palabra clave de la psicología putiniana" (Pons, 2014).

Su juventud se desarrolló en el ambiente precario de la posguerra. No es un estudiante destacado y pasa mucho tiempo deambulando en las calles; adolescente peleonero, "jefe de la banda de la escuela", dispuesto a defender "su territorio" y a aquellos que aceptan su autoridad. Sin embargo, un día encontrará una pasión que no lo dejará jamás y que cambiará el destino de su vida: el deporte. Sobre todo, las artes marciales y más precisamente el judo. Al principio vio en el box una manera para defenderse (al no ser muy grande y corpulento), más tarde, en el judo descubrirá no sólo el arte de defenderse sino una filosofía de vida: una concepción marcial sobre las relaciones humanas, una capacidad certera para la confrontación física y psicológica que le servirá años después en sus relaciones con sus adversarios. Con el judo su vida cambia: su carácter se afirma y adquiere confianza.

Putin estudió derecho en la Universidad de Leningrado, una de las instituciones más prestigiosas de la Unión Soviética, con la idea de entrar a los rangos de la agencia de inteligencia KGB; se imaginaba espía solitario cambiando la vida de miles de personas. Su sueño se materializa cuando es invitado a trabajar en los servicios de inteligencia soviética en 1975. Pero contrariamente a lo que él pensó y al imaginario colectivo occidental, su trabajo en la institución resultó más bien rutinario y cuando es enviado al extranjero, su destino es Alemania del Este, no un país occidental como Putin hubiese deseado. Así, trabaja en el servicio de contraespionaje entre 1985 y 1990.

Después de la caída del muro de Berlín, Vladimir Putin regresa a Leningrado y comienza sus estudios doctorales en derecho internacional a la par de sus actividades en la KGB y ocupa un puesto en la administración de la universidad. Sin embargo, Anatoli Sobtchak, nuevo alcalde de la ciudad de San Petersburgo y una de las grandes figuras reformadoras de la época, quien había sido su profesor en la maestría, lo invita a trabajar con él en 1990. Putin renuncia oficialmente a la KGB para comenzar una carrera en el seno de la administración local en donde es encargado de las relaciones económicas exteriores de la ciudad bajo la dirección de Sobtchak y se familiariza con los métodos de trabajo del mundo civil y con los temas económicos. Gracias a Sobtchak, Putin pasa del rango de simple burócrata administrador en la Universidad de Leningrado, a eminente consejero del alcalde de San Petersburgo. Este puesto lo impulsará hacia la administración presidencial en Moscú.

Entre 1996 y 1999 su ascensión es fulgurante. De jefe adjunto del Departamento de Gestión de Propiedades de la Administración Presidencial, encargado entre otros menesteres burocráticos de adjudicar las residencias y vehículos oficiales a los altos funcionarios del Kremlin, Putin pasó en 1997 a jefe del Directorio de Control Principal, que supervisaba a todos los demás departamentos de la Administración Presidencial. En 1998, es nombrado director adjunto del jefe de la Administración Presidencial tomando a su cargo las relaciones con las entidades territoriales de la Federación y la comisión

que se encargaba de negociar la delimitación de competencias entre las autoridades federales y regionales. El mismo
año es nombrado director del Servicio Federal de Seguridad
(FSB) y en 1999 es nombrado Primer ministro. En el otoño
de ese mismo año participa activamente en la campaña para
las elecciones legislativas apoyando al partido "Unidad". Este
partido termina uniéndose con el partido "Patria" en un nuevo partido "Rusia Unida" para vencer a los comunistas. El
31 de diciembre del mismo año Yeltsin renuncia al poder y le
deja a Vladimir Putin la presidencia interina. La convocatoria
a nuevas elecciones anticipadas en marzo de 2000 da como
vencedor a Vladimir Putin con 53% de los sufragios. El apoyo de la población, que no ve en él a un hombre de Estado
corrupto o ligado a los escándalos políticos que marcaron el
periodo de Boris Yeltsin, es evidente.

A finales de 1999, Putin redacta un documento que resume su estrategia para sacar a Rusia de la crisis: "Sobre Rusia
en las Postrimerías del Nuevo Milenio", programa fundador
que estructura su visión y su acción política durante sus primeros mandatos.

El recién nombrado presidente firma un decreto reconociendo la inmunidad vitalicia de Boris Yeltsin,[3] pero a pesar de no haber roto este
pacto, Putin se alejará inmediatamente de su predecesor y comenzará a cambiar a los cuadros importantes de la antigua administración
y a las gentes más cercanas de su círculo, como el consejero político
Guerogui Satarov. Por otro lado, colaboradores cercanos de la KGB[4]
u originarios de San Petersburgo son nombrados en los rangos más

---

[3] Ciertos autores consideran que si V. Putin es elegido directamente por Yeltsin, fue gracias al
pacto que estableció de no involucrarse con el círculo más cercano de Yeltsin: "La Familia". Sin
embargo, una nueva generación de oligarcas cercanos a Putin se conformará.

[4] Según una encuesta realizada en 2004, 78% de los principales responsables políticos rusos
habían trabajado en una organización afiliada a la KGB o al FSB (Daucé, 2008).

altos de la administración, como es el caso de German Gref, ministro de Desarrollo Económico y de Comercio. Gref, había trabajado también en el gobierno de la alcaldía de San Petersburgo y fue el encargado de realizar la estrategia para mejorar la eficacia del Estado y reunió a varios de los economistas rusos destacados y expertos en políticas públicas para asesorar al nuevo gobierno (Miller, 2018).

Desde su nominación como Primer ministro, en agosto de 1999, Putin había emprendido una política feroz de recuperación del país y de centralización del Estado. La segunda guerra en Chechenia[5] (septiembre de 1999) deja claramente establecido que no dudará en utilizar la fuerza de las armas para recuperar la integración territorial de la Federación Rusa. Esta guerra refleja también la forma en que Moscú organizará las relaciones con sus numerosas regiones, los "sujetos federales"; las promesas de soberanía dando paso a un discurso alarmista sobre los riesgos de la ruptura de Rusia, muchas veces pretexto para el dominio del poder por parte del ejecutivo. Algunos autores señalan que la guerra sirvió para impulsar a V. Putin al poder en el otoño de 1999 y asegurarle una fuerte popularidad (Le Huérou, 2005). Como presidente, Putin refuerza el papel represivo de la legislación rusa, disminuye las libertades civiles en nombre de la lucha antiterrorista y restaura la verticalidad del poder, como lo veremos a continuación.

La restauración vertical del poder

Como lo señala el economista francés Jacques Sapir (2007), el riesgo de una desintegración territorial en 1998 era sumamente real, como

---

[5] Recordemos que la primera guerra en Chechenia se originó bajo el mandato de Boris Yeltsin, de 1994 a 1996, entre las fuerzas armadas de la Federación rusa y las milicias separatistas chechenas. La segunda guerra comienza en agosto de 1999, tras una serie de atentados en Rusia cometidos entre agosto y septiembre de 1999 en Moscú y otras ciudades del oeste del país, dejando alrededor de 300 muertos y un millar de heridos. Estos atentados son atribuidos oficialmente por las autoridades rusas a separatistas chechenos. Sin embargo, varios observadores independientes afirman por el contrario que las autoridades rusas organizaron estos ataques para justificar el estallido de la Segunda Guerra Chechena. A principios de 2000, el gobierno ruso destruye casi por completo la ciudad de Grozni y restaura el control federal ruso sobre el territorio. No hay cifras oficiales de las pérdidas humanas pero se calculan en varias decenas de miles de muertos.

se observó durante la crisis financiera cuando ciertas regiones quisieron establecer sistemas autárquicos locales, mientras otras trataron de desarrollar monedas regionales y rechazaron pagar impuestos. En efecto, los poderes regionales, apoyándose en el desmoronamiento de la administración federal, se autonomizaron rápidamente y las relaciones entre el centro federal y las regiones dejaron de funcionar. El Estado dejó de regirse bajo una regla general, se estaba en presencia de tratados bilaterales que regían la delegación de facultades; los procedimientos de verificación y de cuestionamiento de las decisiones no existían o funcionaban muy mal. Además, las prácticas arbitrarias persistían, involucrando a las autoridades locales que estaban coludidas en gran escala con los poderosos grupos financieros e industriales.

De tal modo, Vladimir Putin tenía muy claro que la primera y más importante tarea al inicio de su mandato era la reconstrucción no solamente del Estado, sino la restitución de la primacía de un Estado federal, es decir la superioridad de la ley federal sobre las decisiones locales. Así, en febrero de 2000, subraya en una carta abierta a los electores rusos, que "la democracia es la dictadura de la ley", y que el centro federal tiene suficientes "palancas" para restaurar la verticalidad del poder. Estos dos principios marcarán su primer mandato.

En mayo de 2000 el recién nombrado presidente anuncia la creación de siete distritos federales que constituyen un nuevo nivel en la jerarquía administrativa dentro de la organización del país para ejercer un fuerte control de la acción de los gobernadores a través de la elección de siete "supergobernadores" y una recentralización de las competencias económicas y fiscales. La mayoría de ellos provenían de los ministerios del Interior y de la Defensa y tenían por misión controlar a los gobernadores y verificar la aplicación de la ley en todo el país. Por otro lado, una reforma del Consejo de la Federación (cámara alta del Parlamento) modificó su composición. Los jefes de los poderes ejecutivos y legislativos regionales perdieron su lugar en beneficio de los representantes nombrados. Además, se estableció la posibilidad de destituir a los gobernadores en caso de estar implicados en la obstaculización de la aplicación de las normas derivadas de la Constitución o en casos criminales o de corrupción.

Estas políticas permitieron incrementar la concentración del poder en el Estado central y acrecentaron su grado de autoridad, es decir, el poder se volvió más vertical en Rusia. Un resultado significativamente positivo, como lo veremos, fue el pago generalizado de los impuestos, incluyendo a las élites económicas, de manera que el Estado pudo aumentar su capacidad de recaudación y su solvencia financiera.

El nuevo presidente va a encargarse también de cambiar las reglas del juego en el mundo mediático. Cuando Putin llega al poder, la prensa audiovisual y escrita pertenecen en su gran mayoría a los grupos oligárquicos que reflejan una cierta libertad y discusión entre las diferentes facciones de los grandes grupos económicos y financieros del país. Una de las prioridades será entonces tomar el control directo de los medios de comunicación y comenzar a luchar contra el poder de la oligarquía. Por ejemplo, en 2000, Vladimir Goussinski, propietario del grupo Media Most y de la cadena de televisión NTV (quien no había dudado en hacer críticas al presidente) es detenido y después obligado a partir al exilio. Su cadena pasa al control de la empresa estatal Gazprom. De tal manera, poco a poco, el Kremlin restringe y controla los medios audiovisuales. Sin embargo, la prensa escrita goza de mayor libertad y periódicos como la publicación semanal *Expert*, practican un periodismo independiente.

Putin creó entonces una nueva situación que se puede resumir como una estabilización institucional y centralización creciente de las decisiones y un refuerzo en la verticalidad del poder. Esta dinámica se fue reforzando con el aumento del peso de las subvenciones de la Federación a las regiones, que dependen en gran medida de los recursos federales.[6]

---

[6] Pero esta nueva situación no significó el término de la corrupción. La administración pública

Cambio en la política monetaria y saneamiento fiscal

El regreso del Estado se va a reflejar también en el cambio de rumbo de la política monetaria y el restablecimiento de la situación presupuestaria del gobierno. Varias políticas y medidas monetarias y fiscales lograrán la recuperación de las arcas públicas del Estado ruso.

En primer lugar, las autoridades monetarias van a reestablecer el control de cambios para luchar contra la evasión de capitales, revirtiendo así la política de libre circulación de capitales aplicada durante el periodo de Boris Yeltsin. Al mismo tiempo, el gobierno impone a las empresas exportadoras vender 75% de sus ganancias en divisas al Banco Central para reconstituir sus reservas en dólares. Es importante señalar que la desaparición de la especulación financiera, como resultado del desplome del mercado especulativo de títulos públicos durante la crisis, y la eficacia creciente del sistema de control de movimiento de capitales establecido por el Banco Central, evitaron que las ganancias se disiparan en los movimientos especulativos (Sapir, 2007).

La política fiscal tuvo importantes modificaciones y un impacto positivo en el crecimiento, así como implicaciones territoriales en la nueva Rusia. En efecto, la descentralización administrativa, fiscal y presupuestaria del poder en Rusia durante la década anterior, había ocasionado un gran perjuicio económico −como por ejemplo las pérdidas fiscales a causa de la presencia de offshore interiores− y se había vuelto una amenaza para la salvaguardia de la entidad territorial del país. El ambiente contestatario regional se había vuelto fuente de problemas para el sistema financiero nacional. La insuficiencia de la colecta fiscal no sólo había perjudicado la base fiscal del presupuesto federal, sino que condujo a disparidades del nivel de vida de las regiones.

y el poder económico continuaron ligados en todos los niveles: local, municipal, regional y federal. El clima de negocios sin duda mejoró, pero no se lograron eliminar las fallas en el poder judicial que no logró volverse un contrapeso del poder (Vercueil, 2019).

Para resolver estos problemas, el gobierno estableció una nueva política presupuestaria nacional teniendo como eje el control de los flujos financieros. Se mantuvo el principio de repartición de los ingresos fiscales entre el centro federal y las regiones, pero éstas perdieron el derecho de apropiarse de los ingresos más sustantivos. De tal forma, las transferencias presupuestarias (los subsidios del gobierno federal) se volvieron el instrumento del gobierno central para tener relación con las regiones; el resultado fue que los poderes regionales se encontraron en situación de dependencia casi completa frente a la administración central. De facto, el "espíritu contestatario" de las regiones no tuvo más lugar en esta nueva dinámica política, económica y administrativa (Ivanter, 2012)[7].

Por otro lado, con la entrada en vigor del Código fiscal de la Federación Rusa en 2001, se transforma el sistema de colecta fiscal; recordemos que su desmoronamiento había sido una de las principales causas de la crisis de impagos del Estado ruso durante la segunda década de los años noventa (capítulo 2). El nuevo sistema fiscal estará basado en la simplificación fiscal: se fijó un impuesto sobre los ingresos con una sola tasa de 13% (*flat tax*) para remplazar la estructura anterior de impuestos (antes de la reforma existían cuatro tramos impositivos: 0, 12, 20 y 30%). La nueva estructura contará con dos: por debajo de un ingreso anual de 4 800 rublos la tasa de imposición es cero; por arriba, es de 13%.[8] Gracias a esta reforma, los ingresos fiscales aumentaron en 46% en términos nominales y en 26% en términos reales. En general se reforma todo el sistema fiscal con miras de simplificarlo en un contexto de sospecha, corrupción y aversión a pagar impuestos al gobierno. El impuesto a las empresas se fija en 35% en 2001 para descender a 24% más adelante y se

---

[7] Es preciso señalar que este giro tuvo también consecuencias adversas pues se promovió una cultura de asistencialismo y paternalismo, en vez de favorecer el desarrollo de instituciones fiscales locales eficientes para mejorar la colecta fiscal y mejorar el clima de inversión; muchas administraciones regionales gastaron su energía en la obtención de mayores transferencias por parte de la Federación. Asimismo, problemas "menores" que debían resolverse a nivel local, pasaron a ser responsabilidad del gobierno federal como la rehabilitación de escuelas u hospitales. Sin embargo, es indudable el efecto benéfico de esta política en la recuperación de la recaudación de impuestos.

[8] En 2001, el salario anual medio era de 39 384 rublos.

LA REORGANIZACIÓN ECONÓMICA, POLÍTICA Y SOCIAL DE RUSIA

elimina el impuesto a las ventas (8.5%) que no tomaba en cuenta la rentabilidad de las empresas. El impuesto al valor agregado (IVA) se redujo a dos tramos: 10 y 20% y se eliminaron las excepciones a las grandes empresas introducidas en la época de Yeltsin. Sin embargo, los impuestos aumentaron en el sector extractivo, en particular en la industria de hidrocarburos (petróleo y gas). Un impuesto a la extracción de recursos naturales se introdujo en 2002 con un principio de progresividad en caso de aumento internacional de los precios e inversamente en caso de disminución de precios (Vercueil, 2019).

Debido a estos cambios, la parte de los ingresos del Estado en porcentaje del PIB prácticamente se duplicó y pasó a representar del 21% del PIB en 1999 a alrededor del 40% en 2008. Asimismo, a partir de 2002 el gasto como porcentaje del PIB se estabilizó y aumentó de manera progresiva. El saldo fiscal primario (diferencia entre gastos corrientes de un Estado y su recaudación de impuestos) que tenía un saldo negativo como proporción del PIB del -3.6%, comenzó a mejorar progresivamente volviéndose positivo a partir del año 2000.

Cuadro 2. Evolución de la presión fiscal en Rusia 1998-2008

	PIB Miles de millones de rublos (precios corrientes)	Ingresos fiscales Miles de millones de rublos (precios corrientes)	Ingresos fiscales % del PIB	Gasto como % del PIB	Saldo fiscal primario % del PIB
1998	2696	676	24.4	27.9	-3.6
1999	4767	1008	21.1	22.0	-0.9
2000	7302	1707	23.4	20.6	2.8
2001	8494	2332	26.1	23.1	3.0
2002	10 834	2796	25.8	24.8	1.0
2003	13 285	3358	25.3	23.9	1.4
2004	16 966	5430	32.0	27.6	4.4
2005	21 598	7612	35.2	27.1	8.1
2006	26 621	10 626	39.9	31.4	8.5
2007	32 987	13 251	40.2	34.1	6.1
2008	44 939	16 003	38.8	33.9	4.9

Fuente: Sapir (2012, p. 205).

Otro elemento insoslayable de la política de Vladimir Putin al inicio de su primer mandato es el haber reestructurado de manera profunda la deuda. Gracias a esto, Rusia gana credibilidad en los círculos financieros internacionales sin alinearse completamente a los inversores extranjeros.

Recuadro 2. **Reestructuración de la deuda**

Una consecuencia directa de la devaluación del rublo fue el encarecimiento de la deuda pública, que llegó a representar alrededor del 100% del PIB en 1999, mientras que los rembolsos exigibles de la deuda habían alcanzado 80% de los ingresos fiscales federales estimados. La primera decisión del gobierno ruso será declarar una moratoria y congelar todo reembolso. Para no perder completamente la credibilidad, el gobierno realizó una serie de negociaciones con los acreedores. De tal manera, en lo que concierne a la deuda interna, el gobierno logró obtener nuevas condiciones de reembolso con una tasa de interés más baja; este reembolso se realizó en especie y en nuevas obligaciones del Estado (con un plazo a cuatro o cinco años). El resultado de esta negociación se tradujo en un descuento de 92% respecto al valor inicial de las obligaciones en dólares. Respecto a la deuda externa, el gobierno ruso logró negociar un reescalonamiento con sus acreedores públicos agrupados en el llamado Círculo de París y en mayo del año 2000 se llegó a un acuerdo que redujo los impagos de intereses al convertirlos en euro-obligaciones con vencimientos a plazos. La negociación se realizó también con los acreedores privados del Club de Londres. De tal forma, la deuda pública como porcentaje del PIB disminuyó drásticamente en el año 2000 y continuó su reducción prácticamente durante todo el periodo de estudio hasta niveles irrisorios.

Gráfica 1. Deuda Pública de Rusia, % del PIB 1998-2008

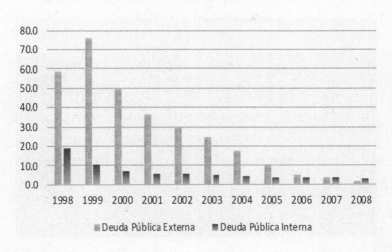

Fuente: OCDE (2009).

El control paulatino de los recursos naturales y de las empresas estratégicas

Rusia ocupa el primer rango mundial en cuanto a sus riquezas naturales. Según datos estimados por el Banco Mundial, para el año 2000 la extracción y refinería de los hidrocarburos concentraban el 25% del PIB y en total, la producción de recursos naturales representaba alrededor del 40% del PIB. En 2004 Rusia era el primer productor mundial de gas, el segundo productor de petróleo detrás de Arabia Saudita, el primer productor de varios metales no ferrosos y el cuarto productor de acero y de madera. Sin embargo, como lo vimos, estos sectores estaban dominados por un pequeño grupo de hombres que controlaban una parte significativa de la producción de los recursos naturales.

Cuadro 3. Lugar de Rusia en la producción y reservas mundiales
de materias primas en 2004

	Porcentaje en la producción mundial	Lugar que ocupa dentro de los países productores	Porcentaje de reservas mundiales probadas
Gas	22	1°	27
Petróleo	12	2°	6
Níquel	23	1°	7
Paladio	39	1°	
Oro	7	5°	7
Diamantes naturales	17	3°	12
Aluminio	12	2°	
Acero	6	4°	
Uranio	8	5°	4

Fuente: World Energy Report 2005 de British Petroleum; US Geological Services, World Nuclear Association, citado por Benaroya (2006, p. 69).

Como lo observamos en el capítulo anterior, una de las características más graves que marcarán los primeros años de trasformación en Rusia hacia el sistema capitalista, fue la apropiación por un puñado de gentes cercanas al poder, de inmensas fuentes de riqueza basadas en la explotación de los recursos naturales y de las materias primas. Sobre todo, la falta de legalidad y legitimidad durante las diferentes fases de privatización, tendrán una influencia negativa en la percepción de este proceso por la población rusa, que sufrió una de las peores crisis económicas de su historia y vio aparecer una pobreza de masas al mismo tiempo que la emergencia de una delgada clase de súper millonarios, por lo que asoció inequívocamente las privatizaciones al robo abierto de los recursos de la nación por un puñado de amigos del poder. En el plano internacional, la percepción de la manera de realizar negocios en Rusia estaba muy degradada y pesó de manera importante en la evaluación (negativa) de las empresas para la realización de inversiones extranjeras.

Por todo ello, Putin, que había prometido durante la campaña romper con las prácticas de depredación de los activos públicos característicos del periodo Yeltsin, convocó en julio de 2000 a los oligarcas más poderosos para proponerles un trato: a pesar de que las privatizaciones de 1995 y 1996 se dieron en condiciones ilegítimas y se espolió claramente al Estado ruso, no buscará nacionalizar a toda la industria. En contraparte, los oligarcas deben comprometerse a invertir en Rusia y a no utilizar su capital económico para pretender tomar funciones de representación política. En caso contrario, se expondrán a acciones legales y renacionalización de los bienes.

Vladimir Putin podría haber "anulado" las grandes privatizaciones, pero esto hubiese significado confrontarse directamente con la élite económica nacional y perder credibilidad ante la comunidad internacional que podría acusarlo de querer regresar al pasado "comunista". Por lo que este trato histórico con los oligarcas fue aceptado como un compromiso para todas las partes: el gobierno se comprometía a respetar los títulos de propiedad y los oligarcas a pagar impuestos y a aceptar las nuevas reglas del juego y demostrar su lealtad al nuevo jefe, encarnado en la persona del presidente Putin. Se mantenía de este modo la estructura oligárquica, pero a cambio de concesiones importantes por parte de la élite económica.

Cuadro 4. Los oligarcas rusos: sector, empresa y riqueza personal en 2003

Oligarcas	Empresa	Sector	Riqueza personal (Miles de millones de dólares)
Mikhail Khodorkovsky	Menatep/Yucos	Petróleo	24.4
Roman Abramovich	Milhouse/Sibneft	Petróleo	12.5
Vladimir Potanin	Interros/Norilsk	Níquel	10.8
Len Blavatnik/ Víctor Vekselberg	Access Renova/ TNK-BP	Petróleo, aluminio	9.4
Boris Ivanishvili	Metalloinvest	Minerales	8.8
Vagit Alekperov	Lukoil	Petróleo, acero	5.6
Mikhail Friedman	Alfa/TNK-BP	Petróleo	5.2
Vladimir Lisin	Novolipetsk	Acero	4.8
Oleg Deripaska	Basic Element/ RusAl	Aluminio, automotriz	4.5
Alexei Mordashov	Severstal	Acero, automotriz	4.5

Fuente: Guriev & Rachinsky (2006, pp. 11-12).

El objetivo del presidente fue controlar de cerca el desarrollo del tejido industrial de las grandes empresas rusas y promover su expansión. Esto va a manifestarse a través de las leyes promulgadas para proteger la industria nacional y las empresas públicas y no dudará en utilizar los medios judiciales para llamar al orden a los empresarios recalcitrantes.

El caso de Mikhail Khodorkovsky es el más emblemático: propietario de la empresa petrolera Yukos, el oligarca es acusado de fraude fiscal masivo y detenido en octubre de 2003; su empresa es liquidada y pasa a formar parte de la empresa pública Rosneft en 2004. En efecto, Khodorkovsky no cumplió con el pacto y se mostró desafiante ante el poder del Estado, criticando cada vez más la política de Putin. Por otro lado, es preciso señalar que antes de su arresto, en el otoño de 2003, el grupo americano ExxonMobil se preparaba a ofrecer 25 mil millones de dólares para la obtención del 40% del capital de la empresa, lo que habría significado que el grupo petrolero más importante del país pasara a manos extranjeras. Unas semanas antes, se había anunciado la fusión del grupo Sibneft (del oligarca Abramovitch) con Yukos lo que la convertiría en la empresa más grande de hidrocarburos, delante de Lukoil. Khodorkovsky también había anunciado su interés en adquirir partes de la empresa Gazprom. Finalmente, se había alejado de la neutralidad en cuestiones políticas —una de las principales exigencias de Putin— apoyando formaciones políticas contrarias al presidente. No hay que olvidar que los oligarcas no dudaban en frecuentar y tener estrechas relaciones con el crimen organizado. De tal manera, el alcalde de Nefteyugansk, ciudad de localización de las principales instalaciones del grupo Yukos, pagó con su vida el haber denunciado al grupo y a su presidente Khodorkovsky por falta de pago de impuestos locales durante varios años. Todo esto llevó a Vladimir Putin a tomar la decisión de mostrar, con este ejemplo, que el Estado había restaurado todo su poderío y que no dudaría en utilizarlo en contra de los grupos de interés y de los oligarcas, para mostrar el cambio profundo de las relaciones de poder. Khodorkovsky purgará diez años de prisión. Este caso ilustra la ruptura del statu quo por parte de Vladimir Putin, quien transformó las relaciones de poder establecidas entre los grupos oligárquicos creados en los años noventa y el Estado ruso. Gazprom comprará a finales de 2005, 72% de las acciones del gigante petrolero Sibneft, controlado por el oligarca Roman Abramovitch, consolidando aún más su posición.

El Estado ruso retomará el control de la producción de hidrocarburos que había sido concesionada a empresas extranjeras: el yacimiento de Kovykta en Siberia oriental, que había sido atribuido al consorcio ruso-británico TNK-BP en 1994, es acusado de no respetar las cláusulas del contrato y las políticas medioambientales. El Estado rechaza prolongar la licencia de exportación y después de una batalla jurídica, el grupo británico le cede a Gazprom el yacimiento por un precio irrisorio en 2006. Otro caso similar se da con el consorcio formado por la empresa angloholandesa Shell y dos empresas japonesas (Mitsubishi y Mitusi), el proyecto Sakhalin II, que terminan cediendo a Gazprom el 50% del yacimiento en el mismo año.

En el caso del gas, la situación postsoviética es muy distinta pues el transporte del gas era sólo posible (en esa época) por gasoducto, así que el ministerio del Gas que administraba la red guardó el casi-monopolio de la producción. En 1989, el ministro del Gas, Viktor Chernomyrdin, futuro Primer ministro, transformó su ministerio en la sociedad por acciones Gazprom, en la cual el Estado poseía 38% de las acciones. Para 2005 Gazprom se había amparado ya del 50.1% de las acciones. Para 2008, con 400 000 empleados, 155 000 kilómetros de gaseoductos, 17% de las reservas mundiales de gas e intereses en la producción de electricidad, y en los sectores de química, finanzas, construcción y medios; representando el 8% del PIB ruso y el 20% de los impuestos del Estado Federal, Gazprom se vuelve en unos años el "campeón nacional" por excelencia.

El fortalecimiento de las compañías de Estado en el sector de los hidrocarburos se acompañó de un endurecimiento de las condiciones de acceso a los recursos y materias primas rusas y de un estrecho control dominado por los poderes públicos. La regulación más restrictiva se operó en detrimento de las regiones y de la inversión extranjera. La ley de inversiones extranjeras de 2008 limitó a

10% el porcentaje de inversión extranjera en el sector de hidrocarburos y a 5% para las empresas públicas extranjeras. Por otro lado, la ley reserva el acceso a los yacimientos de hidrocarburos a las empresas públicas rusas con al menos 5 años de experiencia en producción *offshore*, en la práctica sólo dos cumplen con el requisito: Gazprom y Rosneft.

En resumen, la nueva reorganización del sector de hidrocarburos en Rusia marca la consolidación del sector petrolero y pone en el centro de la producción a las compañías de Estado: el peso de las compañías privadas en la producción de petróleo pasó de 73% en 2003 a 44% en 2008, mientras que el peso de las empresas del Estado pasó de 5% a 40% en el mismo periodo. Las compañías que pertenecen a las regiones disminuyeron ligeramente su porcentaje en la producción (23 a 17%) (Locatelli, 2011).[9]

El boom petrolero y el control de los hidrocarburos inyectaron a la economía rusa enormes cantidades de dinero. Las exportaciones de gas y de petróleo que sumaron en 1998 alrededor de 28 mil millones de dólares, pasaron a representar en 2005, 143 mil millones de dólares. Para 2008, los ingresos de los hidrocarburos representaban 70% de las exportaciones y proveían la mitad de los ingresos del presupuesto del gobierno comparado a 10% al principio de la década.

Es importante señalar que uno de los mecanismos para controlar parte de los beneficios derivados de la explotación y ventas de hidrocarburos fue la constitución en el año 2004 del Fondo de Estabilización, que tiene por objetivo primordial acumular recursos financieros susceptibles de ser gastados en caso de una caída de los precios del petróleo. Este fondo llegó a representar en el año 2008 el 9.3% del PIB del país.

---

[9] Hay que aclarar que el Estado no es propietario al 100% de las compañías. En el caso de Gazprom la propiedad del Estado es de 51%, en el caso de Rosneft el porcentaje es de 75%.

Recuadro 3. **Fondo Soberano para reducir la dependencia de los ingresos de los hidrocarburos**

El gobierno ruso decidió en 2004 crear un fondo de estabilización financiera para limitar los efectos perversos de la renta petrolera sobre la situación macroeconómica, lo que se llama comúnmente la "enfermedad holandesa".[10] Esto se hizo con el doble objetivo de esterilizar las entradas de petrodólares en la economía y de acumular reservas para enfrentar las consecuencias de la disminución de los precios de los hidrocarburos en el presupuesto. El Fondo de estabilización podía alimentar el presupuesto federal si el precio del barril de petróleo Ural disminuía a 27 dólares (a partir de 2006, 20 dólares en 2004) o para otros fines no especificados, si los recursos sobrepasaban los 500 mil millones de rublos (18 mil millones de dólares en valor de 2008). El nivel constante y elevado de los precios petroleros permitió superar ese umbral desde 2005: el fondo alcanzaba ya los 43 mil millones de dólares a inicios del año 2006 y 157 mil millones de dólares en enero de 2008. Una parte de este fondo sirvió para rembolsar con antelación la deuda pública externa, particularmente a los acreedores del Círculo de París (15 mil millones de dólares en 2005 y 23 mil millones de dólares en 2006), y también para financiar la capitalización de las instituciones de crédito dedicadas a apoyar el desarrollo económico. A partir de 2008, este fondo se divide en dos: el Fondo de Estabilización (o de reserva) y el Fondo de Bienestar Nacional. El monto del primero tenía como objetivo

---

[10] En Holanda, durante la década de 1960, se hallaron grandes reservas de gas natural en el Mar del Norte. Esto generó un aumento importante de sus riquezas y, por consiguiente, mayor ingreso en divisas gracias a la explotación del gas. Contrariamente al beneficio esperado debido al aumento de la riqueza, esto tuvo efectos negativos para el país. Teniendo fuertes repercusiones en segmentos económicos importantes debido a la apreciación de la moneda y pérdida de competitividad y consecuencias adversas en la industria. A este fenómeno de "paradoja del ingreso" se le conoce como enfermedad holandesa.

asegurar la estabilidad ante las fluctuaciones coyunturales de los precios de los hidrocarburos y debía mantenerse en 10% del PIB. El Fondo de Bienestar Nacional constituyó un mecanismo de ingresos para contribuir al financiamiento del déficit del sistema de pensiones. Al momento de su creación, el Fondo de Estabilización recibió 125 mil millones de dólares y el Fondo Nacional de Bienestar fue dotado de 32 mil millones de dólares. Para finales del año, estos fondos tenían en su haber 132 y 76 mil millones de dólares, respectivamente.
Fuente: Chevrier (2009, p. 79).

De tal manera, el gobierno ruso colocó al sector de hidrocarburos en el centro de los objetivos de reestructuración industrial, de desarrollo y de reconstrucción económica. La reorganización del sector se definió como parte de una política y un modelo de desarrollo que sirviera de base al crecimiento económico de Rusia.

La nueva política industrial basada en los sectores estratégicos

Otra gran prioridad para Vladimir Putin será la reconstrucción de la industria nacional más allá de la nacionalización parcial de los recursos naturales y materias primas. El presidente ruso tiene muy claro a la llegada al poder que la rehabilitación de una industria poderosa y eficaz es una cuestión de seguridad nacional. Durante su segundo mandato, se pondrá en marcha esta nueva estrategia económica que alejará definitivamente al Estado ruso de las políticas neoliberales de los años noventa, focalizadas en la estabilización de la inflación y de equilibrios macroeconómicos, para dar paso a una política claramente intervencionista. Se dará prioridad no solamente a los sectores considerados estratégicos como los aeronáutico, militar y de telecomunicaciones, sino en general a la reconstitución de una industria manufacturera nacional capaz de ser proveedora de las industrias estratégicas y a la diversificación económica. La ausencia de un sistema financiero sólido hará de los de "renta" el medio para financiar las necesidades de inversión en el sector industrial. Empresas como Gazprom, Rosneft, Transneft y RosOboronExport jugarán el papel de intermediarios financieros y motores del desarrollo industrial ruso (Sapir, 2007).

Así, en 2004, se publicó un decreto presidencial con una lista de cien empresas públicas para las cuales todo aumento en el capital o decisión de privatización debe ser imperativamente aceptado por el presidente. Las empresas Transneft, Rosneft, Gazprom y Alrosa (diamantes) son parte de la lista. Otro decreto promulgado en 2008 exige que toda inversión extranjera directa en un sector estratégico, que signifique la adquisición de más de 50% del capital de la empresa nacional por la empresa extranjera, debe ser aprobada por una comisión especial presidida por el Primer ministro. La lista contiene 42 sectores entre los que destacan: armamento, defensa, energía nuclear, aeroespacial, monopolios naturales (petróleo, gas, energía, agua), telecomunicaciones, industria metalúrgica y medios de comunicación. El presidente ruso consolidará así durante su segundo mandato una industria poderosa que va más allá del sector energético, constituyendo grandes "campeones nacionales" con capital público en varios sectores (Vercueil, 2019).

Cuadro 5. Nuevos conglomerados públicos (2006-2007)

	Sector de actividad	Presupuesto	Otros activos
Vneshnekonom-bank (VEB)	Banca y finanzas	9.8 mil millones de dólares	Participación en el capital de Gazprom
Rosnanotech	Nanotecnologías	5.1 mil millones de dólares	
Rostechnologii (Rostec)	Productos high tec civiles y militares	5.1 mil millones de dólares	14 compañías holding y más de 700 entidades (por ejemplo, Rosoboronexport, VSMPO-Avisma, AvtoVAZ, etc.)

Rosatom	Industria nuclear civil	39 mil millones de dólares	10 ciudades cerradas* 10 centrales nucleares laboratorios científicos
OAK (sociedad unitaria de aviación)	Aeronáutica	3.8 mil millones de dólares	Participación en Sukhoi, Aviaexport, Illiouchine, Gagarine, Sokol, Tupolev, Irkut, Chkalov
OSK (sociedad unitaria de construcción naval)	Construcción naval	100 millones de dólares	Participación en más de 50 empresas regionales de construcción naval

*Durante el periodo soviético, las "ciudades cerradas" eran reservadas a la producción de equipo y productos sensibles del complejo militar-industrial; algunas no tenían existencia oficial. Después de la caída de la URSS, la mayoría fueron abiertas y se permitió libre circulación: hoy en día existen unas 40 ciudades cerradas que siguen llamándose así y cuyo acceso está reglamentado.

Fuente: Vercueil, 2021, pp. 198-199.

Es importante señalar que el presidente no tiene la intención de nacionalizar o ejercer un control directo en toda la industria, sino de controlar aquellas consideradas estratégicas y, para el resto de la industria, fijar las orientaciones generales para el desarrollo de un sector privado eficaz y moderno, para lo cual la inversión extranjera directa es fundamental.[11] Varios ejemplos ilustran esta voluntad, como son la llegada a Rusia de la firma suiza Danone en el sector agroalimentario, de la empresa francesa Renault y la americana Ford en la industria automotriz, así como la inversión extranjera de grandes empresas occidentales en el sector de la aeronáutica como Airbus. Así se construirán asociaciones industriales y una relación de cooperación entre las empresas rusas y las poderosas empresas occidentales. Al mismo tiempo, el Estado transforma varias agencias en sociedades anónimas por acciones e intensifica la privatización de

---

[11] De hecho, el porcentaje del sector privado en el empleo aumentó de 40% a 60% entre 1999 y 2007 mientras que la formación de capital fijo (inversión) se multiplicó por dos y representó para el mismo periodo 70% (Vercueil, 2013).

pequeñas y medianas empresas que pertenecen al sector considerado no estratégico.

La gráfica 2 ilustra el giro que sufrió la política industrial: de una caída pronunciada en la inversión durante los años noventa, ésta se recupera a partir de 1999 y aumenta durante los dos primeros mandatos de Vladimir Putin a tasas similares a las observadas en los países de la OCDE[12].

Gráfica 2. Evolución de la inversión (% PIB) 1992-2009

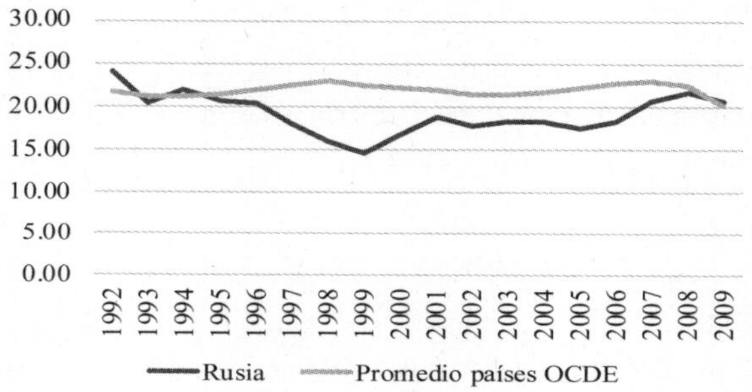

Fuente: OCDE (2009).

El control y la reorganización de las nuevas rutas de los hidrocarburos

El régimen soviético había realizado grandes obras de infraestructura —oleoductos, gasoductos y puertos— para la explotación y transporte de los hidrocarburos en la extinta URSS. Las regiones de Bakú II y Bakú III comenzarán a explotarse a partir de los años 1940 y 1960 respectivamente, y asegurarán la parte esencial de la producción rusa.

El sistema soviético de transporte del petróleo y de gas se desarrolló para aprovisionar las grandes ciudades y complejos in-

---

[12] Es necesario señalar que también en los países de la OCDE se ha visto reducida la inversión y que esta relación inversión/PIB es más alta de manera general en los países asiáticos.

dustriales de la antigua Unión Soviética. Más adelante, se ramificó para abastecer a los países del bloque del Este que formaban parte del Pacto de Varsovia. A partir de los años sesenta, el sistema de transporte se prolongó hacia los mercados occidentales capaces de aprovisionar a la URSS con las divisas indispensables para la compra de sus importaciones, provenientes de los países capitalistas. La exportación de gas y petróleo significaban para el régimen soviético la principal fuente de entrada de divisas. En 1964 el régimen soviético construyó el oleoducto más grande del mundo, "Druzhba" (Amistad) que conectaba a Rusia con Alemania occidental, pasaba por Bielorrusia y se servía de los puertos del Báltico y de Ucrania. De igual manera, las exportaciones de gas proveían principalmente a los países europeos gracias a una red de gasoductos heredados del periodo soviético.

El fin de la Unión Soviética se tradujo por la pérdida de terminales de exportación valiosas como los puertos de Odesa en Ucrania o de Ventspils en Letonia. Por otro lado, el sistema de ductos se fragmentó y pasó a formar parte de países independientes: Ucrania, Bielorrusia y los países bálticos se volvieron países de tránsito para los hidrocarburos rusos destinados a las exportaciones hacia otros países. De igual manera, Rusia se encontró también en posición de país de tránsito frente a varios países. Así, el control, el diseño y la capacidad de las rutas de exportación de los hidrocarburos se volvieron un asunto de creciente importancia estratégica.

De tal forma, los países de la región comprenden rápidamente el interés en desarrollar nuevas vías de exportación de hidrocarburos para lograr cierta autonomía de la tutela energética rusa; por su parte, el Estado ruso, ante el desarrollo de varios proyectos públicos y privados de sus vecinos más próximos (recuadro 4), desplegará una estrategia de control y diversificación de rutas y mercados para no depender de las rutas tradicionales heredadas del periodo soviético.

Recuadro 4. **Proyectos de hidrocarburos que involucran a países y compañías extranjeras**

El Consorcio del Oleoducto del Caspio (CPC)

A principios de los años noventa, el gobierno kazajo inició conversaciones con los gobiernos de Rusia y Omán para construir un nuevo oleoducto que permitiera dirigir el petróleo del campo petrolífero de Tenguiz directamente hacia los mercados occidentales a través del puerto ruso de Novorosíisk, en el mar Negro. Se creó así el Consorcio del Oleoducto del Caspio (CPC por sus siglas en inglés), que estaba inicialmente constituido por los Estados de Rusia, Omán y Kazajistán, y a partir de 1996 se abrió a ocho compañías privadas occidentales (entre ellas se encontraban Shell, British Petrolium y Mobil) totalizando 50% del capital. De tal manera, en 2001 se inaugura el único oleoducto que transporta petróleo del campo petrolífero de Tenguiz en Kazajistán a la terminal petrolera portuaria de Novorosíisk, en el mar Negro. Se trata del único oleoducto de exportación de petróleo que pasa por Rusia y no es propiedad de la empresa estatal rusa Transneft. Sin embargo, a partir de 2004, el gobierno ruso, que poseía únicamente 24% de las acciones, comienza a ejercer cada vez mayor presión (a través de su derecho de veto y otros bloqueos) para obtener más control en los proyectos de expansión del consorcio. Esto provoca retrasos y pérdidas en las ganancias de sus accionistas. Finalmente, en 2006 la dirección del consorcio es confiada a Rusia; en 2007 Putin decreta la transferencia a Transneft de las acciones del Estado consumando así su control.

El oleoducto Bakú-Tiflis-Ceyhan (BTC) y el gasoducto BTE (Bakú, Tiflis, Erzurum)

Fue fundado en 1999 por un consorcio compuesto de 11 compañías internaciones bajo el liderazgo de British Petroleum (con 30% de las acciones).[13] Se trata de la construcción de un oleoducto que conecta Bakú, la capital de Azerbaiyán; Tiflis, la capital de Georgia; y Ceyhan, un puerto en la costa sureste mediterránea de Turquía. Es el segundo oleoducto petrolero más largo del mundo después del oleoducto Druzhba. Con su inauguración en 2006, el oleoducto BTC, destinado a transportar crudo desde los yacimientos del Caspio al Mediterráneo, se concreta por primera vez en el espacio postsoviético una ruta estratégica que permite trasladar petróleo de Asia Central a Occidente sin pasar por Rusia. Paralelamente a la construcción del oleoducto BTC, se inauguró en 2007 el gasoducto llamado BTE (Bakú, Tiflis, Erzurum), que alimenta a Georgia y a Turquía; abriendo así una nueva ruta de exportación hacia Europa para el gas de Asia Central. El desarrollo de estos proyectos es percibido por el gobierno y especialistas rusos como un arma para debilitar la influencia rusa en el Cáucaso. De tal manera, al asegurar las oportunidades comerciales occidentales al petróleo y gas de los países vecinos, los proyectos BTC y BTE abolieron de facto el monopolio del tránsito de hidrocarburos que Rusia gozaba gracias a los ductos heredados de la era soviética. También abrieron la posibilidad de utilizar en el futuro otros yacimientos de Kazajistán, principal productor de petróleo de Asia Central, de Uzbekistán y de Turkmenistán —principal productor de gas— al ofrecer a los proveedores de la región nuevos mercados. Por otro lado, contribuyeron a respaldar la independencia energética de Georgia frente a Rusia, lo que explica que esos proyectos hayan sido apoyados por los dos presidentes georgianos Eduardo Shervarnadze y Mijeil Saakashvili; éste último había comentado ante la prensa: "Todos los contratos estratégicos en Georgia, especialmente el contrato del oleoducto del Caspio son asuntos de supervivencia del Estado georgiano".

---

[13] Aproximadamente 70% de los costos del BTC fueron financiados por terceras partes, incluida la Corporación Financiera Internacional del Banco Mundial, el Banco Europeo para la Reconstrucción y el Desarrollo (BERD), agencias de crédito de exportación de siete países y un sindicato de 15 bancos comerciales.

Despliegue ruso de proyectos de infraestructura para el transporte de hidrocarburos

En plena crisis económica, los años noventa fueron testigo de una reducción neta del ritmo de construcción de infraestructuras, indispensables sin embargo para la manutención del transporte de los fluidos. Muchas de éstas se encontraban al inicio de los años 2000 en magras condiciones. Esta situación, aunada al desarrollo de proyectos por parte de sus vecinos próximos, acrecentó la necesidad de modernizar y aumentar los ductos rusos.

De tal forma, el proyecto *Baltic Pipeline System* (BPS), sistema de transporte de petróleo ruso operado por la empresa de oleoductos Transneft, fue puesto en marcha en 2001. El BPS comienza así a transportar petróleo desde la región de Timan-Pechora, Siberia Occidental y las regiones de los Urales-Volga hasta la terminal petrolera de Primorsk en la parte oriental del Golfo de Finlandia. Mientras que en el Extremo-Oriente nuevas estrategias petroleras se desarrollan en los yacimientos de Vankor y sobre todo en los yacimientos off-shore de Sajalín.

Las perspectivas de mercado de Asia Oriental incitaron a Rusia a crear una capacidad de exportación en el Extremo Oriente. Así, gracias a préstamos provenientes de China, a partir de 2005 se despliega el oleoducto Eastern Siberian Pacific Ocean (ESPO) para llevar el petróleo de los yacimientos localizados en el norte del lago Baikal hacia China.

En cuanto al transporte del gas, es preciso señalar que en 1992 95% del gas ruso exportado pasa por Ucrania. Polonia permitió eludir a ésta última al aceptar en 1995 la construcción del gasoducto de Yamal, finalizado en el año 2000. Estos ductos de 4 000 km de longitud permiten transportar el petróleo desde la península de Yamal, atravesando Bielorrusia y Polonia hasta Alemania, alimentando también a Bélgica y Holanda, además de Polonia. Por otro lado, Gazprom realiza su primera gran construcción fuera de territorio ruso con el gasoducto Blue Stream, puesto en servicio en el año 2006, que conecta a Rusia con Turquía pasando bajo el Mar Negro. Asimismo, para evitar la dependencia de las vías de Ucrania y Polonia, en 2005 se construye el Gasoducto del Norte de Europa (que más tarde se llamará *Nord Stream*) bajo el mar Báltico para conectar directamente Alemania con el golfo de Finlandia. Es importante señalar la cercanía del gobierno ruso con Alemania, que importa en 2008 más de una tercera parte de su petróleo y 40% del gas de Rusia. En esta época, la cooperación de ambos países se encuentra en la cúspide: la nominación del excanciller alemán Gerhard Schroeder a la cabeza del consorcio Nord Stream sella esta alianza germano-rusa (Teurtrie, 2008).

Rusia también se lanza en la construcción de terminales portuarias de hidrocarburos en prácticamente todo el territorio. En 2001 se inaugura el complejo portuario petrolero de Primorsk en el mar Báltico, un puerto que además dispone de unidades de licuefacción de gas natural; cerca de San Petersburgo se abre otra terminal petrolera con una gran capacidad de exportación. Mientras que en el sur, la pérdida de Odesa llevó a Rusia a buscar otro puerto de salida y de tal manera se habilitó el sitio de Novorosíisk que se vuelve el primer puerto de Rusia en términos de tráfico de mercancías y asegura el tránsito de un cuarto de las exportaciones petroleras rusas. Por otro lado, las estructuras en la región del Gran Este se vuelven indispensables pues abren la exportación de hidrocarburos al gran mercado de Asia Oriental; de tal forma, los puertos de Vanino (con conexión al ferrocarril BAM, Baikal-Amur) y Vostochny (en la ciudad de Sajalín) reconfiguraron y modernizaron sus terminales petroleras. Finalmente, las autoridades rusas van a dar prioridad a la construcción de terminales en el Gran Norte, es decir, próximas a los yacimientos rusos. En el mar de Barents cerca de los yacimientos de Pechora se inaugura una terminal y grandes proyectos se realizan en la ciudad portuaria de Múrmansk, por lo que esta ciudad −la más grande del mundo situada por encima del Círculo Polar Ártico− se vuelve fundamental (Dubois, 2008).

Estos proyectos (la lista no es exhaustiva) ponen en evidencia la estrategia de Rusia para prescindir del tránsito en territorios de sus vecinos, con quienes la relación se volvió sumamente complicada por la nueva configuración geopolítica postsoviética, como lo veremos a continuación.

Los conflictos energéticos de Rusia con los países vecinos

Durante la segunda mitad de los años 2000 las tensiones de Rusia con los países de tránsito se acentúan. Los conflictos con Bielorrusia y Ucrania se multiplican en un contexto de aumento de los precios de los hidrocarburos.

Desde inicios de los años 2000, Rusia trató de ejercer presión al gobierno bielorruso para obtener ciertas compensaciones por acordar precios mucho más bajos que los otorgados al resto de países europeos. Gazprom deseaba tomar el control de la empresa pública bielorrusa Beltransgaz. El rechazo por parte del gobierno bielorruso llevó a la primera "guerra del gas": en febrero de 2004 Gazprom interrumpe las exportaciones hacia Europa que transitan por Bielorrusia, pero la presión no fue suficiente y se tradujo solamente en un alza más bien simbólica de las tarifas de gas. Más adelante, en 2006, el anuncio de Gazprom sobre el alza de precios de gas a su cliente bielorruso conduce al gobierno a abrir negociaciones. Éstas se terminan por la cesión a Gazprom de la mayoría de las acciones de Beltransgaz que administra la red Bielorrusia de gasoductos, por el incremento del precio del gas; así como por la aplicación de un impuesto sobre las exportaciones de petróleo bruto. El gobierno bielorruso respondió con la imposición de un impuesto al petróleo bruto transportado a través de su red de oleoductos. Pero Transneft corta en enero las expediciones de petróleo hacia refinerías bielorrusas y Minsk termina aceptando las condiciones de Moscú: Gazprom obtiene 50% de las acciones de Beltransgaz y los precios se duplican. De tal manera, Gazprom refuerza su posición de dominación en

Europa del Este pues ya poseía el 100% del tramo bielorruso del gaseoducto Yamal-Europa y 48% de la empresa en participación EuRoPol Gaz, propiedad de la sección polonesa del gasoducto. Para 2007, Gazprom ya había obtenido partes de las empresas de Eslovaquia, Hungría, Polonia y Países Bálticos (Teurtrie, 2008).

Con Ucrania las tensiones se agudizan en el invierno de 2005-2006, poco tiempo después de la "revolución naranja" que culminó con el establecimiento de un gobierno prooccidental en Kiev. En este contexto, Gazprom anuncia su intención de cuadruplicar el precio del gas para alinearlo con los precios mundiales: en un año éstos aumentan de 50 a 230 dólares. El gobierno ucraniano declara su intención de negociar un aumento más progresivo, al mismo tiempo que deja acumular impagos. Gazprom decide entonces reducir la presión en los gasoductos hacia Ucrania.

El problema afecta también a Europa. Así, 80% del gas exportado de Rusia hacia Europa central y occidental pasa ahora por los gasoductos ucranianos. Una fuerte reducción de los volúmenes que transitan por Ucrania tendría consecuencias en la Unión Europea, cuyos consumidores serían los rehenes de este conflicto bilateral. El diferendo se arregla de manera temporal por un acuerdo, en enero de 2006, sobre el precio del gas entregado a Ucrania y sobre el precio del transporte vía Ucrania de gas con destino a Europa occidental. Pero esta tregua no es más que de corto plazo, ya que la situación se reproduce al año siguiente teniendo como consecuencia la reducción durante unos días de un tercio del gas entregado a Ucrania. El conflicto se vuelve a solucionar con un nuevo acuerdo, pero con esta nueva crisis del gas, a los ojos de los países europeos, Gazprom deja de ser un proveedor fiable cuyo comportamiento comercial con las empresas occidentales puede ser considerado normal. Las autoridades europeas comienzan a desconfiar de Gazprom pues ven en el gigante energético ruso el brazo armado de las ambiciones geopolíticas del presidente Putin (Vercueil, 2019).

Testimonio de esto, será la insistencia por parte de la Unión Europea para que Rusia ratificara la Carta Europea de la Energía[14] que entró en vigor en 1998 y que tiene como objetivo la protección de los intercambios energéticos europeos contra los abusos de posición dominante por parte de los productores. A pesar de las presiones de la UE, el Parlamento ruso mantuvo su rechazo de ratificar la Carta, pues consideró que representa una forma de injerencia en la política energética nacional; la distancia y la incomprensión entre Europa y Rusia se hace cada vez más palpable.

A pesar de esta situación, las exportaciones de hidrocarburos siguieron orientadas en su mayoría hacia Europa durante las dos primeras décadas del siglo XXI. El gasoducto Nord Stream que, desde el otoño de 2011, transportaba hasta 55 mil millones de m^3 de gas ruso por año a Europa, debía duplicarse. A los dos gaseoductos que cruzan el Mar Báltico, conectando 1 224 kilómetros desde el extremo ruso del Golfo de Finlandia hasta la ciudad alemana de Greifswald, se agregarán otros dos tubos de la misma capacidad y aproximadamente paralelos. En 2015, el anuncio se materializó con la creación del consorcio Nord Stream 2, compuesto por Gazprom (con 50% de las acciones) y las empresas E.ON y Basf (Alemania), OMV (Austria), Royal Dutch Shell (Reino Unido y Holanda) y Engie (Francia) (con 10% para cada empresa). Como Céline Bayou (2016) lo señala, este desarrollo causó al interior de la UE múltiples conflictos y malestar entre varios de los Estados miembros (Polonia, Eslovaquia, los países Bálticos, Hungría y Rumania) que denunciarán la fragilidad de la UE respecto a su política energética debido al aumento de la dependencia de Europa del gas ruso, la reducción de la seguridad energética de ciertos países europeos y la desestabilización de Ucrania.

Por otro lado, es menester subrayar que Estados Unidos se había opuesto al proyecto y en noviembre de 2021 impuso sanciones en relación con su funcionamiento. Como veremos en el capítulo 5,

---

[14] Marco multilateral para la cooperación en materia de energía diseñado por la Unión Europea para "fomentar la seguridad energética mediante la creación de mercados de energía más abiertos y competitivos".

se terminó la construcción de Nord Stream 2 a finales de 2021, pero el proyecto se detuvo debido a la invasión rusa a Ucrania en febrero de 2022. El sabotaje cometido en contra del gasoducto a finales de septiembre del mismo año lo volverán, en el momento en que se escriben estas páginas, inservible. Una de las consecuencias más delicadas y apremiantes del conflicto ruso-ucraniano para Europa, girará en torno al suministro de gas.

La mejoría en los niveles de vida de la población y la política social

Gracias a la dinámica económica positiva de este periodo, los salarios y las pensiones comienzan a pagarse de manera regular. El doloroso fenómeno de impagos observado durante el periodo de Yeltsin quedó atrás. El crecimiento económico vigoroso se tradujo en un aumento general de los ingresos y de los salarios. El salario medio real mensual aumentó de 80 dólares en el año 2000 a más de 600 dólares para 2008; las pensiones reales crecieron en promedio, más del doble entre 2000 y 2009 (Miller, 2018); el ingreso nacional promedio por adulto aumentó de 12 000 euros en 1996 a 25 000 euros en 2008 (WIL, 2018). Todas las capas de la población vieron aumentar sus ingresos: la población económicamente activa, los jubilados, los jóvenes no calificados, etcétera. Asimismo, las mejoras económicas permitieron reducir el desempleo sensiblemente. De hecho, mientras que en 1999 éste era del 12.7%, en el año 2007 se había reducido a la mitad: 6.1% (se debe tomar en cuenta que esta cifra es aproximada debido al bajo registro de los desempleados).

Los años 2000 van a ver la emergencia de una "clase media" que se apropia rápidamente de los hábitos de compra del mundo occidental y aprovecha —al mismo tiempo que estimula— el desarrollo de la gran distribución. De tal modo, grandes empresas extranjeras como la sueca Ikea y la francesa Auchan se instalan en el país.

Sin embargo, las disparidades no disminuyeron a pesar del aumento general de los ingresos de la población rusa. Para 2008, el consumo en Moscú representa el 25% del mercado ruso, seguido de San Petersburgo y de otras regiones como Krasnodar, Rostov, Irkutsk, Krasnoyarsk y Nizhni Novgorod. La desigualdad entre el mundo urbano y rural es significativa: mientras que la estructura de la composición de los ingresos de los hogares de zonas urbanas se compone de 91-92% de ingresos monetarios, éstos representan alrededor de 75% en los hogares de zonas rurales (Guilluy-Sulikashvili, 2012).

Uno de los hechos más significativos del periodo es la disminución sistemática de la pobreza. El porcentaje de personas que vivían con menos de 5.5 dólares al día (PPA), después de haber aumentado al 43% de la población total para el año 2000 como consecuencia de la crisis económica y financiera, comienza un descenso claro y sostenido y se sitúa en 11% en 2008. Esta disminución de la pobreza se debe no solamente al aumento general de los salarios y de los ingresos, sino también a la política social implementada por el gobierno y al papel del Estado en la redistribución económica.

Gráfica 3. Evolución de la pobreza en Rusia
% de la población con ingresos menores a 5.5 dólares por día (2011, PPA)
1998-2008

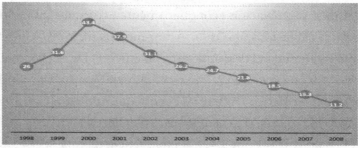

Fuente: Banco Mundial.

En efecto, durante el segundo mandato de Vladimir Putin, dos cambios tendrán lugar en cuanto a la política social: la monetización de las transferencias sociales (2005) y el programa demográfico (2007).

El primero estará dirigido a los inválidos, veteranos de guerra, héroes del trabajo y otros benefactores (exjueces, exmilitares, etcétera); herederos del periodo soviético, estos beneficios en especie incluían la vivienda y el consumo de energía. Alrededor de 40 millones de personas se verán beneficiarias de esta política (si se cuenta a las familias, estamos hablando de unos 65 millones de beneficiarios, 45% de la población). El programa de monetización de estas prestaciones contribuyó a hacerlo más transparente y se aumentó el valor monetario en 1% del PIB entre 2005 y 2008, lo que contribuyó a reducir la pobreza relativa (Vercueil, 2019).

Como lo señalamos en el capítulo anterior, el problema demográfico en Rusia se exacerbó durante la gran depresión económica en la década de los noventa debido a la combinación de una fuerte disminución de las tasas de natalidad y a la caída dramática de la esperanza de vida, que en algunos años disminuyó por debajo del umbral simbólico de 60 años (1993-1996 y 1999-2006). No obstante, debido a la mejoría generalizada de las condiciones de vida de la población en la década de los 2000, la esperanza de vida comenzó a aumentar a partir de 2005. Sin embargo, la delicada situación se vuelve un tema candente y recurrente en los medios de comunicación y un tema de mucha preocupación para el gobierno.

De tal forma, Putin anunció en 2007 la nueva política familiar llamada "Programa Demográfico" con el objetivo de aumentar la fertilidad a 1.6-1.7 niños por mujer y aumentar la esperanza de vida a 70 años para estabilizar el tamaño de la población para el año 2015 a alrededor de 142-143 millones de personas. El presupuesto para este fin se triplicó en el lapso de dos años. Las transferencias para familias con niños menores a 18 meses se fijaron en 60 dólares al mes y al doble por dos niños o más. A esto se sumó otra medida explícitamente natalista llamada "capital maternal": una suma destinada a recompensar a las parejas para el nacimiento del segundo hijo con un monto (particularmente elevado) de 8000 dólares y que se elevó a 12 000 dólares en 2010. Este monto podía servir explícitamente para tres tipos de uso: financiar los estudios de los hijos, alimentar el monto de jubilación de la madre o para mejorar las condiciones de vivienda. Es este último uso el más recurrido por la población (más de 90%). A este dispositivo "federal" se sumó otro "regional" para completar el apoyo e incitar a las familias a tener un tercer hijo. Varios especialistas subrayaron que si bien hubo un aumento de la fecundidad en los años subsecuentes, esto se explicó más bien por el efecto de la estructura de la población: el número de mujeres con edad entre 18 y 29 años, nacidas en los años 1980 alcanzó un máximo en los años 2007-2008 (14 millones en 2007); por lo que este efecto disminuiría mecánicamente en los años venideros debido al déficit de los nacimientos de los años 1990 (en efecto esta cifra fue para 2020 de 9 millones) (Lefevre, 2017).

Esta política no tuvo el éxito esperado por el presidente Putin en términos de recuperación demográfica, ya que, como muchos estudios internacionales lo demuestran, una política de natalidad debe ir acompañada de otros elementos y condiciones sociales estructurales, como la oferta y calidad de los servicios de salud, de guarderías, educación, etcétera. No obstante, ayudó a disminuir la pobreza y a mejorar las condiciones de vida de los rusos. Hay que señalar, sin embargo, que, a pesar de un aumento generalizado de los niveles de vida de la población, la desigualdad económica continuó siendo muy alta, como lo veremos en el siguiente capítulo.

4. LOS LÍMITES DE LA ECONOMÍA RUSA: TENSIONES INTERNAS Y DESAFÍOS EXTERNOS

La primera década del siglo XXI significó para Rusia un periodo de excepcional crecimiento económico; el restablecimiento del Estado se tradujo en estabilidad política y en la capacidad de reacción y eficacia de sus instituciones en términos de política económica y social. Estos cambios se tradujeron en una mejoría indiscutible de los niveles de vida de la población. No obstante, a pesar de la evolución positiva de la economía y de la sociedad, el país seguirá conteniendo en su seno desequilibrios importantes en varias esferas: regional, demográfica, social y económica. En esta última, se cristalizará la vulnerabilidad del país –que ante la tormenta de la crisis económica y financiera internacional– verá su economía entrar en recesión en 2009, después de una década de sobresaliente crecimiento económico. Gracias a una política activa, la recuperación será relativamente rápida, mientras que la intervención del Estado para salvar el sistema bancario y algunas empresas estratégicas contribuirá a reforzar su peso en la economía. Sin embargo, esta recuperación no permitirá a la economía rusa regresar al crecimiento vigoroso de la década anterior, debido a sus debilidades estructurales y a los desafíos externos del país: un comercio exterior poco diversificado y dirigido en su mayoría a Europa en un contexto de desaceleración económica de esa región, la disminución progresiva de la productividad de la economía rusa y la falta de innovación explican la desaceleración económica. Asimismo, la desigualdad y el declive demográfico afectan el potencial económico de Rusia. A pesar de la disminución de la pobreza, la desigualdad de ingresos continuará situándose en niveles muy elevados y la concentración de la riqueza aumentará. La realidad demográfica tendrá consecuencias no sólo en la evolución económica del país, sino en el delineamiento de la política interior, coadyuvando al refuerzo de una ideología cada vez más conservadora del gobierno; el declive demográfico también afecta directamente la política extranjera y su relación con la zona postsoviética y sus vecinos más próximos. Por otro lado, las élites rusas acumularán frustración e impotencia ante la expansión de la OTAN y de la UE hacia su tradicional área de influencia. 2008 marcará un parteaguas en la evolución de las relaciones de Rusia con Occidente. Las relaciones relativamente amistosas y de apaciguamiento que guardó el Kremlin con sus vecinos europeos y con Estados Unidos desde el derrumbamiento de la URSS, llegarán a su término con la incursión de Rusia en Georgia. Moscú demuestra con esta invasión que no permitirá conflictos en su zona de influencia cercana, ni la injerencia extranjera en la política interior de sus vecinos próximos y comenzará a dar mayor prioridad al sector militar.

Rusia no será jamás tan fuerte como quisiera serlo, pero no será jamás tan débil como quisieran los otros que fuera.
Otto von Bismarck, Canciller de Alemania (1815-1898)

Rusia en el torbellino de la crisis financiera internacional

Antes de comenzar a describir el contexto internacional de la crisis económica que pondrá fin al periodo de bonanza económica en Rusia, es importante señalar que después de dos mandatos consecutivos durante los cuales Putin afirmó su poder y legitimidad, la elección en 2008 de Dimitri Medvedev a la cabeza del Estado ruso y el nombramiento de Vladimir Putin como Primer ministro –para continuar con las políticas emprendidas al principio de la década– será aprobada por una gran mayoría de la población. Si bien es cierto que Medvedev dará continuidad a las grandes líneas del gobierno anterior, tratará de distinguirse de su predecesor izando el estandarte de la modernización.

Recuadro 1. Dimitri Anatolievitch Medvedev

Es originario de San Petersburgo y doctor en Derecho. Fue profesor en la universidad de su ciudad natal entre 1990 y 1999. Paralelamente fue consejero en asuntos exteriores de San Petersburgo bajo la dirección de Putin. En 1993 funda la empresa Fincell que a su vez crea la empresa Ilim Pulp Enterprise, gigante del sector de explotación forestal y en la cual es director de asuntos jurídicos. En 1998, forma parte del consejo de dirección de uno de los grupos forestales controlado por ésta, de nombre Bratsk. En 1999 llega al Kremlin como director adjunto de la administración del gobierno y en diciembre del mismo año se vuelve director adjunto de la administración presidencial; entre 2000 y 2003 ocupa el puesto de primer director adjunto. En el año 2000 es elegido miembro del consejo de administración de Gazprom y promueve una de las iniciativas más importantes del gigante energético: el proyecto Nordstream (que conecta a Alemania con Rusia bajo el mar Báltico). Medvedev se volvió un colaborador muy cercano de Putin y en 2003 es nombrado jefe de la administración presidencial (responsable de manejar la actividad del mandatario, uno de los puestos más importantes dentro de la estructura del gobierno). A finales de 2007 es designado candidato de la coalición lidereada por el partido Rusia Unida y en marzo de 2008 fue electo presidente de Rusia con 70% de los sufragios. La elección de Medvedev es vista como una maniobra de Putin para continuar ejerciendo el poder. En efecto, la constitución prohibía la reelección consecutiva después de dos mandatos, por lo que el presidente Medvedev nombra en mayo a Vladimir Putin Primer ministro y envía una proposición de revisión constitucional a la Duma en noviembre del mismo año para pasar la duración del mandato presidencial de 4 a 6 años. La ley no impide realizar un tercer mandato, por lo que Putin se presentará en 2012 como candidato a la presidencia y será electo para un tercer mandato y nombra a Medvedev como

Primer ministro. Medvedev es considerado como perteneciente al "ala liberal" del partido y su sello político será la "modernización" de Rusia. Los líderes occidentales vieron con beneplácito la llegada de Medvedev al poder, e imaginaron que podría producirse un cambio substancial pero, como veremos, el joven presidente se insertará en la continuidad de los mandatos de Putin, tanto en asuntos interiores como en política exterior.

En política interna, el desafío más grande que afrontará el recién nombrado presidente Medvedev será la crisis financiera y económica que estallará en 2009 pero que se pondrá de manifiesto desde finales de 2008.

Contexto y causas de la crisis económica de 2009

Los años de bonanza económica rusa llegan a su fin durante el otoño de 2008. La crisis financiera internacional, la llamada crisis de *subprimes* había comenzado un año antes cuando el Banco Central Europeo, el Banco Central de Estados Unidos (mejor conocido como la Fed) y el Banco Central de Japón habían inyectado en el circuito financiero internacional más de 300 mil millones de dólares en agosto de 2007 ante el anuncio del banco francés BNP del congelamiento de tres de sus fondos monetarios expuestos al mercado inmobiliario norteamericano. A partir de ese momento, una serie de bancarrotas de grandes bancos y de poderosos consorcios financieros, así como de nacionalizaciones bancarias fueron sucediéndose ante el estupor mundial. Sin embargo, las autoridades rusas parecían no sentirse afectadas ni preocupadas debido a que el sistema bancario ruso no había invertido en títulos hipotecarios "basura" o "tóxicos", nombre con el cual se les designó.

Por otro lado, la situación económica y financiera en Rusia durante el primer semestre de 2008 es todavía bastante halagüeña. Los indicadores macroeconómicos de Rusia son más que positivos: un crecimiento del PIB y del PIB industrial superior a 5%, bajo nivel de deuda pública, significativos superávits gemelos (fiscal y cuenta corriente externa) y una de las reservas de divisas más importantes a nivel mundial (las reservas acumuladas hasta julio de 2008 sumaban 600 mil millones de dólares). Por lo que a pesar de la fuerte dependencia del mercado petrolero –el sector energético representa en este momento 30% del PNB, el 40% de los ingresos del Estado federal y más de 50% de las divisas del país– la mayoría de los analistas e inversores extranjeros veían a Rusia como un "paraíso financiero seguro".

La situación financiera internacional continuará su degradación en 2008 y tocará fondo el 15 de septiembre con el anuncio de la bancarrota de Lehman Brothers, que provocará un seísmo en el sistema bancario de los países occidentales y conllevará a las caídas de las bolsas mundiales, contagiando al circuito comercial y afectando los precios de las materias primas, sobre todo el de los hidrocarburos, pero también el de otros recursos como el del aluminio. Las consecuencias son inmediatas en la Bolsa de Moscú que comienza a caer y para finales del año había perdido 72% de su valor. El rublo había perdido en julio 14% de su valor respecto a la canasta combinada euro/dólar.

El primer canal de transmisión de la crisis financiera internacional en Rusia fue la crisis de liquidez en los mercados internacionales. Los flujos de capitales se redujeron 45% en 2008 respecto a 2007, es decir alrededor de 7 mil millones de dólares por mes (Bogetic, 2009). El impacto provocado por el retiro masivo de capitales de corto plazo obligó al Banco Central ruso a intervenir para respaldar su moneda pues la demanda de divisas por parte de los particulares se aceleró; el sustancial endeudamiento exterior de los bancos rusos y de los grandes consorcios industriales, que habían contraído préstamos en el exterior para financiar su expansión, contribuyó a exacerbar el problema. El tipo de cambio se depreció a pesar de las intervenciones masivas del Banco Central: las reservas de divisas disminuyeron de 600 mil millones de dólares a mediados de julio de

2008 a menos de 450 mil millones de dólares para finales del año (Dabrowski, 2015; Desai, 2010). A esto se debe añadir la pérdida de confianza por parte de los actores económicos extranjeros desde agosto del mismo año, debido a la incursión rusa en Georgia y al reconocimiento de las repúblicas separatistas de Abjasia y Osetia del Sur, lo cual había comenzado a originar un retiro masivo de capitales.

Otros canales de transmisión ahondaron la recesión económica que vivió Rusia en 2009. La caída de los precios de los hidrocarburos, que habían llegado en un exceso de especulación a 147 dólares el precio del barril en julio de 2008, se situó después de cinco meses en 32 dólares por barril. Además, siendo Rusia un país exportador no sólo de materias primas, se vio fuertemente afectado por la caída generalizada del comercio mundial y la subsecuente disminución de sus exportaciones industriales, sobre todo en los sectores de metalurgia, química y química no ferrosa, entre otros. La caída de la producción en el sector automotriz fue particularmente dramática, como se observa con el desplome de la producción de camiones en el mes de mayo de 2009 (-72%) y de la producción de vehículos de turismo (-63%) (Conde, 2010).

Algunos economistas como Jacques Sapir (2010), arguyen que la profunda crisis económica que golpeó a Rusia podría haber sido menor, pero la política monetaria jugó un papel importante en la magnitud de la recesión. En efecto, la responsabilidad de la política promovida por el Banco Central y por el Ministerio de Finanzas parece innegable. Por un lado, el endeudamiento excesivo e irresponsable por parte de las grandes empresas rusas se debió en parte a la política de restricción del crédito por parte del Banco Central ruso, que prefirió dar prioridad a la lucha contra la inflación. Al mantener altas tasas de interés para favorecer una política de "rublo fuerte" y liberalizar totalmente los mecanismos de tipos de cambio desde 2006, se favoreció una entrada masiva de capitales, mientras que los actores económicos prefirieron endeudarse en el exterior. Ante la crisis de liquidez el Banco Central reaccionó inyectando recursos a ciertos bancos rusos; sin embargo, al mismo tiempo, aumentó brutalmente su tasa de interés para tratar de parar la salida de capitales y hacer frente a la caída radical del tipo de cambio provocado por esta salida de capitales especulativos. La tasa de interés se mantuvo hasta abril de 2009 en un nivel extremadamente elevado: 13%. La crítica de Jacques Sapir y otros economistas sobre este comportamiento del Banco Central, subraya la ineficacia de una medida que encareció aún más el crédito interno con consecuencias negativas en la inversión, en el mercado inmobiliario (debido a la reducción de los créditos hipotecarios) y en la actividad económica, lo cual afectó de manera adversa el consumo y el nivel de vida de los rusos. Por ende, la caída estrepitosa del PIB en 2009 (-7.8%), no fue sólo el resultado de la dependencia de Rusia del mercado de los hidrocarburos, sino también del hundimiento del mercado interior debido a la política monetaria y a la contracción del crédito.

Consecuencias y medidas para atenuar la crisis

Las consecuencias de la crisis fueron múltiples: la confluencia de los efectos negativos dio como resultado la caída en la actividad económica, el deterioro de la confianza de los agentes económicos y una disminución del bienestar de la población.

Frente a la caída en las ventas y para reducir los costos, las empresas congelaron los salarios y algunas de ellas redujeron las horas trabajadas o recurrieron al desempleo "técnico"[1], mientras que otras despidieron trabajadores de manera masiva. Tal es el caso del gigante siderúrgico Seversal, que al registrar pérdidas de 1.2 mil millones de dólares durante el último trimestre de 2008, anunció a inicios de 2009 el despido de nueve mil trabajadores. La tasa de desempleo en Rusia aumentó de 6.1% a fines de 2008, a 9.7% para mayo de 2009. Por otro lado, volvió a aparecer el fenómeno observado en los años noventa de impagos y retrasos en el pago de los salarios por parte de

---

[1] Disminución de horas trabajadas y en consecuencia del salario.

las empresas: en diciembre de 2008 un tercio de los trabajadores no reciben sus salarios a tiempo y el monto de los impagos asciende a alrededor de 9 mil millones de rublos (Vercueil, 2019). Todo esto en un contexto del crecimiento significativo de los precios: la inflación se situó en un 14% durante el primer trimestre de 2009.

Algunas encuestas realizadas durante este periodo muestran que la proporción de la clase media en el total de la población se redujo drásticamente, incluyendo las familias que estaban acostumbradas a comprar teléfonos celulares, aparatos electrodomésticos, etcétera, y según un reporte del Ministerio del Interior ruso, en 2009, alrededor de 5.5 millones de personas habían participado en unas 30 mil protestas debido a la disminución drástica del nivel de vida. Para el mes de octubre de 2008, el Banco Central había inyectado a la economía alrededor de 200 mil millones de dólares en un plan que incluía medidas de estabilización de la moneda, compras de acciones de las grandes empresas ante el desplome de capitalización en el mercado de la bolsa de valores, capitalización de los bancos públicos más grandes: Sberbank y Vneshekonombank, apoyo financiero a grandes consorcios industriales (en los sectores de aluminio, acero, telecomunicaciones, etcétera). Estas medidas se acompañaron también de un vasto apoyo para revalorizar las transferencias por desempleo y las pensiones. Este paquete fue el apoyo financiero más importante entre los países miembros del G8. En efecto, este esfuerzo representó el 13% del PIB, mientras que el apoyo financiero en Estados Unidos respecto a su PIB fue del 5.5% (Desai, 2010).

Con estas operaciones, el Estado ruso a través del banco público Vneshekonombank, recuperó una parte de la industria nacional que se había prácticamente "regalado" a los oligarcas durante los años noventa bajo el esquema de "préstamos contra acciones". De tal forma, el Estado amplió su control en varios de los sectores estratégicos de la economía. Al final de 2012, las doce compañías más importantes controladas por el Estado eran:

Cuadro 1. Compañías más importantes controladas por el Estado, 2012

Empresas con capital público	Participación del Estado %
Gazprom	50.1
Rosneft	75.2
Sberbank	50.1
VTB Bank	75.5
Federal Grid Company of the Unified Energy System	83.2
RusHydro	60.5
Transneft	78.1
Interrergional Distribution Grid Companies Holding	63.7
Mosenergo	85.0
Aeroflot	51.2
United Aircraft Corporation	93.4
RAO Energy System of East	65.6

Fuente: OCDE (2013, p. 19).

Además de estas compañías, la propiedad pública incluye también las empresas unitarias en los niveles local, regional y federal y las corporaciones del Estado. Las primeras incluyen a Rosoboronexport (exportación de armas), Post of Russia y Rosspirtprom (producción de alcohol); las segundas incluyen al banco Vnesheconombank y a las empresas Rosnano (nanotecnologías), Rostekhnologii (industria de la defensa) y Rosatom (energía nuclear) (Dabrowski, 2015). En 2012, el Estado controla 45% del sector petrolero, 49% del sector bancario y 73% del sector de transportes; las empresas públicas representan 35% del valor agregado del país (Vercueil, 2019).

La crisis económica en Rusia, consecutiva a la crisis de liquidez y a la caída de los precios de los hidrocarburos fue violenta, pero de relativa corta duración. El PIB disminuyó en 2009 -7.8% y el déficit público como porcentaje del PIB fue de -4.3%. Sin embargo, para el mes de noviembre el rublo se había recuperado (de 41 rublos contra la canasta combinada euro/dólar en abril, pasó a 29 rublos en noviembre), las reservas habían comenzado a aumentar y alcanzaban el nivel de 440 mil millones de dólares, mientras que la bolsa de valores había ganado 176% respecto a enero del mismo año (Desai, 2010).

En efecto, una vez terminada la euforia especulativa y reventada la burbuja financiera en los mercados de materias primas, los fundamentos económicos de la demanda volvieron a dominar los precios. Esto se tradujo en Rusia por el aumento de los ingresos de las exportaciones, el crecimiento de la rentabilidad del sector energético y el restablecimiento del crecimiento de los ingresos fiscales. Sin embargo, la economía rusa no pudo recuperarse cabalmente después de 2009, a pesar del plan anticrisis del gobierno y del aumento de los precios internacionales de los hidrocarburos y de las materias primas; el crecimiento entre 2010 y 2012 fue moderado con tasas de alrededor del 4%.

Para 2013 la economía rusa mostraba un débil crecimiento, revelando signos de estancamiento y las debilidades estructurales del sistema económico que no volverá a gozar del dinamismo económico de la década anterior y que incluso volverá a tambalearse en los últimos años como consecuencia de la anexión de Crimea en 2014. A esto se debe sumar los efectos de las sanciones económicas por parte de los países occidentales y la caída en los precios del petróleo, de alrededor de 100 dólares el barril a principios de 2014 a 50 dólares a finales del año.[2] La situación económica se degradó aún más hacia finales de 2014 y se observó una depreciación del rublo frente al dólar del 50%, provocando un aumento generalizado de precios y la degradación del nivel de vida de los rusos. La tasa de crecimiento del PIB, que había comenzado a disminuir desde 2013, se volvió negativa en 2015 (-2%).

---

[2] Punto que será tratado con más detalle en el siguiente capítulo.

A pesar de una cierta recuperación a partir de 2017, la recesión mundial seguida de la crisis sanitaria ligada a la pandemia de COVID-19 provocará una caída del PIB de 3% en 2020, lo que comparativamente coloca a la economía rusa con un desempeño mejor que la economía mundial (-3.8%) y las economías desarrolladas (-5.4%). Varios factores explican este fenómeno: las medidas restrictivas de confinamiento variaron según las regiones, pero en general fueron más limitadas que en muchos países como los europeos (con excepción del primer confinamiento, en la primavera de 2020) y/o respetadas de forma menos estricta lo que permitió que la economía siguiera funcionando. Por otro lado, el sector servicios que fue uno de los más afectados, representa en Rusia una parte menor en la estructura económica (54% en 2019, frente al 74% en la zona del euro). Asimismo, las reservas acumuladas también sirvieron para amortiguar el impacto de la crisis sobre los ingresos y el empleo.

Cuadro 2. Tasas de crecimiento anual del PIB

2009	-7.80
2010	4.50
2011	4.30
2012	4.02
2013	1.76
2014	0.74
2015	-2.0
2016	0.9
2017	1.8
2018	2.8
2019	2.0
2020	-3.0

Fuente: Banco Mundial

En resumen, durante la década de los años 2010, Rusia seguirá siendo incapaz de salir de un contexto internacional desfavorable y de encontrar al interior de sus fronteras las fuentes de un crecimiento sostenido y durable, debido a la falta de diversificación económica, al dominio de los hidrocarburos en las exportaciones rusas y a los problemas inherentes a una economía que presenta una disminución en la productividad y falta de incentivos para lograr un sistema de innovación eficiente, como veremos a continuación.

Problemas estructurales de la economía rusa
Concentración económica de los sectores rentistas

La crisis de 2008-2009 reveló las debilidades del sistema económico ruso. Una de las más importantes es la dependencia del sistema fiscal de los recursos de las exportaciones de materias primas, sobre todo de los hidrocarburos. El haber acumulado una suma de reservas tan grande (la tercera del mundo después de China y Japón), permitió al gobierno hacer frente a la crisis y proteger el bienestar de la población hasta un cierto grado. Pero la crisis puso en evidencia una estructura económica poco diversificada mientras que el petróleo siguió siendo un pilar insoslayable del crecimiento económico, y sobre todo de la estabilidad fiscal y financiera.

La estructura de las exportaciones –que indica las áreas en las cuales los productos de un país son competitivos en los mercados internacionales y pronostica en cierta manera el crecimiento potencial de un país– muestra que éstas están altamente concentradas en los recursos naturales y que esta concentración se ha incrementado con el tiempo: la parte de los hidrocarburos y de otros recursos minerales en el total de las exportaciones es más alta que a principios de los años 2000. Así, en 2012 el petróleo y el gas representan 70% de las exportaciones totales y 50% de los ingresos del presupuesto federal. El déficit fiscal, si no se toma en cuenta a los hidrocarburos, asciende a 11% del PIB (BERD, 2012). En términos geográficos, los países europeos importaban 84% de las exportaciones de petróleo de Rusia y alrededor de 76% de su gas natural, siendo Alemania el mayor importador de petróleo y gas ruso (Eurostat).

Una parte de la explicación del aumento de los hidrocarburos en las exportaciones rusas se encuentra en el alza de los precios internacionales de las materias primas, pero incluso a precios constantes, la participación de este sector en las exportaciones ha aumentado en los últimos años. De tal manera, los productos exportados en los cuales Rusia tiene una ventaja comparativa son limitados y están concentrados en áreas que están débilmente conectadas con sectores de mayor valor agregado en términos tecnológicos y con las habilidades y competencias de los trabajadores. Esto hace que la falta de diversificación económica constituya un desafío considerable para la competitividad internacional y nos remite a la insuficiencia en la inversión productiva de la economía rusa.

Por otro lado, como Sapir (2013) lo menciona, una de las causas de la desaceleración de la economía rusa durante los años que siguieron a la crisis financiera, es la recesión en Europa y su impacto en la actividad económica, debido a la disminución de las exportaciones rusas de los productos semifinales (acero, metales no ferrosos, productos químicos, etcétera). Estas exportaciones, aunque son menos espectaculares que las del sector de hidrocarburos, tienen un impacto, directo o indirecto a través de las cadenas de suministro; siendo Europa su primer socio comercial, la disminución del crecimiento en el continente europeo afecta directamente a Rusia. En efecto, en 2013, la UE se ubicaba como el socio comercial número uno de Rusia, representando más del 40% de todo el comercio. Esta es una de las razones por las cuales el gobierno ruso comenzó a reorientar su comercio hacia Asia y a desarrollar e intensificar sus relaciones comerciales con países como Bielorrusia y Kazajistán.

Insuficiencia de la inversión productiva y en recursos humanos

La literatura económica, tanto fuentes rusas como occidentales,[3] ha puesto en evidencia la disminución de la productividad[4] como uno de los problemas estructurales más importantes de la economía rusa. Entre los principales factores que explican este fenómeno se encuentran la insuficiente inversión productiva, en recursos humanos y en los procesos organizacionales.[5] Algunos autores señalan que esta caída se observaba ya antes de la crisis de 2008-2009 (como es el caso de otras grandes economías: Estados Unidos o Brasil, por ejemplo)[6]. Pero es a partir de la crisis económica y financiera que este fenómeno se va a agudizar en Rusia. Es cierto que, a pesar de la recuperación de la inversión respecto al PIB a partir de 1999, y teniendo en cuenta su caída brutal en los años noventa, ésta sigue siendo baja comparada con los niveles de las economías emergentes asiáticas. Debido al bajo nivel general de la inversión, una parte de la infraestructura se encuentra poco desarrollada o en malas condiciones (en la industria y el transporte, notablemente).

Una de las causas del bajo nivel de inversión es la política monetaria restrictiva que se venía observando desde 2006 pero que se agudizará después de la crisis financiera de 2009. En efecto, la tasa de refinanciamiento del Banco Central que sirve de tipo de referencia para el sistema bancario disminuyó ciertamente en comparación con las tasas observadas durante la crisis y en 2013 se sitúa en 8.25%

---

[3] Revistas académicas como *The Russian Journal of Economics*, estudios de la OCDE, de la BERD y del FMI, y autores como Sapir (2013) y Vercueil (2019).

[4] La productividad se define comúnmente como la relación entre el volumen de producción y el volumen de la utilización de los insumos, es decir, es un concepto que mide la eficiencia de los factores de producción (capital, trabajo) para producir cierto nivel de producción. Si bien es cierto que no existe desacuerdo sobre esta noción general, no existe una medida única de la productividad.

[5] Asimismo, ha sido documentado que, a pesar de un alto grado de organización sindical y la existencia de diferentes disposiciones de la ley en Rusia, la aplicación o cumplimiento de los contratos de negociación colectiva son bastante limitados, particularmente a nivel de la empresa, lo cual ha perjudicado negativamente la productividad (OCDE, 2011b).

[6] McGowan et al. (2015), Ark et al. (2015), entre otros.

(mientras que la inflación es de 6.50%) por lo que la tasa real es de 1.75% (contrariamente a lo que se observa en Estados Unidos, la zona euro o Japón, en donde las tasas reales son negativas). De tal manera, el costo de los créditos acordados es extremadamente elevado en Rusia, en comparación con otras grandes economías, lo cual penaliza a los hogares y a la inversión productiva (Sapir, 2013).

En un análisis más global del sistema económico ruso, Julien Vercueil (2019) describe la economía rusa como la *Russian Disease*, haciendo referencia a la *Dutch Disease*[7] y explica que, aunque algunos autores han descrito a la trayectoria rusa como un modelo de la enfermedad holandesa, ésta tiene particularidades específicas que deben ser analizadas. Las similitudes son bien conocidas: a pesar de su progresión, la tasa de inversión respecto al PIB es inferior a 20%, una tasa todavía muy limitada para lograr un crecimiento durable de la productividad. Por otro lado, la innovación y la modernización en varios sectores económicos no han logrado conectarse al auge del sector de las materias primas. Sin embargo, otros fenómenos propios al modelo ruso se suman a lo antes descrito. El primer fenómeno es la interacción entre el sistema financiero y el sector energético, pues desde principios de los años noventa, la mayor parte de las grandes empresas exportadoras elaboraron sus propias estructuras financieras. Ambos sectores, el financiero y el energético, tenían interés en endeudarse en los mercados internacionales de capitales para limitar el costo del crédito y efectuar operaciones de arbitraje de las tasas de interés.[8] De tal manera los representantes de ambos sectores hicieron un trabajo de *lobbying* (o cabildeo) conjunto para abogar por la estabilidad del tipo de cambio, así como por la supresión de la obligación de repatriar 75% de los ingresos de exportaciones en rublos. Esta presión culminará, como lo comentamos anteriormente, con la liberalización de la cuenta de capital[9] a partir de 2006.

[7] Enfermedad holandesa, descrita en el capítulo 3.

[8] Estrategia de inversión mediante la cual un inversionista compra un instrumento financiero denominado en una moneda extranjera y cubre su exposición al riesgo del tipo de cambio.

[9] Es decir, la flexibilización de las restricciones a los flujos transfronterizos de capital.

El segundo fenómeno al que hace referencia Vercueil es el grado de concentración industrial de los sectores de renta, es decir, los que están directamente ligados a la extracción de materias primas. Este sector se ha beneficiado de lo que comúnmente se define como economías de escala[10] pues la renta petrolera está ligada a la obtención de ganancias extraordinarias y rendimientos crecientes (cuando la producción aumenta más que el crecimiento proporcional de todos los insumos). Así, el aumentz de los volúmenes tratados mejora mecánicamente la rentabilidad de la empresa y su competitividad. Esto ha llevado a la creación de lo que se conoce como monopolios naturales que se constituyen gracias a ganancias extraordinarias, lo que hace que puedan adquirir empresas concurrentes más pequeñas en un movimiento de crecimiento acumulativo. Estos poderosos consorcios han establecido en el sector energético (y financiero) una relación particular con el Estado debido a la gran cantidad de recursos fiscales que otorgan al presupuesto. De tal manera las políticas del gobierno han quedado subordinadas a los intereses de estos emporios financieros. La confusión entre objetivos políticos y económicos, y entre los intereses público y privado, ha coadyuvado a la formación de un sistema de poder verticalmente integrado, lo que explica la continuidad en el abuso del poder y la corrupción.[11]

Otro problema señalado por varios autores y organizaciones es la insuficiencia de inversión en educación y formación de recursos humanos para el mercado laboral, a pesar de las diversas reformas implementadas en el sistema educativo desde principios de los años 2000, gracias a la disponibilidad de más recursos y de la voluntad de introducir cambios en el sistema educativo. En efecto, los salarios de los profesores aumentaron de manera substancial lo que ayudó a

---

[10] La capacidad que posee una empresa de producir mayor cantidad de productos a un menor costo de producción, pues a medida que la producción en una empresa crece, sus costos se reducen.

[11] De tal modo, el papel central de la renta de los hidrocarburos –diversos cálculos la estiman entre 10 y 30% del PIB– en la inserción internacional rusa, conducen a Vercueil a calificar el régimen de acumulación de "rentista"; y debido al impacto económico de la inserción internacional en las principales instituciones económicas, políticas y jurídicas del país, de "modo de regulación gazpromiano" (para más detalle, ver Vercueil, 2019).

retener cierto atractivo laboral para profesores de alta calidad. Un examen general unificado fue introducido (con participación en éste de manera voluntaria) a partir de 2001 para paliar las desigualdades regionales. Recordemos que una de las cuatro prioridades señaladas por el presidente Putin en 2005 era precisamente la educación, esto con el fin de lograr un sistema de alta calidad que correspondiera a las necesidades de los cambios sociales. Varios programas fueron puestos en marcha como el que dotó de acceso a internet a la gran mayoría de los establecimientos escolares. La educación superior también gozó de atención prioritaria, por ejemplo, desde 2003 el gobierno había adherido al Proceso de Bolonia, una iniciativa europea para asegurar estándares académicos equivalentes o convergentes de los países firmantes.

Sin embargo, a pesar de esos avances, varias dificultades continúan en todos los niveles del sistema de educación. Para comenzar, el gasto público en educación es bajo comparado con los niveles de la OCDE, tanto en porcentaje del PIB como en porcentaje del gasto público total. Para todos los niveles de educación en su conjunto, Rusia gastaba en 2014 el 3.9% del PIB y el 10.9% del gasto público total en educación, en contraste con los promedios de la OCDE de 5.6% y 12.9% (OCDE, 2014). Otro problema es el fenómeno expandido de doble jornada laboral de muchos profesores, y en el caso universitario, la elevada carga de cursos, lo cual limita el tiempo dedicado a la investigación. Varios autores señalan también el problema de la corrupción −ligada a los bajos salarios− que de manera general afecta la justicia y la calidad del sistema educativo (OCDE, 2011).

Un punto central en la mejora de la productividad es el desarrollo de habilidades para aplicar los conocimientos de manera concreta en un ambiente tecnológico y esto parece ser una de las debilidades del sistema educativo ruso. Algunos estudios elaborados por la OCDE mencionan que los rusos tienen mejor rendimiento en términos de alfabetización que en la mayoría de los países y que presentan resultados similares a los países de la OCDE; sin embargo, quedan atrás cuando se mide la habilidad para utilizar herramientas e instrumentos de tecnologías de la información y las comunicaciones (ICT tools). La fuga de cerebros es otro elemento recurrente en la literatura sobre el tema, por ejemplo, en 2010 80% de los migrantes rusos eran trabajadores altamente calificados, mientras que la mayoría de los inmigrantes extranjeros tenían niveles de calificación bajos o no estaban calificados (OCDE, 2014a).

Otro aspecto ineludible del crecimiento de la productividad es la innovación. Varios estudios de la OCDE y de la BERD señalan que el sistema de innovación en Rusia presenta varias debilidades, tales como la oferta limitada de actividades de investigación y desarrollo (I+D) en instituciones del sector público y de actividades de innovación en el seno de las empresas y la vinculación de estas actividades con la demanda del mercado; así como un marco endeble para producir las condiciones adecuadas para la innovación −nos referimos particularmente a los marcos regulatorios, la corrupción y la falta de confianza− así como infraestructuras inadecuadas u obsoletas y la falta de incentivos y vehículos que faciliten el proceso (BERD, 2012).

Se debe entender que la innovación no es una actividad específica llevada a cabo por ciertas instituciones, sino un resultado complejo de fuerzas que se difunden en toda la sociedad. No olvidemos que Rusia heredó de la antigua Unión Soviética fuerzas de innovación significativas, sobre todo en sectores tales como el militar-industrial y que, a pesar del derrumbe ocurrido en la primera década de transformación hacia el sistema capitalista, ha tratado de recuperar el sistema de I+D, lo cual ha logrado con mejores resultados que la mayor parte de los países emergentes, pero todavía con importantes rezagos respecto a los países de la OCDE. Sin embargo, es preciso indicar que el gobierno ruso ha tratado de focalizar la inversión en I+D en unos cuantos sectores que ha considerado estratégicos, por lo que, como se anotó, la falta de diversificación económica ha contribuido negativamente al desarrollo de la innovación.

Corrupción y prácticas informales en los círculos políticos y empresariales

En un sentido social, la modernización de Rusia significa una cuestión muy sencilla, como lo sugiere Viktor Pelevin en su novela *Chisla*:[12] "[...] que los trenes en Rusia respetaran el horario, que los burócratas no exigieran sobornos, que los jueces ignoraran las órdenes telefónicas, que los comerciantes de recursos naturales no se llevaran su dinero a Londres, que los policías de tránsito vivieran de su salario [...]"

La corrupción generalizada es uno de los problemas más acuciantes de la sociedad rusa y uno de los obstáculos que impiden un mayor crecimiento económico y desarrollo. Las implicaciones son amplias y graves: bajos niveles de emprendimiento, innovación lenta, baja inversión, entre otros. Según encuestas empresariales, la corrupción se encuentra entre los principales obstáculos para la entrada y el crecimiento de las empresas en el mercado. Los diferentes índices y medidas de corrupción indican que está mucho más extendida que en los países de la OCDE. Las comparaciones internacionales sugieren que Rusia está a la zaga en lo que respecta al estado de derecho en varias dimensiones, incluyendo limitaciones en los poderes del gobierno, en el cumplimiento normativo y en gobierno abierto (colaboración ética y con rendición de cuentas más claras). Asimismo, a nivel regional, las administraciones locales y municipales ejercen en Rusia facultades discrecionales muy amplias en la interpretación de los requisitos reglamentarios. Esto crea problemas para una aplicación efectiva y justa de las normas reglamentarias, a menudo capturada por intereses creados (OCDE, 2013).

Alena Ledeneva explica con el término ruso "sistema", un tipo de gobernanza que no funciona según normas jurídicas establecidas y respetadas, sino de acuerdo con reglas implícitas, personalizadas y rutinarias.

---

[12] La novela de nombre *Chisla*, fue publicada en Moscú en 2000, citada en Ledeneva (2013).

Sistema es un secreto a voces en Rusia que tiene un poderoso control sobre la sociedad, representa percepciones comunes, aunque no articuladas, del poder y del sistema de gobernanza (Ledeneva, 2013, p. 1).

La politóloga insiste en la opacidad de la noción de *sistema* y en su ambivalencia, basada en una combinación de procedimientos formales y de códigos no escritos. Para arrojar luz sobre estas prácticas, ofrece una "etnografía de las redes de poder" en Rusia e insiste sobre la importancia de redes personales en la cima del Estado. Concentrándose en el sistema de gobierno de Vladimir Putin, identifica cuatro tipos de redes: su círculo íntimo, amigos útiles, contactos centrales y lazos y conexiones más difusas. Son la cultura de los signos ocultos, las reglas no escritas y el conocimiento tácito, lo que permite el trabajo de las élites en el poder.

La autora introdujo el término de "trampa de modernización de la informalidad" para explicar que no se puede utilizar el potencial de las redes informales sin desencadenar consecuencias negativas a largo plazo para el desarrollo institucional. El argumento central es que Rusia no puede modernizarse sin modernizar los patrones de gobernanza basados en las redes denominadas sistema. Por un lado, éste permite a la sociedad rusa hacer frente a sus problemas y, al mismo tiempo, la socava. Así, *sistema* ofrece incentivos para dar prioridad a los beneficios de corto plazo en detrimento de la sustentabilidad de largo plazo y de la lealtad a expensas del profesionalismo. La autora concluye que no es fácil modernizar a las redes informales sin perder su potencial funcionalidad y al mismo tiempo limitar sus implicaciones disfuncionales.[13 y 14]

---

[13] La profesora de ciencias políticas en la University College de Londres, Alena Ledeneva realizó también una amplia investigación sobre las prácticas de corrupción en la sociedad rusa en los años 1990, en ruso llamadas "blat" (favores, uso de redes personales) y sobre las prácticas informales en los círculos políticos y empresariales (1998, 2006).

[14] Ledeneva se basa en entrevistas en profundidad con personajes al interior del sistema y la evidencia tomada de casos judiciales, lo que le permitió sacar amplias conclusiones sobre las perspectivas para las instituciones políticas de Rusia.

Es importante señalar que Ledeneva hace una distinción entre blat (intercambio de favores y utilización de redes personales) y sistema. El primero (extendido durante el periodo soviético), tiene un carácter más democrático y horizontal y opera bajo un esquema de ayuda mutua, mientras que las redes de poder (sistema) tienden a operar sobre una base jerárquica. Asimismo, la autora diferencia los términos de *sistema* y corrupción. El primero se beneficia del segundo, pero también lo restringe con sus canales internos de frenos y contrapesos. *Sistema* mantiene un control informal sobre los activos y las personas designadas y tiene una influencia informal en la renegociación de los derechos de propiedad y de las posiciones.

La falta de controles y equilibrios, y de confianza entre el Estado y la sociedad ha coadyuvado a la influencia desproporcionada de las redes de poder. En efecto, el sistema judicial ruso, a pesar de haber sido transformado de manera importante para adecuarse a estándares internacionales, se ha distinguido por un creciente autoritarismo del poder político, por la falta de independencia y de manera general, la inaplicación del derecho.

Recuadro 2. **El sistema judicial en Rusia**

Rusia ha visto su sistema judicial profundamente transformado desde la desintegración de la URSS. Así, en la década de 1990, se introdujeron importantes innovaciones: creación de nuevas jurisdicciones —constitucional y comercial—; posibilidad de que los ciudadanos demanden a la administración; establecimiento de jueces de paz; uso de jurados populares para juzgar casos penales; promulgación de un estatuto para los jueces que afirma los principios de independencia, seguridad en el cargo e inmunidad; adopción de un nuevo Código Penal más cercano a los estándares internacionales...

Sin embargo, estos cambios, favorecidos por la adhesión de Rusia al Consejo de Europa[15] y la ratificación, en 1998, de

[15] El Consejo de Europa es la más antigua de las organizaciones que persiguen los ideales de la

la Convención Europea de Derechos Humanos, han encontrado importantes límites. En particular, no se afectó a una institución muy poderosa, la Prokouratoura, que siguió combinando su función de fiscal con la de "supervisión general" de la ejecución de las leyes.

Además, a partir de la década de 2000, la reforma, que estuvo acompañada de una política de modernización (informatización de los tribunales, desarrollo de la justicia electrónica, construcción de nuevos tribunales), retrocedió, al menos parcialmente, en algunos avances. Así, en 2014 se suprimió el Tribunal Superior de Comercio, que estaba a la cabeza de todas las jurisdicciones comerciales y mostraba cierta autonomía. En cuanto a las instituciones represivas, fueron retomadas por el poder (creación en 2007 de una Comisión de Investigación enteramente subordinada al presidente, encargada de investigar los casos en lugar de la Prokouratoura; en 2014, refuerzo de las facultades de nombramiento y remoción del presidente respecto a los fiscales). Por lo tanto, el sistema judicial ruso lleva, cada vez más, la marca del autoritarismo del poder político y sigue caracterizándose por su falta de independencia (comúnmente denunciada por los defensores de los derechos humanos). Las principales causas son:

- El papel exorbitante que juegan los presidentes de los tribunales (en la elección de los jueces, su promoción, la asignación de primas, la disciplina, las relaciones con las autoridades superiores).
- El hacinamiento de los juzgados y la existencia de plazos de juicio muy breves que los jueces deben respetar so pena de estar mal calificados, lo que los lleva a impartir justicia "en cadena".
- La contratación de la mayoría de los jueces, ya sea entre los antiguos fiscales, oficiales de instrucción y policías, o

---

integración europea y es la única que integra en su seno a la mayoría de todos los Estados europeos.

dentro de la secretaría de los tribunales, lo que favorece el conservadurismo y el conformismo.
Fuente: Gazier, 2019.

En cuanto a la lucha contra la corrupción, ésta esencialmente golpeó a funcionarios a nivel regional o local. Sólo empezó a ser reconsiderada después del regreso de Putin a la presidencia en mayo de 2012, debido a dos razones principales. En primer lugar, la intensificación de la competencia dentro de la élite por los recursos, comenzando con el acceso al presupuesto y a la cercanía al Estado. En segundo lugar, la evolución de la situación política en el país tras las acciones de protesta del invierno de 2011-2012, inédito en la historia del régimen de Putin. Una nueva oposición se conformó teniendo como estandarte político la lucha contra la corrupción, lo que marcó una nueva agenda dando prioridad al tema. Por lo tanto, las circunstancias políticas impulsaron al régimen a responder a la corrupción de una manera más precisa y consistente. De tal forma se observó un proceso significativo en la proposición de leyes como la obligación por parte de los funcionarios públicos de hacer una declaración anual de ingresos y de gastos. Sin embargo, la ineficacia sigue predominando en la lucha contra la corrupción, la real falta de voluntad y sobre todo de motivación, debido a que la corrupción, como observamos en el capítulo anterior, es un elemento clave del funcionamiento del régimen, en donde la lealtad de la élite está basada en la recaudación de rentas extraordinarias. En este sentido, muchos analistas coinciden en que Vladimir Putin se ha mostrado particularmente hábil en posicionarse como el "arbitro" que distribuye las rentas y confiere un cierto equilibrio en el seno de la élite del poder, no exenta de intereses contradictorios y de luchas internas.

Desequilibrios regionales y sociales persistentes

Como explicamos, la transformación hacia el sistema capitalista significó un seísmo social de múltiples facetas, sin embargo, dos de ellas muestran de manera clara y explícita este cataclismo que transformó a la sociedad entera: el aumento brutal de la desigualdad y el declive demográfico. A pesar de la recuperación económica observada en la primera década del siglo XXI, estos dos fenómenos persistieron y son fuente de tensiones y debilidades de la economía rusa.

La desigualdad de los ingresos y de la riqueza

A pesar de la disminución de la pobreza y sobre todo de la erradicación de la pobreza de masas observada durante los años noventa, la desigualdad de ingresos continuó siendo muy elevada: en una comparación internacional, el coeficiente de Gini se mantuvo en 0.42, comparado al de la media de los países de la OCDE: 0.31.[16]

El ingreso nacional promedio por adulto en Rusia equivalía en el año 2021 a 22 500 euros. Sin embargo, esta cifra esconde variaciones considerables al interior de la repartición de los ingresos. En efecto, el 50% de la población con más bajos ingresos recibía menos de 7 700 euros en promedio, es decir, tres veces menos que el promedio nacional. Mientras que el 10% de la población más rica obtenía 104 600 euros, es decir una cifra 5 veces mayor que el promedio nacional y el 1% de la población rusa obtenía 483 200 euros. En términos de participación relativa, el 50% de la población más pobre obtenía 17% del ingreso nacional; el 40% intermedio recibía 36.6%, y el 10% de la población más rica obtenía 46.4% del ingreso nacional. Dentro del 10% de la población más rica, el 1% obtenía el 21.5% del ingreso nacional.

---

[16] Sólo dos países de la OCDE, Chile y México presentan cifras más elevadas. Los datos que se presentan son de 2009, sin embargo, el coeficiente de Gini ha variado prácticamente muy poco a lo largo de las últimas dos décadas (entre 0.40 y 0.42).

Cuadro 3. Distribución de ingresos en Rusia, 2016

Grupo de ingresos	Ingreso promedio en euros	Participación en el ingreso nacional
Población total	22 500	100%
50% más pobre	7 700	17%
40% intermedio	20 600	36.6%
10% más rico	104 600	46.4%
1% más rico	483 200	21.5%

Fuente: World Inequality Database (2021, p. 215).

Asimismo, la desigualdad salarial continúa siendo particularmente elevada: el coeficiente de Gini disminuyó de 0.48 en 2000 a 0.42 en 2009, cifra más alta que en cualquier país de la OCDE. Gran parte de esa desigualdad se explica por la variación regional en los salarios, pero la desigualdad dentro de las regiones es también muy elevada, especialmente en la capital: el coeficiente de Gini de los salarios en Moscú es de alrededor de 0.56, mientras que en el resto de las regiones varía de 0.32 a 0.46 (OCDE, 2011).

Paralelamente, la desigualdad de la riqueza se incrementó de manera drástica. En sus informes anuales sobre la riqueza mundial, el banco suizo Credit Suisse, constató que en 2013, la brecha entre la gran masa de la población y los "ultrarricos" en Rusia era de las más grandes del mundo. En efecto, 35% de la riqueza total del país estaba en manos del 0.00008% de la población, es decir, en 110 personas de una población total de 143 millones. El 1% más rico de la población, alrededor de 1.43 millones de personas, controlaba en Rusia 71% de toda la riqueza. Incluso en la cima de la pirámide, la riqueza rusa estaba distribuida de manera muy desigual. Según el reporte, 5.6% de la población poseía entre 10 000 y 100 000 dólares, 0.6% entre 100 000 y 1 millón de dólares y 0.1% más de 1 millón de dólares. Al mismo tiempo, 94% de la población adulta poseía menos de 10 000 dólares. A estas cifras se debe añadir la "imperfección en la colecta de datos, por lo que la desigualdad es aún mayor.[17] Desde el año 2000, el número de multimillonarios ha crecido a una velocidad vertiginosa. Según la lista de Forbes, en 2003 Rusia contaba con 17 multimillonarios y en 2008 esta cifra había subido a 87. Tras la crisis de 2008, se habían sumado a la lista 23 multimillonarios más.

Según los datos publicados en el último reporte de Desigualdad Mundial 2022, 10% de la población rusa en 2021 poseía alrededor del 74% de la riqueza, mientras que 50% de la población poseía el 3.1% de la riqueza, lo que hace de la distribución de la riqueza en Rusia una de las más polarizadas del mundo (WIR, 2022).

También, las disparidades económicas entre las regiones de Rusia son significativas. Rusia ocupa el segundo lugar en una comparación de países emergentes y de la OCDE en términos de variación del PIB regional, junto a Indonesia, México o Chile, y muy por encima de Canadá o Estados Unidos. Las áreas metropolitanas de Moscú y San Petersburgo, así como algunas regiones ricas en recursos naturales en el norte y el este generan los ingresos más altos, mientras que algunas regiones europeas y del sur del país, así como las regiones del sur de Siberia corresponden a las más pobres del país. También persiste una brecha entre Moscú y las áreas circundantes, mientras que algunas regiones centradas en la producción de hierro y acero del suroeste muestran un PIB per cápita relativamente alto. Estos factores contribuyen al desarrollo desigual del país y a la falta de convergencia en términos económicos, tecnológicos y humanos (Durand-Lasserve & Hansjörg Blöchliger, 2018).

Sin embargo, como lo comentamos al inicio de este apartado, la pobreza de masas observada en los primeros años de transformación –un tercio de la población total con ingresos por debajo del

---

[17] En efecto, Credit Suisse basó sus cálculos en la lista de multimillonarios que publica anualmente la revista *Forbes*. Los resultados de estos cálculos son imperfectos por varios motivos: en primer lugar, porque en Rusia gran parte del capital de los ricos –sobre todo el inmobiliario– sigue siendo confidencial; además, la lista de *Forbes* no incluye a todas las personas ultrarricas del país (aquellos en puestos clave en el gobierno están excluidos). Finamente, porque la economía subterránea (ampliamente desarrollada en Rusia) no está contabilizada en las estadísticas oficiales.

umbral de la pobreza– ya no es la norma para la población rusa. La situación mejoró notablemente gracias a la recuperación económica, la desaparición de los impagos de salarios y pensiones, la mejora notable en el mercado de trabajo y la importancia de las transferencias sociales. Esta situación permitió de alguna manera "aceptar" por parte de la sociedad la gran desigualdad económica y un sistema político cada vez más autoritario y vertical, en una especie de "pacto social implícito";[18] esto comienza a cambiar y como lo veremos, al observarse un deterioro en las condiciones de vida de la población que había comenzado a sentirse después de la crisis de 2009, pero que se acentuará con la crisis de 2014. Al final del periodo, los últimos datos arrojados para 2019 indican que la pobreza medida como el porcentaje de la población con una entrada menor al ingreso mínimo de subsistencia se sitúa en 14.3%.

Cuadro 4. Personas con un ingreso menor al ingreso
mínimo de subsistencia[19] 1992-2019

Años	Millones de personas	Porcentaje
1992	49.3	33.5
1994	32.9	22.4
1996	32.5	22.1
1998	34.3	23.4
2000	42.3	29.0
2002	35.6	24.6
2004	25.2	17.6
2006	21.6	15.2

[18] No se pretende minimizar los movimientos de protesta social, pero es evidente que durante los primeros veinte años de gobierno de Vladimir Putin (y Medvedev), el gobierno gozó de una amplia legitimidad popular como lo muestra el margen con el que se ganaron las elecciones cada vez, a pesar de problemas de corrupción y fallas institucionales en el sistema político electoral.

[19] Para los objetivos de la política estatal socioeconómica y las estadísticas oficiales, en Rusia se utiliza oficialmente un enfoque absoluto de la pobreza. Las personas se clasifican como pobres si los ingresos están por debajo del nivel mínimo oficial de subsistencia establecido en cada región para tres categorías: población en edad de trabajar, niños y jubilados. En el segundo trimestre de 2019, el nivel de subsistencia para el país se fijó en 11 185 rublos por persona, es decir, aproximadamente 460 dólares (PPA).

2008	19.0	13.4
2010	17.7	12.5
2012	15.4	10.7
2014	16.1	11.2
2016	19.5	13.3
2018	18.9	12.9
2019 (primer trimestre)	20.9	14.3

Fuente: Mareeva (2020, p. 5).

La problemática demográfica

El declive demográfico, que Vladimir Putin calificó como "el problema más agudo de Rusia contemporánea", ha sido examinado en los capítulos anteriores. Como lo comentamos, la crisis demográfica de los años noventa no tiene precedentes en la historia de un país en tiempos de paz. Aunque no podemos disociar este periodo de una evolución compleja de largo plazo y que atraviesa múltiples aspectos de la sociedad. En efecto, se puede constatar que el problema demográfico ruso comenzó con los grandes cataclismos que atravesó el país durante todo el siglo XX: Primera Guerra Mundial, la guerra civil, la Segunda Guerra Mundial, las purgas estalinistas y las hambrunas. Solamente durante la Segunda Guerra Mundial, las pérdidas humanas se estiman en 28 millones de personas, lo que afectó la pirámide de edades rusa de manera perdurable a través de las generaciones.

Recordemos que Rusia contaba con 147 millones de habitantes (su nivel máximo) en 1989. El excedente acumulado de los decesos sobre los nacimientos desde esa fecha y hasta 2002 es de 7.7 millones de personas, a lo que hay que sumar un millón de ciudadanos rusos que migraron fuera del país. Para ese año entonces el censo arrojó 145.2 millones de habitantes, es decir, "sólo" una disminución de 1.8 millones de habitantes. Este resultado se debe al regreso masivo de personas de nacionalidad rusa que residían en otros países que habían pertenecido a la URSS, sobre todo provenientes de las repúblicas del Cáucaso y de Asia Central. Sin embargo, esta evolución se detuvo y en 2010 se registró una disminución neta de 2.3 millones de habitantes, es decir se registraron 142.9 millones de habitantes. En 2019 se estimó una población de 146.8 millones de habitantes, pero se debe tener en cuenta la inclusión de la población de Crimea a partir de 2014, es decir, 2.4 millones de habitantes (Marchand, 2019).

Los programas del gobierno para luchar contra el declive demográfico en los años 2000, como lo comentamos, no tuvieron las consecuencias esperadas, pero una ligera mejoría se observó gracias a las políticas natalistas y a la mejoría del nivel de vida de la población. La tasa de fecundidad, que mide la descendencia final de una generación, aumentó a 1.75 niños por mujer en 2015 contra 1.16 en 1999. Sin embargo, se encuentra todavía lejos de la tasa de remplazo que se sitúa en 2.5 niños por mujer.

Es en 2016 que el saldo demográfico se vuelve negativo, la situación se ha agravado desde entonces para alcanzar una disminución de 300 000 habitantes en 2019, evolución previsible debido a la llegada de una generación en edad de procrear mucho más restringida. El regreso del declive demográfico es un problema para el dinamismo económico del país y también para la credibilidad del poder ruso. En efecto, la pirámide de edades muestra que, en el mercado de trabajo, cada clase que se jubilará en el futuro será remplazada por una clase menos numerosa; la población económicamente activa disminuirá de 75 millones en la actualidad a 65 millones para 2025 (Marchand, 2019).

El gobierno, además de haber puesto en marcha las políticas natalistas, ha tratado de aumentar la edad de la jubilación, que era de 60 años para los hombres y de 55 para las mujeres. En 2018, el día de la inauguración de la Copa Mundial de Fútbol el gobierno anunció la decisión de aumentar la edad de jubilación para los hombres a 65 años y para las mujeres a 63. Pero ante el rechazo popular y el descontento social, tuvo que recular y la edad de jubilación para las mujeres se fijó en 60 años. Esta reforma es percibida como especialmente dura debido a la débil esperanza de vida de los hombres (68 años en 2019).

Uno de los aspectos más críticos de la situación demográfica de Rusia sigue siendo el alto nivel de mortalidad. En efecto, la mortalidad en Rusia conoce una evolución inédita que "jamás había existido en la historia de la humanidad":[20] entre 1991 y 2009, 41 millones de personas murieron en Rusia. Es también el reto más difícil de asumir porque una política de reducción de la mortalidad debe integrar múltiples factores. Pierre Messiaen subraya que las autoridades federales implementaron varios programas durante la década de 2000 para reducir la mortalidad, tales como la promulgación de leyes específicas para limitar el consumo de tabaco, para luchar contra la propagación de la tuberculosis y del VIH.[21] etcétera. Se implementó también el programa nacional "Salud" adoptado en 2005, teniendo como meta mejorar el sistema médico; en 2008 se fijaron los objetivos de reducir las enfermedades cardiovasculares, cánceres y accidentes de tráfico; en 2009, el gobierno propuso una estrategia de combate al alcoholismo, etcétera. Especialmente en este último punto se han podido observar resultados positivos concretos, sin embargo, la política de combate a la mortalidad implica contar con una visión más amplia que integre todas las causas de muerte, como la alimentación y el medio ambiente (Messiaen, 2006).

Algunos demógrafos han enumerado las amenazas ambientales para la salud de los rusos: contaminación de la atmósfera, agua no potable, alimentos contaminados, riesgo de envenenamiento por plomo, radioactividad, entre otros. Respecto a la alimentación, en

---

[20] Eberstadt (2010) citado en Messiaen (2016).

[21] Especialmente inquietante, Rusia conoce uno de los niveles de prevalencia más altos del mundo.

2009, señalan por ejemplo que 12.9% de las muertes podría explicarse por una dieta desequilibrada. Otro factor subrayado por los demógrafos es la relación de desconfianza hacia la medicina y el sector salud, fenómeno que se observó claramente con la alta reticencia por parte de la población a vacunarse contra la enfermedad COVID-19.

Otro aspecto insoslayable de la cuestión demográfica rusa es la migración. En la época de la URSS se mantuvo aislada de la migración internacional. Sin embargo, desde el dislocamiento de ésta en 1991, Rusia ha tenido un saldo migratorio positivo, especialmente entre 1993 y 1998, lo que permitió compensar el déficit natural en alrededor de un tercio. No es de extrañarse que los inmigrantes provenían por una abrumadora mayoría de las antiguas repúblicas exsoviéticas. Es importante señalar que esta migración ya existía, pero con la caída de la URSS y la creación de nuevas fronteras se transformó de una migración interna a una migración internacional. Sin embargo, los flujos están cambiando ya que la proporción de migrantes provenientes de los países al oeste del espacio postsoviético (Ucrania y Bielorrusia) ha disminuido y la de Asia Central ha aumentado. En 1997, cuatro repúblicas de Asia Central representaron el 16% de la inmigración a Rusia y este porcentaje aumentó a 34% para el año 2008. Rusia representa también una tierra de inmigración para China y otros países del sudeste asiático (Messiaen, 2016). En 2019, los migrantes de Asia Central representaban 5 millones de personas, generalmente provenientes de zonas rurales de Uzbekistán, Tayikistán y Kirguistán. Rusia era en 2020 el cuarto país de inmigración después de Estados Unidos, Alemania y Arabia Saudita con alrededor de 11.6 millones de inmigrantes (McAuliffe & Triandafyllidou, 2021).

La cuestión demográfica en Rusia representa una problemática que va mucho más allá de los debates sobre el sistema de pensiones, de salud o de dinamismo económico. También se ha convertido en un asunto políticamente central: las autoridades, y más precisamente Vladimir Putin, han hecho de la demografía un elemento de comunicación para legitimar un régimen político cada vez más conservador. En 2012, en su discurso anual a la nación, el presidente recordó que Rusia debía concebir más hijos para "preservar el territorio ruso de la pobreza", y que tres niños por familia deberían convertirse en la norma. De lo contrario, Rusia sería "un país pobre, envejecido e incapaz de conservar su independencia e incluso su territorio (…). Si la nación no es capaz de conservarse y reproducirse (...), entonces ni siquiera se necesita un enemigo externo, porque todo se derrumbará sólo (…) para que Rusia sea soberana y fuerte debemos ser más numerosos".

Putin hace de la cuestión demográfica una cuestión no solamente social sino moral. De hecho, desde la mitad de los años 2000 comienza a delinearse, justificando con argumentos éticos, una política de refuerzo de "valores familiares", homofóbica y contra la interrupción del embarazo. La lucha contra la homosexualidad se declara de manera abierta: la ley contra la propaganda homosexual fue aprobada por la Duma y firmada como ley por el presidente Putin el 30 de junio de 2013 "con el propósito de proteger a los niños de la información que aboga por la negación de los valores familiares tradicionales". No es de extrañarse que los activistas homosexuales empezaron a ser acosados por las autoridades civiles y eclesiásticas, dándose numerosos casos de violencia contra personas LGBT y de disminución de sus derechos, entre los que destaca, por su relevancia internacional y mayor resonancia mediática, la prohibición de la Marcha del orgullo gay de Moscú.

La disminución de la población y las olas migratorias han servido también de argumento al refuerzo de las posiciones más nacionalistas, y lo más preocupante, a posiciones xenofóbicas. De tal manera, movimientos xenofóbicos y nacionalistas comenzaron a desarrollarse desde inicios de los años 2000 y grupúsculos xenofóbicos pro-eslavos han cometido crímenes y actos de violencia racista contra minorías étnicas, sobre todo provenientes del Cáucaso y de las repúblicas musulmanas de Asia Central. Ante tal situación, la política del Estado ha oscilado entre la necesidad de atraer migrantes y el miedo a suscitar más problemas de corte étnico.

Como lo comenta Teurtrie (2021), la legislación puesta en marcha es el reflejo de tal situación; las leyes destinadas a favorecer la instalación en Rusia de "compatriotas del extranjero" comportan un significativo número de restricciones. Sin embargo, el poder federal ha tratado de evitar la distinción en la política migratoria debido a las diferentes etnias para evitar conflictos al interior, pero también con los países llamados "vecinos próximos". De tal manera, a partir de 2015 se pone en práctica una política activa para otorgar la ciudadanía rusa dando prioridad a las poblaciones eslavas de los países vecinos próximos: el número de nuevos ciudadanos rusos pasó de 210 000 personas en 2012 a 656 000 en 2020. Se pone un fin a la obligación de renunciar a la ciudadanía del país de origen, y se introducen medidas para facilitar la naturalización de ciudadanos de Bielorrusia, Moldavia, Ucrania y Kazajistán. Para tales políticas han predominado los criterios etnolingüísticos y religiosos: por un lado, se escogió a los países con el mayor número de ciudadanos rusos o de lengua rusa, eslavos y de religión ortodoxa. El caso kazajo es más complejo pues se trata en su gran mayoría de una población musulmana (70% de la población se declara musulmana, aunque la república es laica y la población poco practicante) y de lengua turca, el kazajo, (aunque el ruso es también hablado por la mayoría de la población); sin embargo, se trata de atraer a la población rusa que representa en ese país alrededor del 20% de la población total, y por otro lado de mostrar la "apertura" del gobierno ante las acusaciones por discriminación.

Así, un sinnúmero de elementos relacionados con la cuestión demográfica se entrelazan con las diferentes problemáticas de Rusia: social, económica, geográfica, geopolítica, etcétera. No olvidemos que en 1991 antes de la disolución de la URSS, el país contaba con

300 millones de habitantes, la Federación Rusa tenía entonces 147 millones de habitantes. Las estimaciones arrojan que en ese momento, unos 25 millones de rusos están presentes en otras repúblicas. Como comentamos, alrededor de 11 millones de personas regresaron a territorio ruso, pero aunque este flujo no ha cesado, la población de procedencia étnica rusa representa un porcentaje importante en varios países.[22] Ante semejante panorama, podemos imaginar claramente la dislocación social a la que conllevó la disolución de la URSS, trastocando vidas y destinos: en muchos casos, ciudadanos se encontraron de un día a otro en un país que no era el país de origen de su padre, o el de su madre, o el suyo propio.

En este sentido es importante subrayar que con la independencia de las 14 repúblicas, algunos países como Ucrania (que veremos con detalle en el capítulo 6) y los Estados Bálticos, van a comenzar a realizar políticas para afianzar sus propias lenguas y culturas en detrimento de la lengua y la cultura rusas. Letonia, por ejemplo, al recobrar su independencia, pasó una ley para otorgar la ciudadanía letona a los habitantes que la tenían antes de 1940 y a sus descendientes; la población de origen ruso perdió *de jure* la ciudadanía y debía demostrar con una "prueba" su pertenencia a la ciudadanía letona, lo que causó gran malestar dentro de la población de origen ruso (alrededor del 30%). La política de acceso a la ciudadanía ha evolucionado gradualmente hacia un enfoque a favor de la integración, principalmente gracias a las recomendaciones proporcionadas por organismos internacionales. No obstante, es en general a este tipo de discriminación a la que se refiere Putin cuando en varios discursos defiende que Rusia protegerá a los "compatriotas del extranjero" que se volvieron "minorías perseguidas" y a la "catástrofe geopolítica" que significó para los rusos la caída de la Unión Soviética.

---

[22] 20% de la población de Kazajistán, 17% de Ucrania (tema que será abordado con más detalle en el próximo capítulo), 16% en Moldavia, 12% en Kirguistán, 10% en Bielorrusia, 5% en Uzbekistán, 4% en Turkmenistán y 1% en otros países. En los países bálticos el porcentaje es de 25% en Estonia y Letonia, y de 5% en Lituania.

Por otro lado, y sumado a las tensiones internas mencionadas, se añadirán los desafíos externos que percibe Rusia ante el avance inexorable de la Unión Europea y de la OTAN hacia sus fronteras. A pesar de la voluntad de Putin durante sus dos primeros mandatos de ser aceptado como un aliado en el seno de los grandes bloques occidentales, la OTAN y la Unión Europea, todas las señales por parte de Occidente se darán en sentido contrario.

El camino hacia la ruptura con Occidente: la recomposición geopolítica de Europa del Este

De manera paradójica, Vladimir Putin aplicó un método que se puede calificar como más que enérgico al interior de sus fronteras, pero trató de establecer relaciones cercanas y de cooperación con Occidente durante sus dos primeros mandatos.

Preocupado por restaurar la grandeza de su país, el nuevo presidente buscó convergencias que le permitieran retomar un diálogo de igual a igual con los países europeos y con Estados Unidos. Después de los ataques del 11 de septiembre de 2001 en Estados Unidos, la lucha contra el terrorismo se vuelve el terreno privilegiado de cooperación entre Rusia y Occidente. En efecto, Putin es uno de los primeros presidentes en asegurar a George W. Bush su apoyo en la lucha contra el terrorismo. Pero este apoyo se traducirá en varias concesiones de Rusia hacia Estados Unidos, como la instalación de bases aéreas en Uzbekistán, Kirguistán y Tayikistán, para llevar a cabo operaciones militares en Afganistán.

Por otro lado, Rusia anunció el cierre de sus bases en Cuba y en Vietnam en octubre de 2001 y entabló una fuerte cooperación con los países occidentales: en 2002 los presidentes Bush y Putin lanzaron oficialmente una asociación energética entre sus países. A cambio, Rusia obtuvo durante la Cumbre de Kananaskis en Canadá su lugar en el selecto grupo de economías industrializadas G7 que se convierte a partir de ese momento en el G8.

A pesar de las señales enviadas por Rusia a Occidente durante los primeros años del gobierno de Putin, sobre la voluntad de crear un puente de cooperación y "normalizar" las relaciones entre los países europeos, Estados Unidos y Rusia, la ilusión se disipará rápidamente con la implantación de las tropas estadunidenses en las antiguas repúblicas exsoviéticas y el abandono unilateral por parte de Estados Unidos del Tratado de Misiles Antibalísticos (ABM, por sus siglas en inglés). La revolución de las Rosas en Georgia (2003) y la Revolución Naranja en Ucrania (2004-2005), así como las sucesivas olas de expansión tanto de la OTAN como de la Unión Europea hacia los países que antes fueron satélites de la Unión Soviética, contribuirán a acelerar la degradación de las relaciones entre Rusia y Occidente.

La expansión de la OTAN hacia Europa del Este

La Guerra Fría terminó en Moscú
pero no en Washington
Stephen F. Cohen, 2011

En 1994, bajo la presidencia norteamericana de W. Clinton, durante una cumbre de la OTAN en Bruselas, se habían establecido las bases para la extensión de la OTAN con la creación del programa "Asociación por la Paz" (PpP por sus siglas en inglés), lo que permitió establecer los principios de adhesión y cooperación de otros países europeos y las naciones de la ex Unión Soviética con la OTAN. Entre 1994 y 2006, éste será firmado por 34 países incluyendo a Rusia.

Sin embargo, para Washington estaba claro que Rusia no entraría a la OTAN, ya que seguía provocando suspicacia y temor en la clase política norteamericana. De tal forma, Brzezinski, uno de los estrategas geopolíticos más prominentes e influyentes en el gobierno norteamericano escribió en 1997:

Rusia […] continúa siendo un jugador de primer plano. Y esto, a pesar del debilitamiento del Estado y del malestar prolongado de su país. Su sola existencia ejerce una influencia mayor sobre los nuevos Estados independientes de la ex Unión Soviética. Rusia tiene grandes ambiciones geopolíticas que muestra cada vez de manera más abierta. Una vez que haya recobrado sus fuerzas, el conjunto de sus vecinos, al Este y al Oeste, deberán tener en cuenta su influencia (Brzezinski, 1997).

Para Brzezinski, uno de los principales objetivos de Estados Unidos en el nuevo espacio postsoviético es impedir todo acercamiento entre Rusia y Ucrania, pues según él, sin Ucrania, Rusia dejaría de ser un imperio. Como lo comenta el especialista de la geopolítica de Rusia y Eurasia, David Teurtrie (2021), contrariamente a las élites liberales rusas de los años noventa que creyeron en el fin de la historia y de la geopolítica, las élites norteamericanas continuaron pensando en términos de relaciones de fuerza y no veían en la Rusia de Yeltsin un socio en vías de democratización sino un adversario potencial.

De tal modo, los representantes de la OTAN prefieren acordar con Rusia otro tipo de asociación y en mayo de 1997 se establece el Consejo Conjunto Permanente (CCP), en donde se puede leer que tiene como objetivo común "[…] eliminar los vestigios de la época de la confrontación y la rivalidad, y aumentar la confianza mutua y la cooperación" (OTAN, 1997). Para el mismo año, sólo unos meses después y contra la opinión de Rusia, en su cumbre celebrada en Madrid durante el mes de julio, la OTAN –como respuesta a su solicitud de adhesión– invita a Polonia, Hungría y República Checa a ser parte de la Alianza del Atlántico Norte.

Menos de dos años más tarde, en marzo de 1999 la intervención de la OTAN en Kosovo, provincia de Serbia, tendrá un impacto profundo tanto en la clase política rusa como en la opinión pública, pues contrariamente a los países occidentales, las imágenes devastadoras de la intervención de la OTAN que bombardearon durante dos meses de manera cotidiana las ciudades serbias traumatizan a los rusos, que denuncian el uso de la fuerza para modificar las fronteras nacionales y la violación del derecho internacional. En ese mismo año, entran a formar las filas de la OTAN, Polonia, Hungría y República Checa. A pesar de estos sucesos, se establece en el año 2002, el Consejo OTAN-Rusia (COR) que remplaza al CCP y las relaciones entre Rusia y la OTAN parten sobre nuevas bases en el contexto de la lucha contra el "terrorismo mundial".

Sin embargo, este entendimiento fue de muy corto plazo. Durante la cumbre de la OTAN celebrada en República Checa en noviembre de 2002 –la primera llevada a cabo en un país miembro del antiguo Pacto de Varsovia– la OTAN invitó a seis países exsoviéticos a unirse a la alianza del norte: los tres Estados Bálticos, tres países satélites de la ex URSS: Bulgaria, Rumania y Eslovaquia; y a Eslovenia. Con la entrada de Estonia, la alianza militar occidental se acercó a 150 kilómetros de San Petersburgo. Recordemos que esta ciudad fue el teatro de la acérrima resistencia rusa a los nazis durante la Segunda Guerra Mundial y pagó un enorme tributo en vidas entre 1941 y 1944. Como lo menciona el geógrafo Pascal Marchand (2019), la llegada de una alianza militar occidental a sus puertas es muy mal percibida en Rusia. La entrada a la OTAN por parte de estos países se llevará a cabo en 2004,[23] ver mapa 5.

En 2007 la OTAN anuncia el proyecto de instalación de un sistema antimisiles en República Checa y Polonia ante la supuesta amenaza de los misiles balísticos de Irán, operación que, según Marchand (2019) no se sostiene por hechos verificables, pero que más bien es un mensaje claro a Rusia. Así lo percibirá Putin, que en su discurso pronunciado durante la Conferencia de Seguridad de

---

[23] A esto hay que sumar la intervención de Estados Unidos y sus aliados en Iraq en 2003, sin el consentimiento de la ONU y en flagrante violación al derecho internacional, que no hace más que agravar la tensión entre Washington y Moscú.

Múnich denuncia la extensión de la OTAN hacia sus fronteras y lo toma abiertamente como una amenaza hacia la seguridad de su país. En julio de 2008, el principio de adhesión de Georgia y Ucrania es votado en la cumbre de la OTAN, pero un veto es impuesto por Alemania y Francia.

De tal modo, los años 2000 enterrarán la célebre frase del secretario de Estado norteamericano James Baker, "ni una pulgada hacia el Este", acerca de la expansión de la OTAN durante el encuentro con el presidente Mijaíl Gorbachov el 9 de febrero de 1990 para discutir el proceso de reunificación alemana y su entrada de facto a la OTAN. Esta frase de hecho no es la única, sino forma parte de varias discusiones y declaraciones por parte de los dirigentes de la OTAN en el sentido de que no se aprovecharían de las revoluciones en Europa del Este para dañar los intereses soviéticos, por lo que la OTAN "debería excluir una expansión de su territorio hacia el Este, es decir, un acercamiento a las fronteras soviéticas".[24]

En una reciente entrevista esclarecedora al entonces ministro de Asuntos Exteriores francés, Roland Dumas,[25] que había asistido a la reunión que daría origen a la firma del Tratado de Moscú o también llamado 4+2, llevada a cabo el 12 de septiembre de 1990 en Moscú, en donde participaron los representantes de las potencias aliadas vencedoras de la Segunda Guerra Mundial, señala que la perspectiva y el contexto de dicha reunión era más bien de "desarme".[26]

Roland Dumas recuerda que el ministro de Asuntos Exteriores de Gorvachov, Eduard Chevardnadze, estableció en dicha re-

---

[24] Cable de la Embajada de Estados Unidos en Bon, Alemania a Washington. Para consultar éste y otros documentos que dan cuenta de las diversas declaraciones de los distintos actores, ver: https://www.les-crises.fr/expansion-de-l-otan-ce-que-gorbatchev-a-entendu/

[25] Se puede escuchar en su totalidad en el sitio: https://www.youtube.com/watch?v=5lOjBp-7Pzto

[26] Estuvieron presentes los jefes de Estado de las dos Alemanias, Hans-Dietrich Genscher y Lothar de Maizière, así como el presidente Gorvachov y su ministro de Asuntos Exteriores Eduard Chevardnadze por parte de la Unión Soviética. También asistieron a la reunión el presidente francés François Mitterrand y su ministro de Asuntos Exteriores, Roland Dumas, y el secretario de Estado norteamericano James Baker; por parte de Reino Unido estuvo presente el ministro de Asuntos Exteriores, Duglas Hurd.

unión dos condiciones para llevar a cabo las negociaciones sobre la reunificación alemana: la primera, de carácter más sentimental y simbólico era la preservación de los monumentos históricos exaltando la gloria del ejército soviético durante la Segunda Guerra Mundial; la segunda, un compromiso por parte de la OTAN de no desplazar sus tropas o establecer bases militares en las regiones que habían pertenecido al Pacto de Varsovia y que entrarían en un proceso de desarme. El mismo Dumas en la entrevista comenta haber tomado la palabra para decir que no podría existir un proceso de militarización por parte de la OTAN en los países ex satélites de la URSS, cuando la voluntad política de todas las partes era de "desarme". También subraya que, si bien es cierto que nadie pidió plasmarlo por escrito, en relación con el carácter y contexto de la reunión, es decir, la tentativa de desarme para poner un fin a la Guerra Fría y comenzar una nueva era, el desarme de ambas partes era lógico y evidente.

En resumen: la discusión tuvo lugar, los rusos pidieron que se aclarara ese punto y los franceses lo apoyaron de manera inequívoca al igual que el resto de los participantes en la reunión. La problemática general era de desarme y regreso a la paz; la idea de militarizar la zona por parte de la OTAN más allá de sus fronteras tradicionales no estaba a discusión. Todas las delegaciones diplomáticas de los países que asistieron a dicha reunión reportaron en sus respectivas naciones los términos y acuerdos de la reunión, dichos cables y mensajes fueron también verificados por Dumas. A pesar de no haber sido mencionada en el texto final, la promesa de James Baker fue solemne y corroborada también por Manfred Wörner, secretario general de la OTAN.

Ante el incumplimiento de las promesas de la OTAN hechas en Moscú, en una entrevista a Georges Kennan, exembajador de Estados Unidos en la Unión Soviética, y una de las figuras más importantes de la diplomacia norteamericana durante todo el periodo de la Guerra Fría, comentó:

> ¿Por qué, con todas las esperanzadoras posibilidades engendradas por el fin de la Guerra Fría, las relaciones Este-Oeste deberían centrarse en la cuestión de quién se aliaría con quién y, por implicación, contra quién en un futuro fantasioso, totalmente imprevisible e improbable conflicto militar? (...) Dicho sin rodeos... expandir la OTAN sería el error más fatídico de la política estadounidense en toda la era posterior a la Guerra Fría. Se puede esperar que tal decisión inflame las tendencias nacionalistas, antioccidentales y militaristas en la opinión rusa; tener un efecto adverso en el desarrollo de la democracia rusa; restaurar la atmósfera de la guerra fría en las relaciones Este-Oeste e impulsar la política exterior rusa en direcciones que decididamente no son de nuestro agrado (Kennan, 1997).

Un año después, el 2 de mayo de 1998, ante la inminente ratificación del Senado Norteamericano sobre una primera ronda de expansión de la OTAN, en una entrevista realizada por Thomas Friedman en el New York Times, Kennan comentó:

> Me molestaron particularmente las referencias a Rusia como un país que se muere por atacar a Europa Occidental. ¿La gente no entiende? Nuestras diferencias en la guerra fría eran con el régimen comunista soviético. Y ahora le estamos dando la espalda a las mismas personas que organizaron la mayor revolución pacífica de la historia para derrocar al régimen soviético.

De igual manera, sus palabras pronunciadas hace más de veinte años, suenan hoy como una advertencia inexorable:

Creo que es el comienzo de una nueva guerra fría. (...) Pienso que los rusos reaccionarán gradualmente de manera bastante adversa y afectará sus políticas. Creo que es un error trágico. No había ninguna razón para esto en absoluto. Nadie estaba amenazando a nadie más. Esta expansión haría que los padres fundadores de este país se revolvieran en sus tumbas (Friedman, 1998).

En efecto, como lo muestran los puntos evocados en este apartado y los testimonios de los actores principales que tomaron parte en los eventos inmediatos a la caída del muro de Berlín y a la reunificación alemana, Moscú creyó en el fin de la Guerra Fría y sus dirigentes en una nueva era de cooperación estrecha con Occidente. Hoy en día la clase política rusa piensa que fue un gran error. Por ejemplo, Serguei Karaganov, expresidente del Consejo para la Política Extranjera y de Defensa y voz influyente en la élite política rusa, arguye que los responsables rusos deberían de haber comprendido inmediatamente que habían perdido la guerra y extraer las consecuencias.[27]

La historiadora rusa Natalia Narotchnistskaïa, comenta:

En el retrovisor de la historia del último cuarto de siglo, esta derrota aparece como el resultado de un error estratégico: durante la Perestroika, la URSS abandonó el campo socialista del que era líder y para el cual había realizado muchos sacrificios, y esto de manera unilateral, sin ninguna contrapartida. Al liquidar de un plumazo todo el edificio político y el mecanismo de seguridad que había conseguido construir después de la guerra, la URSS habría cometido un suicidio geopolítico "traicionando sin que nadie lo exigiera la herencia sagrada de la victoria de 1945".[28]

---

[27] Karaganov (2014), citado en Raviot (2016).
[28] Natalia Narotchnistskaïa (2008) citado por Raviot (2016).

La extensión de la Unión Europea hacia el Este y la exclusión de Rusia

La expansión de la Unión Europea en 2004 con la entrada en su seno de diez nuevos Estados marcó una etapa mayor en la historia de Europa. Tres de éstos formaban parte de la Unión Soviética (Estonia, Lituania y Letonia) y cuatro eran parte de su influencia: República Checa, Eslovaquia, Hungría y Polonia. A pesar del inmenso significado de cambio de rumbo de los países de Europa central y oriental, Rusia no percibió esta integración como una amenaza directa pues no veía en la UE a un enemigo sino a un socio con quien a mediano plazo debía intensificar sus relaciones económicas y comerciales.

De hecho, la UE y Rusia firman primeramente el Acuerdo de Asociación y de Cooperación (AAC) en 1994 para comenzar a reflexionar en un marco común de cooperación y relaciones económicas entre la UE y Rusia que debería finalizar en un tratado de libre comercio. Este fue remplazado en 1999 por la Estrategia común de la Unión Europea para Rusia. A pesar de ser un texto general, se focaliza en la dimensión política, el estado de derecho y la democracia. Una visión que no difiere de las demandas de la Unión Europea a otros países que desean adherir a sus filas. Pero como lo comenta Marchand (2019) esto es percibido por Moscú como una injerencia en sus asuntos interiores y además coincide con la agresión de la OTAN en Kosovo, lo cual había provocado un cambio en la percepción rusa sobre el mundo occidental.

En 2007 adhieren a la UE dos países más de la antigua influencia soviética: Bulgaria y Rumania. Por otro lado, una vez siendo parte de la UE, Polonia tratará de hacer entender a sus nuevos socios el peligro que Rusia representa y su verdadera naturaleza. De tal forma, en 2007, cuando el marco de diálogo de la Estrategia Común de la UE para Rusia llega a término, Polonia con los países bálticos y Suecia, bloquean las negociaciones. Durante la cumbre europea de Praga en mayo de 2009, por iniciativa de los mismos países, se lanza la Asociación Oriental (EaP por sus siglas en inglés), que propone una cooperación estrecha con todos los países de la antigua Unión Soviética vecinos de la UE: Moldavia, Ucrania, Bielorrusia, Georgia, Armenia y Azerbaiyán, exceptuando a Rusia.

Para fines de la primera década del siglo XXI, la expansión de la Unión Europea al mismo tiempo que la extensión de la OTAN en Europa del Este es percibida por Moscú como la voluntad de excluir a Rusia del continente europeo, un continente al que no sólo pertenece sino en el que ha ejercido una influencia histórica, cultural y económica durante siglos; pero de manera más reciente, un continente por el cual luchó para su liberación durante la Segunda Guerra Mundial, pagando el tributo más grande de todas los países beligerantes.

De tal manera, en política extranjera, el mandato de Medvedev estará marcado por el conflicto militar con Georgia. Como lo comentamos, en junio de 2008 la OTAN acogió con satisfacción las aspiraciones de Ucrania y Georgia de ingresar a la organización euroatlántica y acordó que "estos países se convertirían en miembros de la OTAN". El presidente Medvedev anunció entonces una nueva doctrina: Rusia tiene alrededor de sus fronteras una "esfera de intereses privilegiados" en la cual "defenderá sus intereses por todos los medios".

Las relaciones entre Rusia y Georgia —que ya eran bastante tensas debido al conflicto que oponía Georgia a Osetia del Sur debido a la declaración de independencia de esta última y al apoyo local recibido por Rusia— se agravaron desde 2003 con la llegada a la presidencia de Georgia de Mijeil Saakashvili (considerado proestadounidense), y degeneran en estado de guerra en agosto de 2008, cuando este último trata de recuperar Osetia del Sur y embiste al ejército ruso de interposición. Rusia reacciona atacando de manera enérgica y expulsa a las tropas georgianas de Abjasia. Esta última al igual que Osetia del Sur proclaman su independencia por referéndum, misma que es reconocida por Rusia y otros pocos Estados.

El conflicto con Georgia tuvo varias consecuencias inmediatas: mostró primeramente que la formulación del recién nombrado presidente Medvedev incluiría la acción armada; en segundo lugar, esta acción hará que finalmente Alemania y Francia decidan bloquear la entrada de Ucrania y Georgia a la OTAN. Finalmente, esta incursión cambiará la visión del gobierno ruso respecto a su capacidad militar. Aunque la intervención militar rusa fue exitosa, ésta revelará las grandes dificultades del ejército: décadas de baja inversión y de una mala administración habían creado una fuerza militar incapaz de llevar a cabo un combate moderno. De tal manera, el gobierno llevará a cabo una profunda reforma del sector y el gasto militar comenzará a aumentar. °En este sentido, Miller (2018) menciona en su libro *Putinomics* que, durante los dos primeros mandatos de Vladimir Putin, recuperar la estatura geopolítica de Rusia es un objetivo central de su gobierno, sin embargo, esta tarea no está prevista principalmente como una tarea militar. Evidentemente el gasto militar aumentó durante ese periodo debido al significativo crecimiento de la economía, pero el desarrollo del sector militar no era una prioridad.

Por todo lo antes dicho, las relaciones con el "extranjero próximo", como se les ha nombrado a los países de la ex Unión Soviética, han sido fuente de gran preocupación desde el primer día de la disolución de la URSS; de conflictos y también objeto de la creación de una serie de organizaciones, alianzas, acuerdos, políticas comunes, etcétera. La primera de ellas se fundará inmediatamente en 1991: la Comunidad de Estados Independientes (CEI), como lo veremos en el siguiente capítulo.

5. EL ADVENIMIENTO DE RUSIA EN EL SIGLO XXI

Ante la pérdida de las 14 repúblicas y su influencia directa en Europa del Este, el Kremlin buscará por todos los medios reconstituir lazos económicos, políticos y culturales, primeramente, con las repúblicas antiguamente soviéticas (sin contar a los Estados bálticos), formando así la CEI. Ante varios intentos de consolidación sin obtener los resultados esperados, otras organizaciones con geometrías variables se formarán. Así, se creará la Comunidad Económica Euroasiática (EURA-SEC) entre Rusia, Bielorrusia, Kazajistán, Kirguistán y Tayikistán; la Unión Aduanera Euroasiática (UAE), y finalmente, en 2014, la Unión Económica Eurasiática (UEEA) integrada por Rusia, Bielorrusia, Kazajistán, Armenia y Kirguistán. Por otro lado, el gobierno multiplicará iniciativas comerciales y alianzas estratégicas con sus vecinos y consolidará sus lazos con los países emergentes, especialmente con China. De tal manera, a partir de 2009 el Foro BRICS se vuelve oficialmente un contrapeso en las relaciones internacionales frente al "bloque occidental". Indudablemente, la relación más significativa se realizará con China, socio comercial y político con el cual las relaciones no han dejado de intensificarse. Las relaciones tecnológicas, industriales y de seguridad nacional ocupan también un lugar importante en las relaciones diplomáticas de Moscú, siendo la más destacada la Organización de Cooperación de Shanghái (OCS). Todo esto ha sido posible gracias a la potencia mundial en la que Rusia se transformó durante las primeras décadas del siglo XXI, además de ser un productor ineludible en materias primas, energéticas y agrícolas. En unos pocos años Rusia regresó *a su estatus de potencia en varios rubros, siendo los más destacados el militar, el aeronáutico y el nuclear. La Rusia del siglo XXI no puede ser disociada del nombre de Vladimir Putin, quien fue construyendo un sistema político que varios autores califican como "putinismo". Su presidencia fue cambiando con el tiempo, y el Putin de la primera década de los años 2000 no es el mismo que en sus tercero y cuarto mandatos. Con una opinión favorable por parte de la población, a pesar de los movimientos contestatarios, Putin va a ejercer el poder de manera más férrea y su conservadurismo se exacerbará. La red de poder económico y político que tejerá en torno a su gobierno se basará en lealtades políticas y pactos establecidos entre el Kremlin, la burocracia y la oligarquía. También fue delineando un discurso ideológico y político para sustentar el nuevo lugar de Rusia en el siglo XXI. Apoyándose en la ideología de diferentes pensadores que tienen como punto en común exaltar la cultura rusa y eslava, el presidente ruso creó un discurso ad hoc al rol que desea conferir a su país en un nuevo orden mundial "multipolar" que sustituya al orden "occidental". De igual manera hará de la religión ortodoxa un instrumento más con el mismo fin.*

Consolidación de nuevas alianzas y la relación sino-rusa

De la Comunidad de Estados Independientes a la Unión Económica Euroasiática

En 1991 la URSS formaba desde hacía más de 70 años un solo país dentro del cual quince "repúblicas" estaban integradas como circunscripciones administrativas. En 1991 esta base se desintegró formando nuevas fronteras de países independientes. Doce de los quince nuevos Estados soberanos crearán la Comunidad de Estados Independientes (CEI) en diciembre de 1991 (exceptuando a los países Bálticos). Para Rusia, se trata de mantener las nuevas repúblicas independientes bajo su zona de influencia de y crear un espacio postsoviético para contar con los medios de influencia sobre la región y encontrar una nueva forma de insertarse en el mundo de la posguerra fría. Por el contrario, para los nuevos países independientes, se trata de organizar la separación, consolidar su independencia y gestionar la herencia soviética común.

Moscú trató de hacer de la CEI un instrumento bajo su liderazgo, pero sin el éxito deseado. El fracaso se debe no solamente a dicha contradicción, sino también a la inmensa asimetría económica y a la diferencia de tamaño geográfico y demográfico de sus miembros. Por un lado, se encuentra Rusia, un Estado-continente de 17 millones de km^2 y una población que representa alrededor de la mitad de la población total de la antigua URSS; por otro lado, la mayor parte de los demás miembros de la CEI que son pequeños países como Georgia (con 4.8 millones de personas) o Armenia (3.5 millones de personas); algunos países que cuentan con territorio y poblaciones más importantes tales como Uzbekistán (21 millones), Kazajistán (16.4 millones) y Bielorrusia (10 millones); y finalmente Ucrania, el único país con una población mayor (51 millones de habitantes en 1991).

Recordemos también que ninguno de esos Estados, excepto Georgia y Ucrania, cuentan con acceso al mar. Es importante subrayar que la gran mayoría de esos países no habían tenido existencia propia e independiente antes de la conformación de la URSS, exceptuando Armenia y Georgia (que lo habían sido hacía dos siglos antes) y los Estados Bálticos que sí conocieron un periodo de independencia en el siglo XX; por lo cual, no es extraño que los países bálticos fuesen los primeros en reclamar su independencia en 1991 y que rechazaron formar parte de la CEI.

Por otro lado, a pesar de la gran interdependencia económica que existía por el hecho de haber pertenecido a una misma nación, las exrepúblicas se enfocarán en los grandes problemas de la organización de un Estado en medio de un marasmo económico, por lo que se observó más bien un repliegue hacia sus propios intereses nacionales. Otro punto esencial es que, además del problema ligado al comercio y transporte de los hidrocarburos, economías que antes eran interdependientes se vuelven de un día para otro países competidores de productos y materias primas en el mercado internacional.

En 1993 se finaliza el Tratado de la Unión Económica entre los países de la CEI, mismo que preveía diferentes medidas destinadas a promover la integración económica y una zona de libre mercado; sin embargo, éste fue raramente aplicado. En los hechos, la CEI funcionaba de manera informal, y su órgano de toma de decisiones, el Consejo de jefes de Estado, decidía por consenso. Se adoptaron así varios acuerdos y se crearon instituciones, pero varios de los textos firmados y ratificados se convirtieron en letra muerta (entre 1991 y 2001, de 173 acuerdos y tratados suscritos, sólo 8 entraron en vigor para toda el área). Lo que existió fue más bien una multiplicación de acuerdos subregionales o binacionales.

Recordemos que durante la primera década de los años 1990 el comercio intra-CEI se había derrumbado (entre 1991 y 1995, éste disminuyó 80%). Por lo que a partir de 1995, con el fin de relanzar el comercio bilateral, se estableció una unión aduanera entre Rusia y Bielorrusia, a la que rápidamente se unió Kazajistán.

En el año 2000 se crea formalmente la Comunidad Económica Euroasiática (EURASEC) entre Rusia, Bielorrusia, Kazajistán, Kirguistán y Tayikistán, con el objetivo de coordinar los esfuerzos de integración económica e institucional entre sus miembros (siguiendo un modelo similar al de la Unión Europea). Durante los primeros diez años de existencia, la integración dentro de la EURASEC siguió siendo en gran parte teórica.

No es sino hasta 2010 que una integración económica más profunda se creó entre Rusia, Bielorrusia y Kazajistán; esta integración evolucionó hacia la idea de la Unión Aduanera Euroasiática (UAE). Es decir, a una zona existente de libre comercio se introdujo una tarifa exterior común: derecho de aduana común aplicado por los miembros de la Unión a la importación de mercancías procedentes de terceros países. Esta unión siguió evolucionando y los tres países anunciaron la creación de la Unión Económica Eurasiática (UEEA) en 2014, misma que entró en vigor en enero de 2015 y a la cual se integraron también Armenia y Kirguistán. Esto significa que, a la integración de los mercados, se suma la concertación y armonización de las políticas económicas y que varias decisiones nacionales se deben hacer teniendo en cuenta criterios supranacionales. La asimetría que había sido puesta en evidencia durante la creación de la CEI perdura en el seno de esta organización: Rusia representa 80% de la población, 85% de la superficie, 86% del PIB y genera 98% de los intercambios de la UEEA (Conde, 2021).

Esta asimetría económica se acompaña del dominio político de Moscú sobre sus socios debido a la dependencia económica existente. En el caso bielorruso, por ejemplo, el país depende de las importaciones de gas y petróleo a precios reducidos para subvencionar a su industria, por lo que su gobierno se ha visto obligado a sumarse a las iniciativas políticas de Rusia. Para Kazajistán se trata también de obtener mejores condiciones en sus intercambios energéticos y una buena relación con su país vecino sabiendo que un tercio de su población es de origen ruso y que los movimientos de personas y trabajadores hacia Rusia son intensos y fuente de ingresos para Kazajistán. En el caso de Kirguistán, cabe recordar que más de medio millón de migrantes trabajan en Rusia y envían una cantidad de remesas considerable a su país.

Pero Rusia entenderá rápidamente que tiene interés en crear nuevas alianzas estratégicas con otros países emergentes, debido a la progresiva pérdida de influencia en los países que otra vez fueron "satélites" y repúblicas del ex bloque soviético. De tal manera y ante la relación cada vez más conflictiva con Occidente, Moscú va a multiplicar diferentes iniciativas con los países emergentes, siendo su relación con China la más sobresaliente. En este sentido es interesante señalar que en 2010 el gobierno ruso publica el documento: "Estrategia Energética de Rusia hasta el periodo 2030", en donde se expone el plan que debe seguir Rusia para sentar las bases del nuevo modelo energético en el largo plazo. En éste se puede leer acerca del interés que tiene Rusia en desarrollar nuevas relaciones económicas y comerciales con otros socios para disminuir su dependencia del suministro energético a Europa.[1]

Alianzas estratégicas con los países emergentes: el Foro BRICS

Una de las constantes preocupaciones de la élite política rusa es regresar a Rusia su estatus de potencia mundial en el concierto de las naciones. Uno de los foros que privilegiará será el Foro BRICS. Recordemos que el acrónimo "BRIC", que originalmente designaba a Brasil, Rusia, India y China, fue creado en 2001 por Jim O'Neill, economista de Goldman Sachs, para resaltar el potencial de crecimiento de estos países en un contexto de "marketing financiero". Pero en 2009 el grupo se convirtió en una realidad geopolítica cuando los jefes de Estado de estos países crearon el "Foro BRIC"; en 2010 Sudáfrica fue invitada a formar parte del "Foro BRICS".

Como lo comenta Bobo Lo (2016) Rusia es el país que mayor entusiasmo ha mostrado durante la creación y el desarrollo de este foro económico internacional. Esto se explica debido a que es una de las raras organizaciones que no están bajo el dominio occidental, además de que Moscú ha jugado un rol de líder dentro de esta institución: Rusia es reconocida por los demás miembros como gran potencia, participa en la agenda, procedimientos y medidas de corte político junto a China. Otro punto esencial es que la afiliación a este foro internacional permite al Kremlin objetar la idea de que Rusia está aislada en el plano internacional (sobre todo después de la anexión de Crimea). Finalmente, los BRICS, a pesar de la heterogeneidad de sus miembros y la desaceleración económica observada después de la crisis financiera de 2009, son el símbolo de las primicias de un nuevo orden mundial anhelado por Rusia. En efecto, a

---

[1] El documento se puede consultar en: http://www.energystrategy.ru/projects/docs/ES-2030_(Eng).pdf. Agradezco a Jacques Sapir por haberme proporcionado esta información.

partir de 2014, en cuestiones económicas, el foro ha sido muy activo en la creación de nuevas instituciones tales como el Nuevo Banco de Desarrollo (NBD) y el Acuerdo de Reservas de Contingencia (CRA) como una alternativa a las instituciones financieras "occidentales": el Banco Mundial y el FMI. Esto ha permitido también un diálogo constante y el refuerzo en temas de cooperación, inversiones, comercio, infraestructuras, etcétera, no sólo entre sus miembros sino con los demás países en desarrollo. Además de confluir en el seno de los BRICS, la relación entre China y Rusia se desarrollará de manera bilateral de manera progresiva e intensa.

La intensificación de la relación económica sino-rusa

Rusia tiene una larga historia de contactos con China que se establecieron oficialmente en el siglo XVII, con el envío de las primeras misiones diplomáticas rusas a Beijing. En la década de 1860, los dos países se convirtieron en vecinos inmediatos cuando los territorios de Siberia Oriental, ahora llamado el Lejano Oriente ruso, fueron anexados al Imperio ruso. Desde entonces, las cuestiones de la delimitación de la frontera sino rusa, la explotación de los recursos naturales y la gestión de los flujos migratorios han estado en el centro de diferentes disputas entre los dos países. La caída de la URSS y la negociación progresiva de los litigios sobre las disputas fronterizas en la década de 1990 normalizaron las relaciones políticas entre Rusia y China, y contribuyeron al rápido desarrollo de los lazos comerciales entre ambos países (Alexeeva & Lasserre, 2018).

Durante los años 1990, precisamente en la región fronteriza del Extremo Oriente ruso, comienza a desarrollarse un comercio sostenido ante la penuria de productos en Rusia debido a la gran crisis económica. Textiles y productos alimentarios provenientes de China comenzaron a tener una fuerte demanda debido a sus precios bajos. Para responder a este flujo comercial importante, varias zonas francas en la frontera china (Noreste) comenzaron a desarrollarse y se crearon polos de producción destinados al mercado ruso (explotaciones agrícolas e industria ligera). Progresivamente el comercio aumentó entre los dos países y es a partir de los años 2000 que el comercio bilateral progresa a un ritmo sostenido, reflejo de la recuperación de la economía rusa y del auge de la economía china.

La participación china de las importaciones rusas pasó de 10% a 20% entre 2005 y 2015, esencialmente en detrimento de los intercambios con Europa y sobre todo con Alemania cuya participación disminuyó de 14 a 11% (de Gliniasty, 2018). Entre 2001 y 2014 el comercio entre China y Rusia se multiplicó por nueve alcanzando 95 mil millones de dólares. En 2017, China es el principal socio comercial de Rusia por octavo año consecutivo, con un volumen de intercambios del orden de 84 mil millones de dólares. De manera paralela, la estructura de los intercambios comerciales sufrió una transformación radical. Las exportaciones rusas hacia China están dominadas por las materias primas: petróleo, madera, minerales no ferrosos, como el níquel, el cobre y el aluminio (los equipos industriales que en 2002 representaban el 20% de las exportaciones ni siquiera aparecen en las cifras publicadas en 2017). La estructura de las exportaciones chinas hacia Rusia también se transformó pasando de textiles y productos de consumo corriente a maquinaria y equipos industriales (Alexeeva & Lasserre, 2018).

Evidentemente, las relaciones de Rusia con China no son sólo comerciales o de cooperación en el marco del Foro BRICS, sino que se extienden a varias áreas y sobre todo confluyen en los grandes proyectos bilaterales en cuestiones energéticas, militares y espaciales. Esta relación entre dos grandes potencias regionales no está exenta de contradicciones. Sin embargo, las preocupaciones comunes de seguridad llevan a ambos países a coincidir en la creación de la Organización de Cooperación de Shanghái (OCS) que, junto a la Organización del Tratado de Seguridad Colectiva (OTSC), forman las dos organizaciones "políticas" regionales en donde Rusia participa para tratar cuestiones militares y de seguridad, hacer un contrapeso a la OTAN y —al excluir a Estados Unidos— crear una herramienta de oposición a la hegemonía norteamericana en las relaciones internacionales.

Asociaciones tecnológicas, militares y de seguridad

Recién disuelta la URSS, en el marco de la CEI, varios Estados se asociaron en el Tratado de Tashkent (1992) para tratar temas de seguridad y conflictos ligados a reivindicaciones separatistas. Este grupo conformado por Rusia, Bielorrusia, Kazajistán, Kirguistán, Tayikistán y Armenia, se volvió la Organización del Tratado de Seguridad Colectiva (OTSC) en 2002. Este acuerdo político-militar entre varios países de Europa y Asia Central es concebido y promovido principalmente por Rusia como un "equivalente euroasiático" de la OTAN.

Los avances promovidos por Moscú en materia de cooperación militar y de seguridad son significativos: la implementación de una estructura de fuerzas armadas colectivas para poner en práctica (si es necesario) el artículo 4 del Tratado equivalente al artículo 5 de la OTAN, en donde se afirma que un ataque contra uno de los miembros de la organización es considerado un ataque contra todos los miembros; la creación de fuerzas de mantenimiento de la paz; la realización de ejercicios o maniobras militares comunes, etcétera. Sin embargo, la organización se enfrenta también a debilidades estructurales, como la asimetría entre Rusia y el resto de los miembros y el deseo de reafirmación de autonomía por parte de éstos, ante la inquietud por el riesgo de la injerencia rusa con el "pretexto" de la protección de la población de lengua rusa en esos países. Esto ha limitado el alcance de los objetivos de la organización (Teurtrie, 2017). Por otro lado, Rusia no ha dudado en buscar otras asociaciones con el fin de reforzar su liderazgo en cuestiones de seguridad regional, siendo la más destacada la Organización de Cooperación de Shanghái (OCS).

Desde 1996, por iniciativa de China —preocupada por su seguridad en Asia Central— y de Rusia, se había creado en Shanghái una organización similar a la OTSC: el Foro de Shanghái, al cual también pertenecen los nuevos Estados de Kirguistán, Tayikistán y Kazajistán. Al principio, la problemática es estrictamente regional, siendo el primer objetivo la búsqueda de la estabilización política —ante una situación completamente nueva que conllevó la disolución de la URSS y la independencia de esos países— para buscar el desarrollo pacífico de las cuestiones territoriales y fronterizas heredadas de la dislocación de la URSS. Se pretende así, estabilizar la región postsoviética de Asia Central, considerada como un tema de seguridad común y prioritario para Rusia y China que temían el contagio a su territorio de los riesgos y amenazas presentes en la región, preocupación acentuada, en su momento, por la guerra civil en Tayikistán, que terminó hasta junio de 1997 (Facon, 2006).

En 2001 se convierte en la Organización de Cooperación de Shanghái (OCS), cuyos miembros fundadores son Rusia, China, Kazajistán, Kirguistán, Tayikistán y Uzbekistán, siendo sus objetivos la lucha contra el terrorismo y el crimen organizado internacional pero también el problema de "los separatismos". La OCS ha estado en constante expansión: las ampliaciones sucesivas han involucrado tanto a Estados observadores o socios (Afganistán, Irán y Turquía) como a miembros de pleno derecho: India y Pakistán. Así, la OCS representa hoy en día más del 40% de la población mundial.

Ante las distintas formas de injerencia que los miembros de la OCS —sobre todo Rusia y China— van a percibir por parte de Estados Unidos en la región (apoyo militar, cooperación económica y educativa en las exrepúblicas soviéticas, el avance de la integración de los países del Este a la OTAN, etcétera), la OCS se volverá gradualmente una herramienta al servicio de su oposición común a la hegemonía del poderío norteamericano. En este marco se ponen en marcha maniobras militares cada año para demostrar la capacidad militar de las fuerzas rusas y chinas. De tal modo, la OCS va a ser considerada al igual que las organizaciones antes mencionadas, como la prefiguración de un nuevo orden mundial que trata de romper con la arquitectura del antiguo orden instaurado en los años cincuenta por las potencias occidentales. Se rechazan así a Japón y a Estados Unidos afirmando claramente la aspiración de crear un nuevo orden mundial no occidental, como lo comenta Marchand (2019).

De esta forma Rusia comenzó a delinear una nueva arquitectura alternativa en oposición a las instituciones económicas y políticas occidentales para disminuir las asimetrías creadas en el periodo inmediato de la post-Guerra Fría. Putin promovió por varios medios —económicos, diplomáticos y coercitivos— la entrada de Ucrania en esta nueva configuración. Como lo veremos en el siguiente capitulo, esto no sucedió debido a una serie de factores intrínsecos (política interna en Ucrania) conjugados a las presiones externas. Por el contrario, los acontecimientos que ocurrirán en Ucrania a finales del año 2013 y principios de 2014: la revolución de Maidán y el conflicto en la región del Dombás, serán el detonador de un conflicto abierto entre Rusia y Ucrania, y representarán un punto de inflexión en la política exterior del Kremlin.

En efecto –a pesar de los problemas estructurales mencionados en el capítulo anterior– contando con una economía mucho más sólida que a inicios del siglo XXI, Rusia no permitirá más el *statu quo* del orden mundial establecido por Occidente, lo que culminará con la anexión de Crimea. Este evento trastocó no solamente las relaciones entre esos dos países, sino la relación de Rusia con Europa, y de manera general con Occidente, debido al embargo establecido por éste a Rusia y a la franca degradación de las relaciones diplomáticas. Estos acontecimientos serán también el presagio de la invasión rusa a Ucrania el 24 de febrero de 2022, lo que tendrá profundas consecuencias en Europa y en el mundo entero (capítulo 6).

El regreso de una potencia mundial

Por el simple hecho de su inmensidad, Rusia es un actor mundial. Es
una de las dos grandes potencias del Ártico. En Asia es uno de los actores
mayores de la cooperación económica para Asia-Pacífico (APEC). De
Asia Central al Cáucaso, bordea el arco de las crisis que corren desde
Afganistán hasta el Medio Oriente. Del Polo Norte al Mar Negro y en el
Cáucaso, está en contacto con la OTAN.
Pascal Marchand, 2019

Diferentes visiones se contraponen en el paisaje mediático, académico y político sobre la importancia de Rusia a nivel mundial. Por un lado, Rusia es un país considerado como una economía emergente, lejos todavía de las grandes economías occidentales, con una estructura económica poco diversificada, dependiente de la producción y exportación de materias primas y, por lo tanto, de los vaivenes de la economía internacional; con complejos problemas sociales no resueltos, una aguda desigualdad y una situación demográfica en declive.

Por otro lado, Rusia, con un área geográfica del tamaño de un continente, posee numerosas ventajas que le otorgan un lugar único en la economía mundial. En su vasto espacio geográfico que le permite tener fronteras con el continente asiático y con Europa, se acumulan un sinnúmero de riquezas naturales. Rusia es el primer o segundo exportador de hidrocarburos en el mundo: en 2020 ocupaba el segundo lugar en la producción (12.4%) y exportación neta de petróleo (13.2%); el segundo lugar en la producción de gas (18%) y el primer lugar en la exportación de gas (22.6%),[2] así como el tercer lugar en la exportación de carbón (15.5%) y la quinta posición mundial de países productores de energía nuclear siendo además el segundo proveedor mundial de aluminio. Asimismo, la quinta parte de la producción de diamantes proviene de Rusia (primer productor) y es el segundo productor mundial de oro después de China. Se en-

---

[2] Los hidrocarburos representan en 2021 50% de las exportaciones totales de Rusia, pero el aporte de las ganancias del sector al presupuesto ha disminuido de 50% en 2010 a alrededor de 30% en 2021.

cuentra dentro de los cinco principales productores de níquel (cuarto lugar) y paladio (primer lugar), minerales indispensables en la construcción de baterías de vehículos eléctricos y semiconductores, y es un productor importante de acero.

Pero sería muy restrictivo limitar la riqueza de ese país a la explotación de sus recursos naturales. A pesar de todos los altibajos de la economía rusa durante el siglo XX y lo que va del siglo XXI, Rusia sigue siendo considerada por muchos observadores y estudiosos una gran potencia mundial debido al lugar que ocupa en la carrera armamentista y del espacio. Asimismo, en los últimos años se volvió una potencia agrícola, sin olvidar la importancia, a pesar de las dificultades y debilidades, de su despegue en varios sectores industriales. Comencemos entonces por analizar el lugar de la economía rusa en una perspectiva internacional, antes de describir el poderío militar-industrial, nuclear y aeroespacial y el auge del desarrollo agrícola de los últimos años.

La economía rusa en una perspectiva comparativa mundial

La clasificación de Rusia en términos del producto interno bruto puede cambiar en función del indicador que se utilice y de la fuente debido a diferencias metodológicas. En este caso presentamos el PIB (PPA)[3] en dólares constantes de 2017, publicado por el Banco Mundial. En el cuadro 1 observamos que, según esta fuente, Rusia ocupa en 2020 el 6º lugar en la clasificación mundial, después de China, Estados Unidos, India, Japón y Alemania; y que se encuentra incluso por delante de Francia. Es importante señalar que estas cifras están consideradas como subvaluadas debido a la importancia de la economía informal en Rusia que es del orden del 20% del PIB, mientras que en los países occidentales la economía informal es de alrededor del 10% del PIB.

---

[3] La paridad de poder adquisitivo (PPA) se refiere a la tasa de conversión de la moneda para igualar el poder adquisitivo de diferentes monedas, eliminando las diferencias en los niveles de precios entre países.

Cuadro 1. PIB: una comparación internacional en 2020

País	PIB (PPA) Billones de dólares constantes de 2017
China	23.02
Estados Unidos	19.86
India	8.51
Japón	5.06
Alemania	4.27
Rusia	3.87
Francia	2.85

Fuente: Banco Mundial.

El **PIB** per cápita es una medida que representa mejor el nivel de vida de la población de un país (aunque limitada, es cierto, pues no toma en cuenta la desigualdad u otros indicadores de la calidad de vida de la población). Podemos observar en el cuadro 2 que Rusia se encuentra por debajo de Francia y en general de todos los países desarrollados. Si comparamos a Rusia con algunos países exsocialistas, observamos que está muy por debajo de República Checa y en un nivel comparable al de Bulgaria, uno de los países menos desarrollados de Europa Central. Sin embargo, con este criterio la economía rusa está por delante de sus socios miembros del grupo BRICS: China e India, así como arriba de todas las repúblicas de la ex Unión Soviética, lo que explica la importancia de los flujos migratorios de estas repúblicas hacia Rusia, como Kazajistán o Kirguistán. Pero más allá de la discusión sobre los niveles del PIB –medida cada vez más cuestionada por sus límites para representar la verdadera riqueza de un país– Rusia, debido a sus extraordinarios atributos materiales y humanos, como lo comenta Stephen Cohen, está destinada a ser una gran potencia mundial (Cohen, 2011).

Cuadro 2. PIB per cápita: una comparación internacional en 2020[4]

País	PIB per cápita (dólares constantes 2017)
Estados Unidos	59 920
Alemania	51 423
Francia	42 321
Japón	40 232
República Checa	38 511
Rumania	28 871
Rusia	26 456
China	16 316
Ucrania	12 376
India	6 166

Fuente: Banco Mundial.

Rusia: una potencia militar, nuclear y aeroespacial

Rusia no tiene más que dos aliados: su armada y su flota.
Alejandro III, Zar de Rusia (1845-1894)

Varios autores coinciden en señalar que Rusia ha privilegiado su capacidad militar a tal punto que siempre ha existido un desfase entre su poderío militar y el estado de su economía, de ahí el título del politólogo francés Georges Sokoloff "La potencia pobre" para describir esta anomalía entre la capacidad de defensa del país y su poder económico y organización interna. Como lo comenta el exembajador de Francia en Rusia y especialista del mundo ruso, Jean de Gliniasty (2022), el Estado ruso desarrolló desde su creación una profunda cultura militar en el seno de la sociedad; por ejemplo, Pedro el Grande[5]

---

[4] No se incluyeron en este cuadro varios países que en términos del PIB per cápita están muy por arriba incluso de los países occidentales desarrollados, como los países petroleros de la Península arábiga o los paraísos fiscales. Nos concentramos entonces en países desarrollados altamente industrializados.

[5] Pedro el Grande reinó como zar de Rusia entre 1682 y 1725.

impuso el servicio militar obligatorio a todos los nobles rusos a partir de los 13 años, como contraparte de la confirmación de la propiedad de sus bienes y de sus siervos. Esta cultura militar se heredó durante todo el periodo de la dinastía Romanov y se traspasó al Ejército Rojo de los bolcheviques durante la guerra civil. Después de la Segunda Guerra Mundial y la victoria de 1945, el ejército ruso gozó de prestigio y de privilegios. El sector militar, como es ampliamente reconocido, se volvió uno de los pilares del régimen soviético.

Con la caída de la URSS y del bloque soviético, y la subsecuente crisis de los años noventa en Rusia, el sector militar, al igual que todos los sectores de la economía, se desmoronó. Durante el periodo de Yeltsin se redujeron los efectivos militares y los créditos al sector de manera masiva. Sin embargo, varios factores confluyeron para alertar al gobierno ruso sobre la necesidad de modernizar y volver a hacer de Rusia una super potencia militar durante las dos primeras décadas del siglo XXI. Podemos mencionar entre ellos las acciones armadas de la OTAN en Kosovo (1999) y la impotencia que sintió la clase dirigente rusa ante tal invasión; la intervención rusa en Georgia (2008) que reveló las dificultades y debilidades de un sector militar que comenzaba a presentar signos de obsolescencia; y la rápida expansión de la OTAN hacia su área de influencia tradicional. Evidentemente, la modernización e inversión en el sector militar fue posible gracias al importante crecimiento económico del que gozó Rusia a partir de los años 2000.

Al mismo tiempo se fue conformando lo que se ha dado en llamar "el pensamiento estratégico ruso", representado a través de una "doctrina" que abarca todos los elementos relacionados con la seguridad a corto plazo y con el Estado a largo plazo. El principal órgano encargado de definir la "doctrina estratégica" rusa es el Consejo de Seguridad de la Federación de Rusia (CSFR) bajo la dirección de Nikolái Pátrushev, pero con el apoyo de diversos actores como las fuerzas armadas, el Ministerio de Asuntos Extranjeros, la Academia de Ciencias. Los textos elaborados en el marco del Consejo se someten al gobierno y están sujetos a la validación por parte del presidente de Rusia (Sapir, 2011).

Recuadro 1. **La evolución de la doctrina militar rusa**

Un nuevo concepto estratégico fue elaborado a principios del siglo XXI para guiar la modernización del sector militar. Esta nueva doctrina militar rusa se materializó con la firma del decreto del 21 de abril de 2001 por Vladimir Putin. Pero no es sino hasta los años 2010 que el sector se beneficiará de una inversión generosa para renovar el sector militar-industrial bajo la doctrina militar presentada por el presidente Medvedev, quien calificó explícitamente la expansión de la OTAN y el despliegue de la red de antimisiles en las fronteras de Rusia de las "principales amenazas" para el país. Estas "amenazas" se volvieron "peligros" en la doctrina de diciembre de 2014 firmada por el presidente Putin durante la crisis con Ucrania en 2014. En ésta se anuncia la movilización de la economía y de la sociedad rusas para hacer frente a los riesgos de desestabilización orquestados por Occidente. En este periodo se desarrolla también la tesis del jefe del Estado mayor de la defensa, Valeri Gerasimov, sobre las "guerras híbridas" en contra de Rusia y por lo cual ésta debería responder de igual manera. Las "guerras híbridas" se caracterizan por una combinación de varios medios: además de los económicos y tecnológicos, los medios de influencia y de información, el ciberespacio, los servicios de inteligencia, etcétera (sin embargo, este concepto sigue siendo hoy en día un concepto impreciso y controvertido). El primer documento oficial sobre la doctrina nuclear "Fundamentos de la política de la Federación de Rusia en materia de disuasión nuclear", publicado en junio de 2020, hace énfasis en el de-

> sarrollo de armas nuevas hipersónicas y de la modernización profunda del arsenal nuclear ruso. El documento confirma la posibilidad de ataques nucleares si "la existencia misma del Estado se encuentra amenazada."
> *Fuente: de Gliniasty, 2022, pp. 125-126.*

Así, en 2001 el gobierno llevó a cabo una reorganización del complejo militar-industrial bajo una lógica de división por ramas industriales: aviación, misiles, helicópteros, etcétera. Asimismo, se creó la empresa pública Rosoboronexport para encargarse de la exportación de armamento y controlar la actividad internacional de las empresas del sector y de los flujos financieros. En un segundo tiempo, el conjunto del complejo militar-industrial fue puesto bajo el control de un holding controlado por el Estado: Rostec. Esta corporación estatal rusa se estableció a finales de 2007 para promover el desarrollo, la producción y la exportación de productos industriales de alta tecnología para los sectores civiles y de defensa.[6]

Esta reorganización permitió establecer los lazos entre las diferentes empresas, así como una racionalización en la asignación de los recursos. En 2014, el gobierno ruso estableció un plan de restructuración de las deudas de las empresas gracias al cual alrededor de 4 000 millones de euros fueron eliminados y 4 500 millones de euros fueron renegociados. Además de esta reorganización, se llevó a cabo una diversificación de la industria militar con la ambición de reconvertir a algunos de sus éxitos tecnológicos en el sector civil como la aviación civil, la construcción automotriz, la industria electrónica, proyectos de tecnología de la 5G, etcétera. De tal forma, el porcentaje de la producción civil realizado por el complejo industrial-militar pasó de 17% en 2016 a 25% en 2020 (Teurtrie, 2021).

---

[6] Rostec reúne a alrededor de 700 entidades que forman 14 holdings empresariales: once holdings operan en la industria de defensa y tres en el sector civil. Las empresas que forman parte de Rostec están ubicadas en 60 regiones de la Federación Rusa y suministran productos a más de 70 países del mundo.

Es importante señalar que desde 2014, las sanciones decretadas por Estados Unidos y la Unión Europea en la industria de la defensa prohibieron la exportación de armamento y de componentes hacia Rusia. A esto se suma la ruptura de lazos con Ucrania que era un socio clave en la industria militar pues proveía componentes y productos finales a la industria rusa. A pesar de las sanciones impuestas por Occidente, Rusia es, después de Estados Unidos, el segundo exportador mundial de armamento y el único país (además de Estados Unidos) que fabrica la casi totalidad de su armamento de manera autónoma. El complejo industrial-militar produce armamento de gran calidad en varias ramas tales como los aviones de combate, la defensa antiaérea y antimisiles, los helicópteros de transporte y de ataque, tanques y vehículos blindados, submarinos a propulsión nuclear, entre otros. El monto de las exportaciones de armas rusas aumentó de 3 400 millones de dólares en 1999 a alrededor de 15 000 millones de dólares en la actualidad (Teurtrie, 2021). La industria rusa de armamento provee de armas a países de prácticamente todos los continentes: China, India, Vietnam, Argelia, Siria, Egipto, Iraq, Venezuela y varios países de África Subsahariana.

La evolución del gasto militar como porcentaje del PIB en Rusia pasó de 3.4% en 2011 a 5.4% en 2016. No obstante, a pesar de que Rusia destina una parte muy importante de sus recursos al sector militar —y que representa una cifra bastante elevada si se compara con el de Estados Unidos (3.3%) y China (1.9%)[7]— en términos absolutos, el presupuesto militar de Rusia (61 mil millones de dólares) es diez veces inferior al de Estados Unidos (649 mil millones de dólares) y quince veces inferior al presupuesto total de la OTAN (963 mil millones de dólares).

En materia de producción de armamento nuclear, Rusia ocupa también el segundo lugar después de Estados Unidos. Para Rusia, su potencia militar es uno de los instrumentos que le permite mantener su soberanía. De tal manera, en respuesta al proyecto del

[7] Cifras del Banco Mundial.

despliegue de las unidades de combate estadunidenses cerca de la frontera rusa, el presidente anunció la operatividad de 40 nuevos misiles balísticos intercontinentales hipersónicos ICBM Topol, teniendo como objetivo a Estados Unidos. Estos están equipados con cabezas nucleares que son capaces de bloquear los sistemas antimisiles norteamericanos. Asimismo, Rusia desarrolló una tecnología de ruptura con un torpedo (minisubmarino) equipado con un motor nuclear con un alcance de varios miles de kilómetros y capaz de crear un tsunami gigante (Marchand, 2019).

En cuanto al sector aeroespacial, una de "las joyas" de la industria soviética, que había logrado colocar el primer satélite en órbita, enviar al primer hombre al espacio y construir la primera estación espacial, también había sufrido de manera estrepitosa la crisis de los años noventa. Sin embargo, la industria aeronáutica militar sobrevivió a 15 años de crisis casi exclusivamente gracias a las exportaciones (siendo sus principales socios comerciales China, India, Argelia, Vietnam, Venezuela e Indonesia). No fue sino hasta 2005 que la industria comenzó a recibir un financiamiento sustancial del presupuesto estatal. En 2006, el gobierno del presidente Vladimir Putin lanzó un programa de consolidación de la industria para hacer más sólidas las principales empresas productoras de aviones bajo una sola organización: la *United Aircraft Corporation* (UAC), conocida por sus siglas en ruso como OAK. La OAK, bajo la tutela de Rostec, es considerada como uno de los "campeones nacionales" y contó con un considerable apoyo financiero del gobierno ruso que inyectó dinero en las empresas que había adquirido para mejorar su situación financiera. Gracias a este plan, la producción de aviones aumentó sustancialmente. Es importante señalar que el gobierno dará prioridad al sector de aviación militar, sobre todo después de la guerra en Georgia (2008), cuando el Ministerio de la Defensa empezó a hacer pedidos de aviones de combate y se volvió la principal fuente de pedidos de la industria aeronáutica militar. Sin embargo, dejó el mercado de la aviación civil a las empresas occidentales (Makienko, 2017).

Asimismo, el sector aeroespacial ruso sigue siendo competitivo y eficiente a nivel internacional en el mercado de lanzamientos comerciales de satélites (por ejemplo, el lanzador Soyuz concebido en la época soviética se volvió uno de los lanzadores más apreciados en el mundo por su fiabilidad). Rusia es el segundo país después de Estados Unidos en haber creado un sistema de navegación satelital: GLONASS. Asimismo, la Estación Espacial Internacional (SSI por sus siglas en inglés) es un ejemplo de la cooperación ruso-americana en materia espacial.[8] Sin embargo, a partir de 2014, las sanciones impuestas por Occidente han afectado las exportaciones e importaciones en diferentes ramas de la industria y bloqueado una cooperación que hasta ese momento había sido fructífera entre Roskosmos —la empresa pública que reagrupa todas las empresas del sector espacial rusas— y los gobiernos y empresas europeas, tales como Airbus y Thales.

La emergencia de Rusia como potencia agrícola

Con una agricultura organizada a gran escala y altamente mecanizada, la Unión Soviética fue uno de los mayores productores de granos del mundo. Sin embargo, a pesar de los inmensos recursos territoriales, la extensa mecanización, el desarrollo de la industria química y una gran fuerza laboral rural, la agricultura soviética era relativamente improductiva, obstaculizada en muchas áreas por el clima (sólo 10% del territorio de la URSS era cultivable) y con baja productividad laboral. Al final del periodo soviético, durante la década de 1980, tras varios periodos de cosechas irregulares y debido a la ineficacia económica del sistema y de las instituciones

---

8 El proyecto involucra también además de la NASA (Estados Unidos) y Roskosmos (Rusia) a JAXA (Japón), ESA (Europa) y la CSA/ASC (Canadá).

de la agricultura colectivizada soviética, la URSS se convirtió en el mayor importador de cereales. Al igual que los demás sectores económicos, la agricultura rusa sufrió una transformación radical de su estructura a partir de la desaparición de la Unión Soviética y la transición hacia el capitalismo. La crisis económica de los años noventa, así como el proceso caótico de privatización aunado a la voluntad de las autoridades rusas de reducir el apoyo al sector agrícola durante el periodo de liberalización, tuvieron como consecuencia la drástica reducción en el sector: entre 1990 y 2002, la producción de cereales y de carne, se redujo en 43% y 55%, respectivamente (Quentin & Pouch, 2018).

Sin embargo, con el cambio de siglo, la política agrícola dará un giro importante y comenzará una trayectoria ascendente que transformará al sector y convertirá a Rusia en una potencia agrícola mundial. En efecto, a partir del año 2000 el sector agrícola es considerado estratégico y en 2001, con la promulgación de nuevas leyes concernientes a la propiedad de la tierra, se permite un reordenamiento del sector agrícola. En 2005, el sector es considerado como "prioridad nacional" y en 2006 se promulga la ley sobre el desarrollo de la agricultura, lo que delineó una clara orientación a la política agrícola rusa, basada en dos grandes principios: el suministro en productos agrícolas rusos para la población y el desarrollo sostenible de los territorios rurales. De tal manera, entre 2008 y 2013 el sector fue objeto de un programa especial por parte del Estado con un presupuesto que llegó a alcanzar los 43 mil millones de dólares, con el objetivo de modernizar y reforzar la producción agrícola nacional para lograr la seguridad alimentaria (Quentin & Pouch, 2018). El nuevo sistema se reorganizó en agro-holdings: estructuras agrarias que, a través de un inversor ajeno al sector, controlan las explotaciones de un solo territorio o de varias regiones. Este inversor puede provenir de la industria agroalimentaria o de sectores mucho más lejanos, como el petrolero. Además, atraídos por el potencial de ciertas regiones de Rusia (particularmente el centro, así como el sur de la parte occidental de la Federación), los empresarios extranjeros también establecieron agro-explotaciones. Varios oligarcas buscaron, por razones financieras o políticas, diversificar sus actividades comprando fincas y fundando agro-explotaciones (Grouiez, 2012).

Por otro lado, la crisis de 1998 y la subsecuente devaluación del rublo habían sido benéficos para la producción agrícola pues los productos alimentarios occidentales se habían encarecido, lo que había comenzado a frenar las importaciones. Asimismo, empresarios rusos e inversionistas extranjeros comenzaron a ver el interés de desarrollar una industria agroalimentaria moderna para abastecer el mercado interior y estimular las exportaciones.

A partir de 2014, como respuesta a las sanciones impuestas por Occidente después de la anexión de Crimea (capítulo 6), el gobierno ruso llevó a cabo una efectiva política de sustitución de importaciones, aplicando a su vez "contra-sanciones" sobre los productos hasta ese momento importados de Estados Unidos, Canadá, Australia y la UE. Esta política fue exitosa pues la producción nacional aumentó de manera importante y Rusia se volvió el primer país exportador de trigo en 2016.

De tal modo, con la ayuda del Estado, la producción nacional de carne pasó de 8.5 millones de toneladas en 2013 a 10.6 millones de toneladas en 2018 (Rusia importaba de los países occidentales, principalmente de la Unión Europea, 1.8 millones de toneladas de carne en 2013); la producción de queso aumentó de 384 000 toneladas en 2013 a 473 000 toneladas en 2018; la producción de cereales pasó de 92 millones de toneladas en 2013 a 131 millones de toneladas en 2018 (Marchand, 2019). El porcentaje de importaciones en el consumo total de carne de los rusos disminuyó de 46%

en 2005 a 6% en 2020. Rusia se volvió autosuficiente en la producción avícola y porcina. El cierre del mercado ruso a los productos europeos permitió a los rusos desarrollar nuevas actividades, como se observó con el importante aumento en la producción de quesos gracias a la implantación de empresas extranjeras en Rusia para la producción local (Teurtrie, 2021).

El resultado global del apoyo por parte del gobierno ruso al sector agrícola desde los inicios de los años 2000, aunado a la adaptación forzada por parte del sector debido a las sanciones occidentales a partir de 2014, tuvo como consecuencia el fuerte desarrollo del sector agroalimentario, convirtiendo a Rusia en una potencia exportadora: en 2020 los ingresos obtenidos gracias a las exportaciones agroalimentarias rusas alcanzaron la cifra de 30 mil millones de dólares, una cifra superior a los ingresos obtenidos de la exportación de gas natural en ese año (26 mil millones de dólares). El desempeño del sector agrícola permitió a Rusia volverse exportadora neta de productos agrícolas en 2020 por la primera vez en su historia reciente: entre 2013 y 2020 las exportaciones agroalimentarias rusas se multiplicaron por tres mientras que las importaciones se redujeron a la mitad (Teurtrie, 2021).

Económicamente, el gobierno ruso se dotó de los medios de sus ambiciones: volver a obtener el estatus de una potencia económica mundial, a pesar de las debilidades y contradicciones señaladas. La huella de un pasado imperial de Rusia y del lugar que la URSS ocupó en la conformación mundial del siglo XX son elementos constitutivos de esta ambición. De manera paralela, las élites rusas, con Vladimir Putin a la cabeza, erigieron un sistema político con una visión particular de nación y del proyecto de civilización que Rusia debería encarnar, como lo veremos a continuación.

El sistema político de Vladimir Putin

La personalización del poder

> *No hay Rusia sin Putin*
> Vyacheslav Volodin[9]
> Club Valdai, octubre de 2014

> *Más que cualquier líder en el mundo occidental, el presidente ruso encarna el Estado que ha dirigido durante casi dos décadas. El "putinismo" designa, por tanto, un sistema político plebiscitario en el que prima un ejecutivo fuerte que controla las principales palancas del poder. Es también una ideología política populista y conservadora cuya influencia ha aumentado significativamente a lo largo de los años y cuyo influjo, limitado pero muy real, se ejerce hoy día en Europa y en Estados Unidos.*

> Jean-Robert Raviot, 2016

¿Cómo calificar el sistema político erigido por el presidente Putin en el transcurso de los últimos veinte años, tan singular que es lugar común llamarlo "putinismo"? En efecto, como lo señala el profesor francés de Civilización rusa contemporánea, Jean-Robert Raviot, la personalización del sistema político adquirió bajo la presidencia de Vladimir Putin tal dimensión que solamente el neologismo de "putinismo" permite calificarlo:

> Visto desde occidente, el régimen político ruso es percibido como un sistema autoritario posmoderno con la huella del populismo, construido sobre un hecho mayoritario, una "democracia soberana" que trata de unificar a la sociedad en lugar de representarla en su diversidad, y consolidar al Estado, una prioridad en el contexto de

---

[9] Jefe adjunto de la Administración Presidencial.

la globalización que fragiliza a las entidades soberanas. El putinismo se basa en un mecanismo de lealtad de la sociedad rusa a una pirámide en la cual Vladimir Putin constituye la cima (Raviot, 2016, p. 52).

En efecto, para describir el sistema erigido por Putin, el ideólogo del Kremlin, Vladislav Sourkov, lo designó como "democracia soberana". Este término se refiere a la subordinación de los mecanismos democráticos a la preocupación prioritaria de hacer de Rusia un Estado fuerte, apto a la competencia internacional en el marco de la mundialización con una soberanía respetada (en contraste al periodo Yeltsin). Esta prioridad conduce, a partir de 2012, a un mayor control de los procedimientos electorales (acceso limitado de los líderes opositores a los medios de comunicación, por ejemplo), a una erosión relativa de ciertas libertades y a una degradación de la autonomía del poder judicial (aumento de encarcelaciones de líderes de oposición).

¿Por qué la sociedad rusa aceptó los términos de esta "democracia soberana" caracterizada por la restricción de las libertades y la centralización del poder? Algunas de las características y hechos más determinantes de su mandato ya mencionados a través de estas páginas, ofrecen algunos factores de explicación. Nos referimos principalmente al peso creciente del Estado en la reconducción de los asuntos económicos y la recentralización del poder. No hay duda sobre la recuperación del Estado y de las finanzas públicas, así como del crecimiento económico observado desde inicios del siglo XXI, en comparación con el caos que prevaleció durante el periodo de Boris Yeltsin. Gracias a este contexto de estabilidad económica y política disminuyó la pobreza y de manera general, mejoró el nivel y la calidad de vida de los rusos.

Por otro lado, después de la segunda guerra en Chechenia, la opinión pública asocia a Vladimir Putin y a su régimen al restablecimiento de la paz y la seguridad del Estado y del territorio. Como lo comenta Kastoueva-Jean (2015): "[...] ningún líder de Estado encarna mejor la doble imagen de jefe político y jefe militar". En la percepción de muchos rusos, la seguridad del Estado equivale a la seguridad del régimen y Vladimir Putin representa un "protector" contra las agresiones externas, un "salvador" para los rusos del exterior, además de ser un "gerente económico eficaz".

Se puede decir que se estableció un contrato social en donde la sociedad rusa aceptó, de manera general, una estabilidad económica y política a cambio de la centralización de las decisiones, de una débil participación política y una endeble impugnación ante los abusos del poder. En efecto, incapaces de adaptarse rápidamente a una sociedad que se volvió brutalmente ultraliberal (terapia de choque y liberalización económica de los años Yeltsin), la mayor parte de los ciudadanos rusos, sin querer regresar a la época soviética, acogieron con alivio la recuperación del control del Estado por Vladimir Putin, elegido en el año 2000 con 53% de los votos, y reelegido constantemente con 71% de los votos en 2004, 63% en 2012 y 76% en 2018, según las cifras oficiales (de Gliniasty, 2022).

Durante los primeros tres mandatos, la legitimidad de Putin es indiscutible: todas las encuestas de opinión realizadas desde mediados de los años 2000 y durante toda la década de 2010 muestran que Vladimir Putin, ya sea como presidente (2000-2008 y a partir de 2012) o como Primer ministro bajo la presidencia de Medvedev (2008-2012), es considerado un líder nacional. Ciertas encuestas que miden la confianza de los rusos en las instituciones colocan la figura presidencial en la cima junto a la armada o la Iglesia ortodoxa (Raviot, 2016). Estas encuestas, más allá de demostrar la popularidad del jefe de Estado, indican que existe un sólido apoyo por parte de la sociedad rusa a Vladimir Putin. Esto se manifestó durante el referéndum de 2020, en donde 77% de los rusos aprobaron los cambios constitucionales para reforzar los poderes del presidente (posibilidad de reelección en 2024 y 2030) y la consolidación del Estado providencia (indexación de las pensiones, el salario mínimo, etcétera).

Como ya se había señalado (capítulo 3), la construcción de una verticalidad del poder con el ejecutivo como centro de decisiones caracterizó el sistema Putin desde el inicio. Sin embargo, desde las manifestaciones de 2011-2012[10], el sistema se crispó y buscó prevenir todo riesgo de desestabilización a través de la promulgación de leyes para limitar las manifestaciones públicas, para dar un estatus de "agente del extranjero" a las ONGs que se benefician de recursos provenientes del extranjero, y se observó un debilitamiento del poder judicial, un aumento en el número de arrestos y de las presiones sobre los líderes de oposición, así como el refuerzo del control sobre los medios de comunicación (Kastoueva-Jean, 2015).

Por otro lado, a nivel internacional, la intervención de la OTAN[11] en Libia en 2011 y el destino del coronel Kadafi marcaron a Vladimir Putin (algunos analistas, tales como el profesor de política europea y rusa en la Universidad de Kent, Richard Sakwa, mencionan que este hecho llevó a Putin a presentarse para un tercer mandato. En una conferencia de prensa pronunciada en Copenhague el 26 de abril de 2011, a propósito de la invasión, el entonces primer ministro espetó:

> ¿Quién permitió esto, hubo algún juicio? ¿Quién tomó el derecho de ejecutar a este hombre, sin importar quién sea? [...] Cuando la llamada comunidad civilizada irrumpe en un pequeño país con todo su poder, destruye la infraestructura creada durante generaciones, no sé, ¿eso es bueno o no? No me gusta. [...] ¿Qué, vamos a intervenir en los conflictos internos en todas partes? Mire África, lo que ha estado sucediendo en Somalia durante muchos años. ¿Vamos a bombardear por todas partes y realizar ataques con misiles? (Bryanski, 2011).

---

[10] En diciembre y enero de 2011-2012, manifestaciones de una extensión desconocida hasta ahora para el régimen llevaron a la calle a decenas de miles de personas para protestar por los fraudes cometidos durante las elecciones legislativas. Uno de los líderes más conocidos del movimiento es Alexei Navalny, abogado ruso, ferviente opositor de Putin, quien fundó en 2011 la ONG Fundación Anticorrupción. En 2013 Navalny es acusado de malversación de fondos y detenido varias veces. Su candidatura para las elecciones presidenciales de 2018 fue prohibida por las autoridades después de una condena por malversación de fondos que lo inhabilita para postularse a cargos públicos. En agosto de 2020 fue trasladado a una unidad de cuidados intensivos en Alemania, en donde los reportes del hospital estipulan que fue envenenado. A su regreso a Rusia, fue sentenciado a dos años y medio de prisión en febrero de 2021 y detenido en un campo de trabajo. En marzo de 2022 fue nuevamente condenado a 9 años de internamiento severo.

[11] Esta coalición estuvo liderada por las fuerzas franco-británicas y extralimitó la resolución de Naciones Unidas.

De tal forma, Rusia percibió todo esto como una posible amenaza y se aceleró el cambio hacia un sistema en el que el patriotismo va de la mano con el nacionalismo y el conservadurismo con el anti-occidentalismo. El patriotismo delineado por Putin se refiere, según Kastoueva-Jean, a una síntesis histórica entre la historia imperial y la historia soviética y la conexión entre las dos resume la idea de la grandeza de Rusia: la Gran Guerra Patriótica (1941-1945) se convirtió en el "pivote del edificio conmemorativo ruso", a tal punto que la memoria de la lucha contra la agresión nazi juega el papel de una "religión secular". El discurso de un país victorioso que "se recupera" y "borra la humillación" encuentra un eco muy amplio y contribuye a la rehabilitación de la URSS (Kastoueva-Jean, 2015).

Asimismo, el refuerzo de este patriotismo combinado al conservadurismo se observa en varios cambios a la constitución que otorgaron valor decisivo a varios elementos: la referencia a la fe en Dios como herencia de los ancestros; la salvaguardia del patrimonio histórico y de la Iglesia ortodoxa; la prohibición para los representantes electos de poseer una doble nacionalidad, de tener cuentas en el extranjero o de haber residido largo plazo en el exterior; la protección de la "verdad histórica" y de los "defensores de la patria" (en referencia a la Segunda Guerra Mundial); la definición del matrimonio (exclusivamente entre un hombre y una mujer); la calificación de la lengua rusa como "constitutiva del país"; entre otros. Si bien es cierto que existen críticas –la gran mayoría de las veces justificadas– de la oposición sobre la desviación de los recursos económicos y los fraudes, y por parte de la sociedad civil sobre la falta de democracia y el creciente autoritarismo y conservadurismo, es claro que una mayoría de los rusos apoyan la trayectoria autoritaria de Putin, aunque este apoyo tiende a disminuir (de Gliniasty, 2022).

La nueva élite económica y política rusa: Kremlin Inc.

Como lo comentamos, con la llegada de Putin al poder, una nueva generación de oligarcas se volvió "súper rica" de una manera diferente a la primera generación de oligarcas que se enriquecieron con los procesos de privatización durante el periodo de Yeltsin. Al haber tomado el Estado ruso las riendas de la economía, una nueva burocracia de Estado emergió caracterizada, por un lado, por el estrecho lazo entre las empresas, las administraciones y las estructuras de seguridad (militares, policías y servicios de seguridad), y por el otro, por los criterios de lealtad y relaciones personales y familiares en la élite del poder, lo que favorece la corrupción y el nepotismo.

Inicialmente, el objetivo prioritario de Putin fue el establecimiento de un sistema centralizado, basado en el principio de lealtad política. La lealtad de la élite a cambio de la capacidad de recaudar una renta vitalicia ligada a su estatus se convirtió en la clave del "pacto" establecido entre el Kremlin y la burocracia. Los contratos del Estado se volvieron el medio clave a través del cual muchos de los oligarcas de la era de Putin se volvieron billonarios. Los contratos públicos en muchos sectores –incluyendo infraestructura, defensa, y salud– se han caracterizado por el exceso pagado por parte del gobierno a los proveedores privados, con precios que oscilan entre el doble o el triple de los precios de mercado y con sobornos para los funcionarios estatales involucrados (Markus, 2017).

El acceso a estas fuentes de enriquecimiento y otros beneficios es definido por la cercanía de los oligarcas al poder. Esta proximidad implica tres tipos de círculos o redes sociales. Primeramente, los amigos cercanos del presidente que están conectados personalmente con él a través de la organización Ozero dacha y a través de los pasatiempos (esencialmente el judo) y la trayectoria de Putin; este es el conjunto de redes más exclusivo. En segundo lugar, los llamados silovikís que han aprovechado sus redes en el FSB o el ejército para acumular una extrema riqueza personal. Mientras estos dos círculos se sobreponen, los silovikís comprenden un grupo más grande y la mayoría no son tan cercanos de Putin. En tercer lugar, un número aún mayor de súper ricos en Rusia son externos a estos dos círculos y no están personalmente conectados con Putin, el ejército o el FSB (Markus, 2017).

Recuadro 2. **El Putin colectivo a la cabeza de Rusia**

La nueva clase dirigente de Rusia ha sido llamada por los grupos opositores Kremlin S.A. (Kremlin Incoporated), debido al control que la élite política ejerce sobre un vasto "Estado-empresa". En efecto, la Rusia de Vladimir Putin está gobernada por una dirección colegial que algunos analistas llaman el "Putin colectivo". El poder ruso puede describirse como un directorio centralizado e integrado, un politburó postsoviético muy cerrado y de gran estabilidad, entre los que se encuentran diplomáticos, políticos, periodistas, militares, financieros e industriales). Estos miembros –llamados también silovikí– están definidos por una identidad profesional común: el Servicio Federal de Seguridad (FSB), el ejército y las estructuras de "la fuerza" (Ministerio del interior, policía, aduana, sistema tributario), y con un mismo diseño político: la modernización económica autoritaria inspirada de la trayectoria china. Todas las personas que componen este directorio acumulan o han acumulado, o circulan entre las diferentes funciones en el seno del ejecutivo o a la cabeza de un gran grupo industrial y financiero. Por ejemplo, Igor Sechin, presidente del grupo petrolero Rosneft desde 2012, cercano al presidente desde 1999, fue vice primer ministro de 2008 a 2012; o Serguéi Ivanov, antiguo ministro de la Defensa, jefe de la Administración presidencial desde diciembre de 2011, acumuló varias funciones paralelamente a su puesto como presidente del directorio del monopolio aeronáutico OAK.
Fuente: Raviot, 2016, pp. 61-62.

LA GALAXIA DE OLIGARCAS EN LA ERA PUTIN SEGÚN LA REVISTA *CHALLENGES*		
LA GUARDIA CERCANA	Guennadi Timtchenko Fortuna: 17.6 mil millones dls. NOVATEK (gas), SIBUR (petroquímica), GUNVOR (comercio petróleo) Compañero de judo de Putin Su empresa Gunvor administraría una parte de la fortuna personal del presidente.	Yuri Kovaltchouk Fortuna: 1.3 mil millones de dls. ROSSIYA BANK, SOGAZ (seguros), NATIONAL MEDIA GROUP (medios de comunicación) Confidente, lo llaman el banquero de Putin, trabajó con él en la alcaldía de San Petersburgo.
LOS SOBREVIVIENTES DEL PERIODO YELTSIN	Arkadi Rotenberg Fortuna: 2.1 mil millones dls. SGM GROUP, MOSTOTREST (construcción) Compañero de judo de Putin. Se declaró propietario del Palacio del Mar Negro, que en realidad sería del presidente.	Souleiman Kerimov Fortuna: 14.3 mil millones de dls. POLYUS (minas de oro) Hizo fortuna en la banca, petróleo y gas, ex diputado de 1997 a 2007.
	Vladimir Potanine Fortuna: 26.2 mil millones de dls. NORILSK NICKEL (níquel y paladio) Exburócrata soviético que supervisó las privatizaciones de los años 1990.	Leonid Mikhelson Fortuna: 20.9 mil millones de dls. NOVATEK (gas), SIBUR (petroquímica). Tuvo que otorgar partes de la empresa a Timtchenko.
	Viktor Vekselberg Fortuna: 5.4 mil millones de dls. RUSAL (aluminio) Posee también acciones en la compañía petrolera TNK-BP que vendió a Rosneft por 7 mil millones de dólares.	Piotr Aven Fortuna: 4.5 mil millones de dls. ALFA GROUP (negocios, bancos, inversiones) Exministro de relaciones económicas exteriores de Putin de 1994 a 2011.

Fuente: *"Crimes et châtiments. La Fortune des oligarques"*, Challenges, *5-11 mayo de 2022.*

Alicher Ousmanov Fortuna: 14.1 mil millones de dólares MATALLOINVEST (minerales y metalurgia) Con su holding financiero USM invirtió en Facebook, Apple, Uber, Xiaomi.	**LOS DIRECTORES DE EMPRESAS ESTATALES** ↓	
	Igor Sechin ROSNEFT (petróleo) Exagente de la KGB Brazo derecho de Putin en la alcaldía de San Petersburgo Primer ministro de 2008 a 2012.	Alexei Miller Excolaborador de Putin en la alcaldía de San Petersburgo.
Alexei Mordachov Fortuna: 19.1 mil millones de dls. SEVERSTAL (acero) Compró la primera fábrica en 1992 aprovechando las privatizaciones.	Nikolai Tokarev TRANSNEFT (fabricante de ductos, transporte de petróleo) Exagente de la KGB, coincidió en Dresde con Putin en los años 1980.	Serguei Tchemezov ROSTEC (defensa) Exagente de la KGB en Dresde con Putin en los años 1980.
LOS HOMBRES DE LA SOMBRA →	Evgueni Prigojine Exganster intermediario de contratos militares, fundador de la empresa de mercenarios Wagner	Serguei Roldouguine Violoncelista, amigo de juventud de Putin, sería depositario de su fortuna. Panama Papers develó una sociedad off-shore por 2 mil millones de dólares

Así, una nueva élite se formó en la intersección de las capas superiores del Estado, de los sectores energéticos, industriales, financieros, y de medios de comunicación principalmente. El putinismo se caracteriza por un refuerzo substancial del control del Kremlin sobre esta élite del poder y la circulación entre los círculos que la componen.

A su vez, el presidente ha ido delineando un discurso político y cultural durante sus últimos mandatos para cimentar con una base histórica, filosófica y política al régimen ruso.

La "vía rusa" como alternativa a Occidente

> *Quien no eche de menos a la Unión Soviética no tiene corazón.*
> *Quien quiera recuperarla no tiene cerebro.*
> Vladimir Putin, *Pravda*, 9 de febrero de 2000

Esta frase citada de Putin no es el reflejo de la nostalgia del presidente por el sistema socialista soviético, sino por la potencia económica y geopolítica que representó. Desde el inicio de su primer mandato en 2000, Vladimir Putin mostró la voluntad de volver a hacer de Rusia un país con el poder, el prestigio y el rol de la extinta Unión Soviética. Pero no es sino hasta 2014, en el marco de la anexión de Crimea, que el presidente deja claro que Rusia cambiará el curso de la historia mundial.[12] De tal forma, el presidente se erige como el defensor de Rusia contra un Occidente que busca perjudicarla. Con este hecho, su país afirma de manera contundente, el derecho a su propio camino: la "vía rusa".

La concepción de esta vía rusa se fue forjando con el tiempo, determinada por factores internos (v.g. el declive demográfico) y externos (v.g. el deterioro de la relación con Occidente). El deseo de Putin de volver a otorgar a Rusia su estatus de potencia mundial, aunado a la convicción de la grandeza específica de la cultura rusa y a

---

[12] Discurso pronunciado el 18 de marzo de 2014.

la amenaza percibida por parte del bloque occidental, delinearán los rasgos de esta "vía rusa". Según el filósofo francés Michel Eltchaninoff (2022), los principales rasgos de este concepto alternativo de civilización son: los fundamentos cristianos ortodoxos, el patriotismo, el apego a las tradiciones y una cierta tolerancia hacia otros pueblos en un mismo espacio multiétnico. El presidente reivindica su derecho a interpretar de manera diferente las nociones de democracia, de los derechos humanos o de la libertad de expresión: "La democracia rusa es el poder del pueblo ruso, justamente, con sus tradiciones propias de autogestión popular, y no la realización de estándares que nos serían impuestos desde el exterior" (Putin, Discurso a la Asamblea Nacional, 12 de diciembre de 2012).

En el discurso, la afirmación de una vía rusa pasa por la adaptación de la democracia a la historia política nacional, ligada a formas de democracia local directa. Sin embargo, como ha sido analizado, lo contrario se observa en la realidad, por ejemplo, con la supresión de la elección de los gobernadores en 2004, que a partir de 2005 son designados por el presidente.

Por otro lado, en la visión de Putin, el papel que jugó Rusia en la derrota del nazismo le confiere a su país un estatus único y por lo mismo, el mundo occidental no tiene ninguna lección moral ni política que darle a su país. Las referencias a la historia y a la defensa de los rusos ante ataques externos a través de los siglos es una constante (contra la armada de Napoleón, contra los polacos y lituanos, contra los tártaros, contra los alemanes, etcétera).

Varias son las fuentes de inspiración del presidente en la construcción del modelo de sociedad rusa, muchas veces tergiversadas, como las referencias recurrentes al escritor ruso Alexandr Solzhenitsyn,[13] quien se había declarado partidario de una vía específica rusa con un poder firme para hacer frente al modelo occidental. El

---

[13] Autor de la obra *Archipiélago Gulag*, quien después de varios años de exilio regresó a vivir a Rusia en 1994 y con quien Putin sostuvo una conversación al inicio de su mandato. El controvertido escritor debido a varias de sus posiciones políticas, con amargura declaró que el presidente no había seguido sus consejos sobre la importancia de desarrollar una democracia local o sus preocupaciones ecológicas, entre otros temas.

escritor es heredero de una larga tradición filosófica rusa, el movimiento eslavófilo. Es necesario señalar que a pesar de las citaciones recurrentes de Vladimir Putin a la primera generación de eslavófilos, no se puede en modo alguno ligar esta corriente filosófica y literaria al de una ideología de Estado.[14] De igual manera, el presidente hace referencia a la figura del gran escritor ruso Dostoievski para criticar el papel de Occidente y resaltar lo grandioso del mundo eslavo, sin embargo, como comenta Eltchaninoff (2022), Dostoievski es un escritor demasiado "inmenso" para ser recuperado por un discurso ideológico a *fortiori* por un nacionalismo con pretensiones científicas (superioridad del pueblo eslavo).

Una de las fuentes de inspiración más importantes de Vladimir Putin se puede encontrar en el pensamiento del filósofo Nicolas Danilevski (1822-1885), quien pertenece a la segunda generación de eslavófilos. En su obra mayor, *Rusia y Europa*[15], Danilevski propone la unión de todos los eslavos bajo la dirección de Rusia. Este proyecto está motivado por su constatación de la imposibilidad para su país de formar parte de Europa: Rusia es demasiado original y diferente para aliarse con Europa. Según el escritor y filósofo ruso, un primer factor se lo impide, su inmensidad: "No se puede negar que Rusia es demasiado enorme y poderosa para ser solamente una de las grandes potencias de Europa" (Danilevski, 1995, p. 339, citado por Eltchaninoff, 2022, p. 95).

Según Danilevski, la unión de todos los pueblos eslavos permitiría un nuevo equilibrio mundial en contra de las veleidades de la dominación occidental. El filósofo ruso destaca también la "particularidad étnica" del pueblo ruso, que se distingue por estar en "total

---

[14] No es lugar aquí para desarrollar este punto, podemos decir de manera sucinta que en la historia de la filosofía rusa han existido dos tendencias (entre otras) que han sido consideradas mutuamente opuestas y que se desarrollaron a partir del siglo XIX: la corriente eslavófila y la corriente occidentalista. Los eslavófilos elaboraron una cosmovisión cristiana basada en la forma particular que el pueblo ruso dio a la ortodoxia. Idealizaban profundamente el pasado histórico y el carácter nacional de Rusia y valoraban las peculiaridades específicas de su cultura. Insistían en que la vida social y política rusa se había desarrollado y debía seguir desarrollándose, siguiendo un camino distinto al de Europa Occidental. Por el contrario, el occidentalismo considera que Rusia está atrasada y que es Occidente el que debe servir de modelo de desarrollo.

[15] Obra publicada en ruso en 1871.

ósmosis con su dirigente", creando una realidad dialéctica a la que llama "entusiasmo disciplinado", en donde cooperan el mando y la movilización total de las fuerzas populares.

Otra fuente de inspiración de Putin es el pensador ruso Lev Goumilev, cuya obra también alimentó al movimiento político y cultural neo-eurasista, y de quien no duda en citar su "celebración de la gran cultura de la estepa", que une a los diversos pueblos en el seno de una misma civilización. Este pensador desarrolló una teoría biológica determinista de los pueblos; profundamente naturalista, cree en la genética y no en la influencia del medio sobre los hombres. Putin en diversos discursos se ha inspirado en sus ideas, por ejemplo, en su visión del endurecimiento de la competencia, no solamente por los metales y los hidrocarburos, sino también por los recursos humanos; según el filósofo, en esta carrera, algunos países tomarán la delantera y los demás serán outsiders y perderán su independencia. Así, nuevos términos comenzarán a aparecer en el vocabulario del presidente a partir de 2012: "civilización rusa", "código civilizatorio", "código histórico"; y en sus discursos se comenzará a exaltar la superioridad —no solamente cultural— sino genética del hombre ruso. Sin embargo, estas ideas no se pueden asociar a ninguna tesis o ideología nacional-socialista pues no se trata de una ideología de la destrucción del otro, como lo comenta Eltchaninoff (2022).

Algunas ideas de Vladimir Putin convergen con las ideas de filósofos actuales como es el caso de Alexandre Douguine,[16] perteneciente a la corriente neo-eurasista.[17] En efecto, entre las muchas corrientes neoeurasistas que han surgido en Rusia desde hace dos décadas, la de Alexandre Dougine se distingue por su presencia en la escena política y por sus especificidades intelectuales ultranacionalis-

---

[16] Nombre también transliterado como Duguin o Dugin.

[17] El neoeurasianismo o la corriente neo-eurasista es una corriente política que se popularizó en la década de 1990, tras la disolución de la URSS. Esta corriente considera que Rusia es más cercana cultural e históricamente a Asia que a Europa y se inspiró en la corriente eurasista de la década de los años veinte del siglo pasado. Esta corriente elaboró un discurso identitario sobre Rusia, considerada como Eurasia, que en realidad sería un tercer continente menos influenciado por Europa que por Asia, y definido por la unidad del mundo ortodoxo ruso con el mundo túrquico (Laruelle, 2001).

tas y de extrema derecha. Como lo comenta la historiadora Marlene Laruelle, Alexandre Douguine ocupa dentro del vasto movimiento eurasista una posición particular y es violentamente rechazado por las otras corrientes. Según la investigadora, Douguine interpreta la idea de "Eurasia" combinándola con elementos tomados del pensamiento de extrema derecha más tradicional, de una geopolítica inspirada en la Alemania de los años veinte y treinta, y con un discurso racista sobre la misión nacional de Rusia. Sin embargo, es Douguine quien tiene un mayor éxito mediático entre los neoeurasistas y es uno de los ideólogos influyentes en ciertos círculos políticos rusos que buscan un sustento ideológico en la conformación de una nueva geopolítica para la Rusia postsoviética (Laurelle, 2001).[18] El ideólogo había declarado en 2012 que antes de ese año, el poder ruso había rechazado un occidentalismo directo y que Putin se encontraba a la expectativa sin proponer una posición alternativa (eslavófila, eurasista). Douguine visualizó una confrontación de Rusia con Occidente debido al acercamiento de los estados postsoviéticos a Europa y a Estados Unidos; y había declarado en 2012 que, si Ucrania y Georgia intentaran entrar dentro de la composición del imperio norteamericano, el proyecto imperial debería de ser bloqueado por Rusia: "No podemos excluir el tener que llevar a cabo una batalla por Crimea y por Ucrania oriental" (Douguine, 2012, p. 228).

El regreso de la religión dentro del poder político

El papel de la Iglesia ortodoxa en la sociedad ha ido aumentado desde la caída de la Unión Soviética. En cierto sentido, ha llenado el vacío ideológico que dejó tras de sí el hundimiento de la URSS. La sociedad rusa actual confía en gran medida en la Iglesia ortodoxa, que desempeña un papel importante en la promoción de la "idea nacional" y se considera una institución estatal de gran relevancia.

[18] Es importante señalar el atentado y asesinato que sufrió su hija Daria Duguina, periodista y politóloga, el 20 de agosto de 2022. La bomba se encontraba en el coche de su padre por lo que la mayor hipótesis del crimen es que éste iba dirigido contra su padre y que fue perpetrado por grupos que tratan de desestabilizar al régimen de Vladimir Putin.

La iglesia ortodoxa y la creación del Imperio ruso estuvieron estrechamente ligados; la iglesia acompañó su crecimiento, que se cubrió de iglesias y monasterios en todo el territorio. Esto no significa que no hayan existido sobresaltos internos y conflictos entre ambos y la Iglesia se haya visto subordinada al poder, sobre todo a partir del siglo XVIII; la Iglesia entonces se vuelve un instrumento de los zares.

Con la llegada del socialismo, la religión había sido abruptamente separada del Estado. El Partido comunista prohibió todas las religiones y la Iglesia ortodoxa fue objeto de persecuciones masivas.[19] Las creencias y las prácticas religiosas eran incompatibles con la afiliación al Partido. No obstante, durante la Segunda Guerra Mundial, ante la invasión alemana en 1941, la Iglesia juega un papel importante en el sentimiento nacional ruso. A partir de este momento, la persecución y la propaganda contra la Iglesia disminuyen; la frecuentación de las parroquias es permitida y se realiza incluso la primera reunión del concilio para elegir al patriarca de la iglesia ortodoxa. Esta concesión se hace a cambio del apoyo al poder soviético, notablemente en el exterior. Sin embargo, con Jruschov (1959), una nueva ola de persecución antirreligiosa tendrá lugar gracias a la formación de las brigadas ateístas y la confiscación de objetos de culto; los curas fueron de nuevo expulsados de sus iglesias.

Después de la caída de la URSS, la marginación y separación religiosa continuó y la Federación Rusa multiétnica y multiconfesional siguió siendo un estado laico en la Constitución de 1993. El renacimiento religioso despegó en el periodo de la Perestroika de Gorbachov de manera espontánea y tuvo lugar ante todo bajo la influencia de los medios de comunicación y el ímpetu de los individuos, quienes habían conservado algunas tradiciones y ciertos ritos religiosos y culturales (Galstyan, 2012). La Iglesia ortodoxa comenzó

---

[19] En 1991, en el territorio de la URSS, sólo quedaba el 15% de las parroquias ortodoxas anteriores a la Revolución de 1917; durante las purgas soviéticas, al menos 500 000 personas fueron perseguidas por su fe (incluidos más de 140 000 sacerdotes), un tercio de ellos fueron fusilados (Galstyan, 2012).

a ocupar un lugar creciente en la sociedad y en la política. En 1996 la Iglesia ortodoxa tiene un tratamiento especial y recibe financiamiento del Estado (Dolya, 2015).

En los años de Yeltsin, el impulso de la Iglesia ortodoxa coincidió con la hecatombe económica y política tras la desaparición de la URSS. La Iglesia no podía permanecer indiferente ante estos acontecimientos; su participación en la política, siendo inevitable, planteó la cuestión de su margen de maniobra ante la nueva situación del país. En este contexto, la religión resurgió como símbolo de "valores eternos" que podrían llenar un vacío y apoyar el complejo proceso de formulación y consolidación de la identidad nacional. Es menester señalar que aunque más del 70% de los rusos se consideran ortodoxos, se trata más de una reivindicación cultural que un acto de fe; en efecto, los practicantes no representan más que 5% de la población.

En 2009, Vladimir Putin comienza a utilizar la religión como herramienta política. Nombra así al Patriarca Cirilo a la cabeza de la Iglesia ortodoxa rusa. Muy cercano del presidente, Cirilo de Moscú se vuelve un gran defensor de los valores tradicionales de Rusia frente a un mundo occidental considerado como decadente. El patriarca ruso considera por ejemplo que el matrimonio homosexual es un síntoma de la "proximidad del apocalipsis". A su vez, el patriarca Cirilo quien comparte completamente la visión del mundo de Vladimir Putin desde su llegada al poder, apoyó oficialmente su candidatura para las elecciones presidenciales de 2012. Para algunos autores, desde entonces, el gobierno ruso ha mantenido estrechos lazos con la Iglesia Ortodoxa como parte del despliegue del *soft power*, extendiendo así su influencia no sólo en Europa del Este sino en países más lejanos como Francia; ejemplo de esto es la inauguración en París de la Catedral de la Santa Trinidad en 2016.

Como se comentó, la nueva Constitución rusa adoptada en 2020, hace aparecer por primera vez la mención de Dios en el texto en donde se puede leer que la Federación rusa está unida por su una historia milenaria, preservando la memoria de los ancestros que han transmitido la fe en Dios, así como la continuidad en el desarrollo del Estado ruso (hecho paradójico cuando se lee en la misma Constitución el artículo 14 que la Federación Rusa es un Estado laico). Esta asociación entre el Estado ruso y la Iglesia ortodoxa transmitirá también el discurso sobre el mito de la "tercera Roma" que haría de Moscú la heredera directa del imperio cristiano de Constantino. Asimismo, se volcará en contra de ciertas prácticas juzgadas no tradicionales o no conformes a la nación rusa tales como la homosexualidad o el liberalismo (Aubin, 2022).

Esta preeminencia de la Iglesia ortodoxa no debe hacernos olvidar que otras religiones coexisten en Rusia: el islam por ejemplo es la segunda religión más importante del país (cuenta con alrededor de 18 millones de musulmanes), lo que la vuelve el primer país musulmán en Europa. El régimen reconoce también el carácter ruso de las tres religiones más importantes además de la ortodoxa: el islam, el budismo y el judaísmo. Todas tienen ciertas ventajas fiscales. No obstante, el poder espera de estas religiones ancladas en el territorio ruso un apoyo patriótico al régimen.

De tal manera, el patriarca Cirilo, no solo justificó la invasión rusa a Ucrania en febrero de 2022, sino que alentó a los rusos a apoyar la decisión del gobierno ubicando esta invasión como la lucha de los valores morales de un occidente decadente contra los grandes valores de la Iglesia ortodoxa y de la palabra de Dios.

El *soft power* ruso

Las élites rusas comprendieron también el interés de utilizar los instrumentos de poder para transmitir su ideología y llevar a cabo una estrategia de reafirmación de la "civilización rusa" en el escenario internacional. El poder blando o *soft power* teorizado por Nye (1990), designa precisamente el hecho de ejercer el poder a través de la transmisión de la cultura, los valores políticos, la lengua y la política extranjera.

El uso de la ideología como poder blando no es nuevo para Rusia, existía ya en la Unión Soviética a través de la transmisión de la creencia en el advenimiento del comunismo. No obstante, el día de hoy esta ideología ha sido profundamente transformada en su contenido. Como lo comenta Laruelle (2017), la posición del Kremlin fue cambiando a raíz de dos hechos externos vividos como desafíos fundamentales al poder: la Revolución Naranja en Kiev (2004) y su potencial riesgo de extenderse a Rusia y las manifestaciones inesperadas del invierno de 2011-2012, cuando miles de rusos salieron a las calles para protestar por el regreso de Putin al poder después del mandato de Medvedev.

Aubin (2022) menciona que no es sino hasta 2008 que a través del ministro de Asuntos Exteriores Serguéi Lavrov, la expresión *miagkaya sila* (*soft power*) es empleada oficialmente por primera vez. En efecto los dos primeros mandatos de Putin estuvieron caracterizados como lo vimos por una visión más tecnócrata que ideológica, se trataba de sacar a Rusia y a su economía adelante. Sin embargo, desde hace más de una década, y más claramente desde 2012, el régimen de Putin ha ido imponiendo a la opinión pública ciertos elementos de una ideología oficial marcada esencialmente por los valores conservadores, con el fin de mantener el consenso entre la sociedad y sus élites políticas.

En el extranjero, el *soft power* ruso comenzó con la creación del Club Valdai (2004), foro internacional de debate sobre el lugar de Rusia en el mundo. Según Raviot (2016), los instrumentos institucionales del poder blando ruso se dividen en tres categorías. En primer lugar, los relacionados con la "cooperación humanitaria" que se encargan de la lengua y la cultura rusas, de los intercambios científicos, educativos y académicos y del fortalecimiento de los lazos con la diáspora rusa. En segundo lugar, las organizaciones sin fines de lucro, esencialmente los think tanks y las ONGs, para apoyar la política exterior rusa. En tercer lugar, las tecnologías de la comunicación, la información y la propaganda, que pretenden difundir una imagen positiva del país; su visión del acontecer internacional y un discurso alternativo al que se transmite en el mundo occidental.

Podemos mencionar así varias organizaciones tales como la fundación Russkiy Mir (Mundo ruso), creada por el Ministerio de Asuntos Extranjeros; o los medios de comunicación y canales de televisión Russia Today (RT) y Sputnik que buscan hacer competencia a la BBC o a CNN.

En fin, las fuentes de inspiración del "putinismo", sus alianzas y medios de difusión son diversos, sin embargo, la mayoría coinciden en una propuesta de civilización distinta a la occidental. El proyecto geopolítico más tangible y realista que podría ser consistente con esta combinación de ideas es la Unión Económica Euroasiática. Un elemento clave de la ideología rusa forjada en las últimas dos décadas es precisamente la necesidad de una integración euroasiática. Además, según el presidente, Rusia puede ser considerada una "guía" de referencia: se trata de un país cuyo territorio está tanto en Europa como en Asia, en donde se mezclan pueblos, lenguas y religiones diversas. De tal manera, Putin comenzó a describir con mayor frecuencia a Rusia como un país eurasiático: un ejemplo en donde existe un diálogo de culturas y de civilizaciones en las tradiciones del Estado y de la sociedad. A partir de ahí, el presidente apuesta a la reconfiguración de una región poderosa económica y geopolíticamente.

En efecto, las aspiraciones de la creación de una "Gran Europa" que abarcaría todos los países europeos "desde Lisboa hasta Vladivostok", imaginada por Gorbachov, se disiparon con la entrada casi simultánea de la mayor parte de los países europeos exsocialistas a la OTAN y a la Unión Europea, y el consecuente sentimiento de marginalización de Rusia. Por lo que el Kremlin comenzó a impulsar a la región eurasiática como un polo económico y geopolítico, proveyéndolo de un marco institucional: la Unión Económica Eurasiática (UEEA), compuesta por Bielorrusia, Kazajistán y Rusia. Debido a los lazos históricos que unen a Rusia con Ucrania, así como a su importancia económica y geopolítica, el Kremlin fomentó de diversas maneras y con presiones económicas el acercamiento con Ucrania para que integrara la UEEA y otras organizaciones lideradas por Rusia. Sin embargo, como lo veremos en el siguiente capítulo, Ucrania, país al que Richard Sakwa llama con otros países "the in-between lands", por su posición geográfica "entre Occidente y Oriente", estará confrontada a realizar una elección entre el bloque occidental y Rusia, esto llevará desde 2014 a una crisis política interna que rápidamente excederá sus fronteras. Pero para entender este conflicto y analizar las relaciones entre Ucrania y Rusia en el periodo actual, es preciso evocar los antecedentes históricos que han unido el destino de estas dos naciones desde hace más de mil años.

6. CLAVES PARA ENTENDER LA GUERRA RUSO-UCRANIANA Y SUS CONSECUENCIAS

Para entender la violenta incursión de Rusia en Ucrania del 24 de febrero de 2022 es necesario analizar varios factores, tanto internos como externos. Comenzaremos por remontar al pasado histórico de la conformación de estos dos pueblos que se forjaron partiendo de un mismo punto, la Rus, pero cuyos destinos los llevó a encontrarse en muchos momentos de la historia. No obstante, es a partir del siglo XVII bajo el Imperio ruso, y a partir de 1922 dentro de la URSS, que Ucrania estará siempre subordinada al poder ruso/soviético. Esta historia "común" hará emerger dos historiografías distintas, dos narrativas que confieren un lugar diferente a cada una de esas naciones en los acontecimientos del pasado. El camino hacia la independencia para Ucrania ha sido particularmente arduo y no se dará de manera completa por primera vez sino hasta 1991 con la disolución de la URSS. Este país cuyo pueblo comparte sin lugar a duda fuertes sentimientos de pertenencia y nacionalista, sufre de diversas fracturas internas explicadas por su historia particular. En efecto, a lo largo de su historia Ucrania fue conquistada múltiples veces en los territorios occidentales por diferentes países, sobre todo por los que ahora son Polonia y Lituania; y en su parte oriental por Rusia y más adelante la URSS. Estas divisiones palpables a través de la pertenencia étnica, la lengua, las preferencias electorales, han sido explotadas tanto por las élites gobernantes como por los países extranjeros; haciendo oscilar políticamente al país entre "Occidente" y Rusia. La relación de Kiev con Moscú ha fluctuado de manera paralela a las conformaciones políticas internas, que se han caracteri-

zado por una lucha constante entre diferentes facciones de la élite ucraniana que representan poderosos grupos oligárquicos y que de manera general se encuentran constituidos sobre una base regional. El año 2013 marcará un parteaguas en el país: Ucrania, entre fracturas internas y presiones externas se verá confrontada a elegir entre aceptar el Acuerdo de Asociación con la Unión Europea o la unión aduanera propuesta por Moscú. Por un lado, Rusia reclamará un pasado común y lazos económicos, sociales y culturales innegables entre los dos países. El punto de vista de la Unión Europea es que la decisión concierne solamente a Ucrania y que Rusia no tiene nada que objetar. A la decisión del presidente ucraniano Víktor Yanukóvich de posponer la firma del Acuerdo con la UE en noviembre de 2013, seguirá la Revolución de Maidán y la anexión de Crimea por parte de Rusia en 2014, así como la sublevación de las provincias de Lugansk y Donetsk, mismas que se autoproclaman independientes en abril del mismo año. Esta sublevación se convertirá en un conflicto armado que costó la vida de alrededor de 14 000 ucranianos entre 2014 y 2021. Estos eventos serán el preámbulo de la invasión rusa a Ucrania el 24 de febrero y de la guerra actual.

Ucrania entre Oriente y Occidente

Antecedentes histórico-geográficos de la conformación de Rusia y Ucrania

La querella historiográfica sobre los orígenes de Rusia y Ucrania remonta al siglo IX cuando surge el primer Estado eslavo —la Rus— y cuya reivindicación histórica se hace hoy en día tanto por Rusia como por Ucrania.

La principal fuente histórica con la que se cuenta sobre el origen de la Rus es *La Crónica de los Tiempos Pasados*, escrito en el siglo XII por un monje ortodoxo, por lo que se le conoce también como "Crónicas de Néstor". En este documento histórico (aunque contiene aspectos míticos y legendarios) se describe cómo tribus eslavas habían ocupado Kiev gracias a su príncipe Kyi (de ahí el nombre de Kiev) antes de la llegada de los Varegos. Sin embargo, los Varegos –guerreros mercantes originarios de Escandinavia (vikingos de Suecia)– que buscaban rutas hacia el Imperio Bizantino, se instalan en un primer tiempo en Nóvgorod (hoy en día es una ciudad rusa) en el año 862 bajo el mando de Riúrik y reina sobre las poblaciones eslavas. En un segundo tiempo, sus sucesores trasladaron la capital a Kiev y de tal forma se fundó la dinastía Rúrika que gobernó la Rus de Kiev y luego el Principado de Moscú hasta el siglo XVI.

En efecto, en el año 882 el príncipe Oleg se apodera de la ciudad de Kiev y la reúne a la ciudad de Nóvgorod para fundar lo que es considerado el primer Estado eslavo y al cual lega el nombre de su pueblo: Rus.[1] Bajo el reinado de Oleg, los habitantes de Kiev –sirviéndose del río Dniéper– la volverán un importante eje comercial entre el norte de Europa y el Imperio Bizantino, pero también se volverá un eje comercial entre los Balcanes, Europa y Asia Central. La economía de la Rus es floreciente y exporta trigo, pieles, miel, cuero y esclavos e importa diversos productos de lujo como la seda. Su territorio es más grande que la Ucrania actual y Kiev cuenta con 40 000 habitantes, siendo una de las ciudades más grandes de Europa (Goujon, 2022).

La Rus –también llamada Rus de Kiev– se vuelve una confederación de principados gobernados por la dinastía Rúrika y está compuesta no solamente por eslavos, sino por tribus provenientes del báltico y de Escandinavia. En el año 988 el príncipe Vladimir adopta el cristianismo ortodoxo y la cristianización de la Rus estimula una formación estatal y aumenta el poder del príncipe pues contribuye al desarrollo de los contactos con Occidente. El prínci-

---

[1] No existe un común acuerdo en la historiografía sobre el término "rus", según la teoría más acreditada, rus es el término con el que los pueblos eslavos denominaban a las poblaciones escandinavas, conocidas en Europa como vikingos o nórdicos y como Varegos entre los bizantinos (a partir del siglo XI). Sin embargo, este término no proviene del idioma eslavo, sino que se tomó prestado del balto-finlandés. El término "Ruotsi", derivaría del nórdico antiguo rôdhr, más tarde rods-menn: "los hombres que reman". En todo caso, la mayor parte de las fuentes asimilan los Rus a los Varegos y a las expediciones comerciales que venían de Escandinavia.

pe Vladimir además eligió la lengua eslava y no la nórdica de los vikingos como lengua oficial, creando así el primer Estado eslavo ortodoxo del este de Europa. Sin embargo, las incesantes luchas por el poder lo llevan a su disgregación en una multitud de principados. Esto permitirá que en el siglo XIII, la Rus sea invadida por los mongoles: las tropas de Batu Khan toman Kiev alrededor de 1240 y los príncipes de la Rus se verán obligados a someterse a la "Horda de oro" y a pagar tributos.

En efecto, ante la pérdida de Kiev, una parte de la población encuentra refugio en el principado de Galicia-Volinia (hoy en día región occidental de Ucrania) que se había constituido en el siglo XII por descendientes de los rúrikos. El principado de Galicia-Volinia es precisamente percibido como el precursor del Estado ucraniano.[2] Sin embargo, en el siglo XIII, el principado es recuperado por Polonia mientras que el noroeste y el centro de lo que es hoy Ucrania es conquistado por el Gran Ducado de Lituania. Como consecuencia de la creación de la República de Polonia-Lituania (1569) casi todos los territorios poblados de ucranianos quedan bajo dominio político y cultural de Polonia.

Por otro lado, los cosacos ucranianos[3] (también llamados cosacos zaporogos) van a poblar la estepa meridional ucraniana a partir del siglo XV. Estos hombres, caracterizados como guerreros libres, se instalan en fortificaciones en las orillas del río Niéper (en el centro sur de la actual Ucrania) y desarrollan una organización original que asocia disciplina militar y gestión democrática; siendo la más conocida la "Sich de Zaporiyia". Los cosacos van a defender a la población de las invasiones mongolas (o tártaras) y adoptan también la religión cristiana ortodoxa. Los campesinos ucranianos que

---

[2] En efecto, la historiografía ucraniana desarrollada a partir del siglo XVIII trata de conformar una historia de Ucrania independiente de la historia rusa. El objetivo es subrayar la continuidad entre la Rus de Kiev y el principado de Galicia-Volinia y el hetmanato de los cosacos zaporogos.

[3] Los cosacos son poblaciones seminómadas estructuradas en comunidades militares y agrícolas autónomas que se instalaron generalmente cerca de los ríos Volga, Don y Dniéper.

se sublevan contra la dominación polaca se unen regularmente a los cosacos. Se fue formando así lo que se conoce como el hetmanato cosaco, éste es considerado no solamente una estructura militar sino también social pues contaba con un sistema económico-administrativo, político y jurídico que regía a la sociedad cosaca. Esta sociedad contaba también con una élite importante, educada y de religión ortodoxa.

Sin embargo, en el año 1654 el hetman (jefe político-militar), Bodgán Jmelnitsky, para no someterse al Imperio otomano y buscando liberarse de la tutela de la República de Dos Naciones (Polonia-Lituania), trata de instalar un poder autónomo a partir de Kiev y establece una alianza con Rusia, bajo el reinado de Alejandro I. Este tratado conocido como el "Tratado de Pereiaslav", será fuente de un malentendido que hasta el día de hoy perdura: para los cosacos zaporogos se trataba de establecer una alianza que daría apoyo militar y táctico al hetmanato; para Moscú, este tratado sellaría la reunificación de Kiev y Moscú, y reforzaría el poderío ruso. Este suceso precipitó la guerra ruso-polaca y el debilitamiento de la República de las Dos Naciones.[4] Es entonces a partir de la segunda mitad del siglo XVII que la historia de Ucrania estará estrechamente ligada a la del Imperio ruso. En efecto, el hetmanato, a pesar de haber gozado de cierta autonomía durante un tiempo, fue dominado de manera paulatina por el Imperio zarista y la élite y una parte de las autoridades cosacas fueron cooptadas por la nobleza imperial rusa.[5] Entre 1772 y 1795, bajo el reinado de Catalina II, Rusia completó la conquista de las tierras de la antigua Rus y la región que se encuentra a la derecha del río Dniéper, fue integrada al Imperio ruso.

---

[4] La guerra ruso-polaca (1654-1667) fue un conflicto que acabó con significativas ganancias territoriales para Rusia y marcó su ascenso a la categoría de gran potencia del este de Europa, puesto previamente ocupado por la Mancomunidad Polaco-Lituana.

[5] Sin embargo, hasta la fecha, los cosacos zaporogos juegan un rol fundamental en el imaginario y en la historia nacional ucraniana, representando a los fundadores del Estado ucraniano y a la lucha por la libertad.

Recuadro 3. **Definición de Ucrania**

La palabra Ucrania aparece por primera vez en el año 1187 para designar la región de Pereiaslav al sur de Kiev. No existe un consenso acerca de la etimología del nombre. La explicación más común es la raíz eslava de la palabra krai que significa límite, frontera, para evocar el territorio fronterizo del mundo nómada de las estepas y que asimila Ucrania a los países de los confines. Varios historiadores ucranianos buscan dar otro significado al poner el acento en el prefijo "u", que corresponde a un territorio inclusivo, delimitado o a una tierra interior. El término Ucrania corresponde a territorios diferentes según el periodo del que se trate. En la época de los cosacos (siglos XVI al XVIII), se trata del apelativo de Ucrania central. El nombre es posteriormente adoptado por los movimientos nacionalistas en el siglo XIX y después, durante las tentativas de independencia a inicios del siglo XX. Ucrania es el nombre oficial del estado independiente creado tras la disolución de la Unión Soviética en 1991, heredero de la República Socialista Soviética de Ucrania creada en 1919 y que tomó su forma contemporánea en 1954 después de la incorporación de varios territorios. Ucrania ha tenido otros nombres en el transcurso de su historia. Del siglo IX al siglo XIII, perteneció al Imperio eslavo oriental llamado Rus, que comprendía también a Bielorrusia y a una parte de Rusia occidental. Este nombre se ha traducido como Rutenia cuyos habitantes se llamaban rutenos. Después de su integración al Imperio Ruso a partir de mediados del siglo XVII, Ucrania es calificada de manera oficial como Pequeña Rusia, al lado de la Gran Rusia y de la Rusia Blanca (Bielorrusia).

Fuente: Goujon, 2022, pp. 9-10.

Por otro lado, la historiografía rusa establece que existe una continuidad política entre la Rus de Kiev, el principado de Moscú creado en el siglo XII y el Estado moderno ruso. Ésta subraya la subsistencia de Nóvgorod y de Moscú a pesar de la invasión y el yugo mongol. En efecto, a partir de 1136, Nóvgorod adquiere la independencia de Kiev y se vuelve un centro político y comercial. Por otro lado, la existencia de Moscú es mencionada por primera vez en 1156: se trata de una pequeña fortaleza, un kreml, residencia del gran príncipe de Suzdal, Yuri Dolgorouki, entre 1147 y 1157 (Marchand, 2019). No obstante, gracias a la habilidad de sus príncipes, Moscú se vuelve la capital de un principado en expansión a pesar de estar bajo suzeranía[6] del Imperio mongol a partir de 1240.

En 1326 el príncipe de Moscú, Iván I, ofrece su protección al metropolita de la Iglesia de la Rus, que había huido de Kiev, y Moscú se vuelve la capital espiritual de la Rus que, como mencionamos, se había diseminado en varios principados. En 1328 Iván I es nombrado gran príncipe por el kan mongol y su comarca se extiende sobre 20 000 km². Sin embargo, es durante el reinado de Iván III (quien había heredado en 1462 un principado de 430 000 km²) que el yugo mongol desaparece. Iván III unifica las tierras rusas al cuadruplicar la superficie de su principado y anexa Nóvgorod en 1478. A partir de este momento y alrededor de Moscú, la historia de Rusia se escribirá sin interrupción (Nérard & Rey, 2019).

A partir del siglo XVI la rivalidad territorial entre los Estados vecinos, Polonia (católica) y Rusia (ortodoxa) será una constante, provocando guerras y disputas por los territorios cercanos. En efecto, el periodo conocido como "los tiempos turbios" y que comienza en 1598, hace referencia a las invasiones polonesas y suecas a Rusia y termina en 1612 con la liberación de Moscú. En 1613 Michel Ro-

---

[6] La suzeranía era una situación en la cual una región o un pueblo daba tributo a una entidad más poderosa que permitía al tributario una autonomía doméstica limitada para mantener relaciones internacionales.

manov es elegido zar y este episodio abre una nueva era para el Imperio ruso bajo la dinastía Romanov que en los tres siglos subsecuentes logrará —a través de conflictos, batallas y expediciones— constituir un territorio de alrededor de 22 millones de km^2 a lo largo de Europa y Asia.

La referencia a un mismo origen —la Rus— ha permitido al gobierno ruso justificar la lógica de una integralidad territorial de Ucrania y Rusia. Sin embargo, la expresión de "Kiev como madre de todas las ciudades rusas" para mostrar la continuidad entre la Rus de Kiev y el Estado ruso contemporáneo es errónea. Como fue señalado, la Rus de Kiev fue un Estado multiétnico conformado en una época en donde no existía ni Rusia ni Ucrania. Se puede decir únicamente que Kiev fue la capital del primer Estado de los eslavos orientales, la Rus, que es considerado como el origen común de una tradición estatal para Rusia, Ucrania y Bielorrusia.

El camino hacia la conformación de un Estado nacional ha sido particularmente arduo y largo para Ucrania. Como lo comenta la politóloga Alexandra Goujon (2022), la ausencia de una experiencia estatal de largo plazo ha sido confundida con la falta de antigüedad del pueblo ucraniano o de su identidad, lo cual ha sido utilizado política e históricamente para cuestionar la independencia de Ucrania o incluso su existencia misma. Las regiones que forman hoy en día el territorio ucraniano han sido campo de batalla y objeto de disputa de todas las potencias imperiales vecinas durante varios siglos: el reino de Polonia, el gran Ducado de Lituania, el reinado de Suecia, el Imperio otomano y el Imperio ruso.

En un periodo más reciente, durante la Primera Guerra Mundial y durante la guerra civil en Rusia después de la Revolución de 1917, un movimiento nacional ucraniano surgió ante el derrumbe del zarismo, pero no logró conformar un país independiente y en 1922 los bolcheviques terminaron por imponerse en la casi totalidad de las regiones ucranianas que habían pertenecido al Imperio ruso estableciendo la República Socialista Soviética de Ucrania.[7]

El periodo que comienza con la colectivización forzada lanzada por Stalin en 1929 es particularmente doloroso en la historia de Ucrania. A pesar de que 1931 es un mal año de cosecha, las confiscaciones sobre los cereales y especialmente sobre el trigo se mantienen en varias repúblicas soviéticas como Ucrania, Rusia y Kazajistán. Esta confiscación forzada provocó, como lo observamos en el capítulo 1, entre 1932 y 1933 una hambruna de alrededor de 6-8 millones de personas, de las cuales, alrededor de 4.5 millones eran ucranianas;[8] mientras esto sucede, la URSS continuó exportando trigo al extranjero. El 2006, el parlamento ucraniano (durante la presidencia de Yúshchenko) le otorga a este pasaje trágico el carácter de genocidio contra el pueblo ucraniano: "Holodomor" (exterminación por hambre); sin embargo, varios miembros del parlamento se abstienen. Al asumir la presidencia, Yanukóvich ante la Asamblea Parlamentaria del Consejo de Europa declara que no se puede reconocer al Holodomor como genocidio, pues se trata de una tragedia común que sufrieron varios pueblos de la Unión Soviética. Este trágico episodio fue ocultado por mucho tiempo en la historia soviética oficial y casi ignorado por los historiadores occidentales. No es sino hasta la década de 1980 y especialmente después de la independencia de Ucrania, que la hambruna de 1931-1933 reapareció en la historiografía y sobre todo en el discurso público. Hasta hoy sigue siendo tema de controversia y de debate, y divide a la sociedad acerca de la formulación de la identidad ucraniana, entre los que piensan que este crimen fue perpetrado por el régimen de Stalin para castigar a los ucranianos y quienes lo ven como una tragedia común que sufrieron varios de los pueblos que formaban la URSS, un crimen

---

[7] Por otro lado, los poloneses se apropian nuevamente, entre 1919 y 1921, de la región occidental de Ucrania (Galicia oriental y Volinia occidental). Entre 1939 y 1945 la URSS recupera estos territorios.

[8] Estas cifras varían según las fuentes (de entre 1 y 2 millones de personas).

perpetrado por el Estado soviético. La evaluación y calificación precisa de la hambruna soviética todavía se discute entre la comunidad internacional y entre los historiadores.[9]

Durante la Segunda Guerra Mundial, la invasión nazi fue particularmente violenta y mortífera en Ucrania: se estima que 5 millones de ucranianos fueron asesinados. Este episodio es particularmente doloroso (y fuente de división y conflicto hoy en día) ya que una parte de ucranianos de la región occidental había acogido a los alemanes como liberadores del yugo soviético,[10] formando incluso milicias y unidades militares en el seno del ejército nazi. Sin embargo, la gran mayoría de los ucranianos combatieron en el seno del ejército soviético y como partisanos contra los nazis. Se estima que un millón y medio de combatientes fueron asesinados. En total, fue liquidada en esta guerra 16% de la población de Ucrania (Goujon, 2022).

Es hasta 1991 que, con la disolución de la URSS, Ucrania logra por primera vez la independencia.[11] No obstante, treinta años después, vuelve a sufrir de nuevo —en medio de una gran inestabilidad política interna— un conflicto bélico de enorme envergadura tras la invasión rusa el 24 de febrero de 2022. En los próximos apartados analizaremos las causas geopolíticas, sociales y económicas de este conflicto multifactorial que, como ha sido una constante en tierras eslavas, excede ampliamente las fronteras ruso-ucranianas para volverse un conflicto de orden mundial.

---

[9] Sobre este punto, agradezco los comentarios puntuales de Bernard Chavance. Para un amplio resumen sobre el tema ver: Graziosi Andrea (2005).

[10] Una de las figuras más representativas es Stepan Bandera, quien dirigió la Organización de Nacionalistas Ucranianos (OUN), organización que colaboró con el régimen nazi. Bandera es considerado en la parte occidental de Ucrania como un héroe de la resistencia contra la ocupación soviética y su figura será reivindicada por una de las facciones de extrema derecha más radicales del movimiento de Maidán en 2013-2014.

[11] Recordemos que la última etapa del colapso de la Unión Soviética comenzó con el referéndum popular ucraniano del 1 de diciembre de 1991, en el que 90% de los votantes optó por la independencia. La secesión de Ucrania, la segunda potencia económica y política más grande de la URSS después de Rusia, puso fin a cualquier posibilidad realista de que Gorbachov mantuviera unida a la Unión Soviética.

Factores externos e internos del conflicto ruso-ucraniano

La manera en la que termina una guerra
determina la forma que tendrá la siguiente.
Richard Sakwa, 2022

En todo conflicto geopolítico, existen diferentes narrativas que vuelven confusas las explicaciones sobre las causas que lo desencadenan; en el caso de la crisis ruso-ucraniana esto es particularmente complejo debido a que los principales actores involucrados son las mismas potencias mundiales que durante la última mitad del siglo XX lucharon por asumir una hegemonía mundial, es decir, Estados Unidos y Rusia –principal heredera de la Unión Soviética. De manera general, la narrativa "occidental" predominante en los medios de comunicación, señala como principal causa del conflicto la sed de expansión territorial de Rusia y su nostalgia por el Imperio zarista y la antigua Unión Soviética, por lo que Moscú tendría intenciones de reconstruir geográficamente lo que un día fueron el Imperio ruso y más tarde la URSS. En la mayoría de los casos, esta narrativa señala a Vladimir Putin como el artífice de este proyecto, personalizando el conflicto y aludiendo a su "locura" o "sed de expansión".

Sin embargo, como lo señala Marlene Laruelle (2022), entender la totalidad de las razones de Putin a través de la única explicación de su deseo de reconstruir un imperio perdido, es erróneo. La ideología del poder ruso ha ido cambiando con el tiempo y el Kremlin ha tenido que reinventar a Rusia como un poder imperial pues otras formas de expresión de una gran potencia, especialmente a través del *soft power*, fallaron. Esencialmente, el derecho de Rusia a contribuir al rediseño de Europa y Asia en el periodo posterior a la Guerra Fría.

En efecto, la narrativa rusa es más compleja y ha ido evolucionando con el tiempo. La narrativa actual se fue delineando sobre todo durante la década de los años 2010 y llegó a su paroxismo cuando Putin justificó la invasión a Ucrania el 24 de febrero de 2022, en nombre de la desmilitarización de Ucrania y su "desnazifiación".[12] En su largo discurso habla también del restablecimiento de la herencia imperial rusa; de la defensa de los ciudadanos ruso-parlantes –que asimila con los rusos–, y de la lucha legítima de defensa en contra del unipolarismo occidental.[13]

Una interpretación ampliamente documentada y balanceada por varios autores como Richard Sakwa (2022) o Stephen Cohen (2011), demuestra que los antecedentes del conflicto ucraniano se pueden encontrar en la manera que terminó la guerra fría: por un lado, el campo occidental se declaró vencedor, mientras que por otro lado, los rusos pensaron que medio siglo de Guerra Fría se soldaba por un acuerdo común de paz. En efecto, el fin de la división de Europa simbolizado por la caída del muro de Berlín en noviembre de 1989, significó, desde el punto de vista de los rusos, un compromiso conjunto (recordemos el compromiso verbal por parte de Estados Unidos y de la OTAN de no extender la alianza hacia el este a cambio de los acuerdos de reunificación de Alemania). Sin embargo, al término de la guerra fría no se realizó una conferencia de paz como sucedió después de las dos guerras mundiales y el Pacto de Varsovia –principal institución soviética de la Guerra Fría– fue desmantelado. Por el contrario, la OTAN, lejos de desintegrarse, buscó un nuevo rol y comenzó su expansión hacia el este (capítulo 4). A pesar de las repetidas advertencias de Rusia sobre la amenaza que representaba esta expansión cada vez más cerca de sus fronteras, la OTAN invitó a Georgia y a Ucrania a adherirse a la organización trasatlántica en 2008. Desde el punto de vista de Occidente, Rusia no estaba en condiciones de exigir que Estados libres y soberanos hicieran la elección de pertenecer a la Alianza. Como lo subraya Sakwa, al final, lo que

---

[12] Putin hace alusión a movimientos pronazis existentes en Ucrania. Sobre este tema es necesario subrayar que, si bien es cierto que estos grupos existen, hay una gran heterogeneidad entre ellos y han sido y son minoritarios tanto en la escena política como en la sociedad (ver más adelante).

[13] Disponible en: Address by the President of the Russian Federation • President of Russia (kremlin.ru)

sucedió es que la existencia de la OTAN se justificó por la necesidad de afrontar los riesgos de seguridad provocados por su propia expansión.

La crisis de Ucrania refleja así la continuación con nuevas formas de lo que fue el conflicto Este-Oeste y se generó en parte por las condiciones estructurales del sistema internacional. Además, esta crisis no puede explicarse únicamente por los factores externos y se deben señalar también las contradicciones internas en Ucrania debido a las grandes divisiones y fracturas existentes. En efecto, Ucrania es una aglomeración de territorios y de pueblos que en varios momentos de la historia han formado parte de los Estados vecinos; sus diferentes regiones han sufrido, por lo tanto, con ellos, los cambios masivos y las heridas de las guerras, pero también han transitado juntos en diferentes etapas de crecimiento y desarrollo. Esta característica ha hecho particularmente complejo el avance de Ucrania como nación independiente.

Como se señaló en el apartado anterior, históricamente, la parte occidental y central de Ucrania (en particular Galicia) fue conquistada por Polonia y los Estados que formaron el Imperio Austrohúngaro; consecuentemente, la influencia de éstos es mucho más importante en estas regiones (recordemos que fueron alrededor de 400 años de dominio de estas naciones en tierras ucranianas). Es precisamente ahí en donde se desarrolla a partir del siglo XIX un sentimiento nacionalista y más adelante, de resistencia en contra de la rusificación soviética. Por el contrario, en las regiones del este y sur, sobre todo en la región del Dombás y en Crimea, se glorifica la memoria soviética en la lucha contra el nazismo; el porcentaje de rusos étnicos es más importante y la lengua y cultura rusas son mucho más pronunciadas. Para subrayar estas diferencias demográficas, lingüísticas y culturales en las diferentes regiones de Ucrania, varios autores se basan en el censo ucraniano realizado en el año 2001. Es con base en este mismo censo[14] que presentamos las siguientes cifras:

---

[14] Disponible en: http://2001.ukrcensus.gov.ua/eng/

Sobre la pertinencia étnica, las cifras de 2001 arrojaron que, a nivel nacional, 37 millones de personas se consideraban ucranianas, es decir, 78% de la población, mientras que 8.3 millones se consideraban rusos, esto es, 17% de la población total en Ucrania. Los ucranianos étnicos representaban el 95% en la región occidental de Lviv y 82% en Kiev, sin embargo, representaban respectivamente, 60% y 24% en la región de Donetsk y en Crimea. El porcentaje de la población que se declaró étnicamente rusa en Crimea fue de 58%, en la ciudad de Sebastopol la cifra fue de 72%, en Donetsk y en Lugansk los porcentajes fueron de 38% y 40% respectivamente.[15] El criterio lingüístico es también detallado en el censo de 2001. A nivel nacional, 67.5% de la población declaró que su lengua nativa era el ucraniano, mientras que 30% (incluyendo a 15% de ucranianos étnicos) declaró que era el ruso. Asimismo, 90% de los habitantes de Sebastopol expresaron que el ruso era su idioma nativo; la proporción respectiva de ruso parlantes en Crimea, en la región de Donetsk y en la región de Lugansk, fue de: 79%, 75% y 69% (ver mapa 3). En Kiev también el ruso es preponderante. Algunas encuestas muestran que estas cifras están subestimadas, pues entre un tercio y la mitad de la población hablan ruso en sus hogares y en su comunicación social y profesional. El surzhyk (mezcla de ruso y ucraniano) también es hablado en muchas regiones occidentales y en el centro de Ucrania.

La cuestión del idioma no debe ser minimizada en Ucrania, pues ha sido fuente de conflicto entre las diferentes regiones y los diversos grupos étnicos del país. En efecto, en 1996 se aprueba una nueva constitución, en donde se estipula el idioma ucraniano como la "única" lengua oficial de Ucrania, relegando el ruso a un idioma hablado de manera informal y en la comunicación personal de los ciudadanos. Se estipula también que a la lengua rusa, al igual que a otros idiomas de diferentes minorías, se le garantizará protección. Como puede entenderse, describir un idioma de una "minoría" cuando éste es hablado por más del 80% de la población, repre-

---

[15] Se debe señalar que esto no toma en cuenta la gran cantidad de familias mixtas.

senta en sí mismo, un problema. De tal forma, la mayoría de los candidatos a la presidencia habían hecho promesas de hacer del ruso el segundo idioma nacional; pero una vez en el poder se encontraban con la oposición de los grupos nacionalistas ucranianos. Víktor Yanukóvich, presidente electo en 2010, trató de resolver este problema y propuso una ley decretando que una lengua hablada al menos por el 10% de una minoría, era declarada como lengua oficial en la región, además del ucraniano. A pesar de este avance,[16] no quedaba resuelto el problema en ciertos ámbitos como el político, militar o de educación superior. Como lo veremos, una de las primeras medidas que tomará el nuevo gobierno después de la revolución de Maidán y la salida de Yanukóvich, será votar en el parlamento la abolición de esta ley y el restablecimiento del idioma ucraniano como única lengua oficial, creando gran malestar entre la población ruso parlante y las regiones del este del país (aunque esta medida no haya sido aún aplicada de manera formal).

En Ucrania, de la población que se declara creyente, alrededor de 70% es ortodoxa (y está dividida entre la iglesia vinculada al patriarcado de Moscú con 29% de fieles; y la iglesia vinculada al patriarcado de Kiev con 40% de fieles); 15% se consideran católicos; 3% protestantes y 1% musulmanes. Estos porcentajes se distribuyen también por regiones: Galicia es la región que concentra la mayor población católica, mientras que en el este (pero también en una gran mayoría de regiones) predomina la religión ortodoxa). Es importante señalar que en 2019, debido a las tensiones entre Rusia y Ucrania, la iglesia ortodoxa ucraniana decidió (después de 300 años) romper con la iglesia ortodoxa rusa, lo que significó un cisma histórico y la creación de un nuevo panorama geopolítico religioso (y que provocó evidentemente la ira de Moscú). La iglesia ortodoxa ucraniana se encuentra ahora vinculada directamente con el patriarca de Constantinopla, después de la firma del decreto que formalizó la creación

---

[16] Como resultado, 13 regiones (de 27) adoptaron la lengua rusa como segunda lengua oficial.

de una Iglesia ucraniana ortodoxa independiente de la de Moscú. Ucrania no es el único país compuesto por diferentes pueblos y lenguas: Canadá, Suiza o Bélgica, por solo citar algunos ejemplos, han logrado proveer un marco constitucional e institucional para garantizar institucionalmente esta diversidad. Sin embargo, los dirigentes ucranianos no han podido sentar las bases necesarias para crear un Estado que proteja y defienda las diferentes identidades del país. Por el contrario, han representado a diferentes grupos de interés en medio de luchas internas entre los diferentes grupos oligárquicos[17] en un Estado considerado como uno de los más corruptos a nivel mundial.[18] A esto hay que añadir el hecho innegable de que Ucrania se encuentra geográfica y políticamente en medio del conflicto geopolítico que opone a Rusia y a Occidente, lo que ha vuelto la tarea mucho más ardua para la joven nación. En Ucrania, en términos políticos, también existió desde los primeros años de independencia, una fractura regional pronunciada, como lo veremos en seguida.

Ucrania accedió a la independencia en 1991. El país independiente, como los demás nuevos Estados de la CEI, comenzará una transformación económica, política y social de gran envergadura. La crisis económica de los primeros años de transformación es de las más fuertes de las ex repúblicas soviéticas: la caída del ingreso real por habitante entre 1988 y 1995 es del -62%, el único país que excede esta caída es Moldavia (-67%) En medio de esta severa crisis económica y de empobrecimiento de la población, la desigualdad de ingresos aumentó bruscamente y se comenzó a formar la oligarquía ucraniana (Porras, 2013).

Para mediados de los años 2000 la situación económica no había mejorado y ese es el contexto en donde se produce la prime-

---

[17] Las disputas y conflictos entre los representantes políticos en Ucrania, que forman parte de diferentes grupos en el seno de la oligarquía, tales como Timochenko, Yuschenko, Porochenko, Yanukóvich, han sido constantes.

[18] Según el Índice de percepción de la corrupción *Berlin's Based Transparency International*, en 2013, Ucrania ocupaba el número 144 de 177 países en la clasificación de corrupción.

ra revolución en Ucrania del siglo XXI: la Revolución Naranja en 2004. Durante las elecciones presidenciales, los dos candidatos favoritos eran Víktor Yúshchenko y Víktor Yanukóvich. Yúshchenko era apoyado en su gran mayoría por las regiones central y occidental del país, mientras que Yanukóvich, prorruso y proveniente de la región del Dombás, encontraba su apoyo en el sur y en el este de Ucrania. Entre noviembre de 2004 y enero de 2005, Kiev fue el epicentro del movimiento de resistencia civil en el que participaron miles de manifestantes diariamente para denunciar la corrupción y el fraude electoral que había dado como triunfador a Yanukóvich. Estas protestas fueron incentivadas por los informes de diversos observadores nacionales y extranjeros, así como por la percepción de la oposición que sintió que las autoridades amañaron los resultados de la votación a favor de este último. Es importante subrayar que esta oposición involucró conflictos y luchas internas de los representantes de la élite y la oligarquía ucraniana, dividida de manera general en las diferentes regiones del país.[19] Las nuevas elecciones dieron como ganador a Yúshchenko quien no logró resolver los problemas económicos y sociales de Ucrania durante su mandato, lo que provocó una fuerte ola de decepción en la sociedad.

En 2010, las elecciones presidenciales dan como ganador al candidato prorruso Yanukóvich del Partido de las Regiones, superando a la candidata Julia Timoshenko, entonces Primera ministra de Ucrania. Los resultados de las elecciones fueron validados por observadores de la Organización para la Seguridad y la Cooperación en Europa (OSCE)[20] y el Consejo de Europa. En dichas elecciones la tasa de participación a nivel nacional fue de 69.5% en la segunda

---

[19] Los grupos oligárquicos se convirtieron en fuerzas políticas importantes durante la Revolución Naranja. Estos grandes grupos empresariales habían concentrado activos de gran valor durante los procesos de privatización. Los seis grupos empresariales más grandes representaban en 2004 casi 18 % del PIB de Ucrania; la riqueza de los 50 empresarios ucranianos más ricos era mayor que el presupuesto anual de Ucrania. Para mayor detalle ver: Avioutskii (2010).

[20] La OSCE está conformada actualmente por 57 estados: todos los países de Europa (incluidos Rusia y todos los países de la Unión Europea) más los de Asia Central, Mongolia y dos países de América del Norte (Canadá y Estados Unidos). Su objetivo principal es ser mediador entre los estados miembros en en la prevención y gestión de conflictos.

vuelta. Como podemos observar en el mapa 4, existe una diferenciación flagrante en las preferencias electorales de los ucranianos de las distintas regiones. En Lugansk y en Donetsk 89% y 90% de los votos fueron para Yanukóvich; en Zaporiyia y Jersón, estos porcentajes fueron del 72% y 60%; en Crimea 78% de los votantes favoreció al candidato "pro-ruso". Por el contrario, al oeste del país, en Lviv, 82% de los votos fueron para la candidata "pro-occidental" Julia Timochenko; en la región de Kiev el apoyo a la candidata fue del 70%. Sin embargo, la polarización electoral que acabamos de describir debe ser matizada pues al interior de las regiones la división deja de ser tan clara. Sobre todo, en el centro del país, en donde, además, la división cultural, política y lingüística es menos tajante; esta región forma una base identitaria importante que no debe ser olvidada, ver mapa 4.

Recuadro 4-I. Cronología política de Ucrania a partir de la independencia: 1991-2010

Diciembre 1991: el referéndum por la independencia gana con 92% de votos. Elección del primer presidente de Ucrania independiente, Leonid Kravtchouk, antiguo líder del Partido Comunista Ucraniano.

- 1994-1999: mandato del presidente Léonid Kuchma, apoyado por el sur y el este del país.
- 1996: la nueva constitución adopta un régimen semi-presidencial.
- 1997: se firma el Tratado de amistad ruso-ucraniano: Rusia por medio de una renta tendrá acceso a su flota estacionada en Crimea en el Mar Negro y renuncia a una reivindicación territorial.
- 1999: Kuchma es reelegido en una votación caracterizada por irregularidades.

- 2000-2001: movimientos de protesta en contra del presidente por corrupción.
- 2004: el candidato prorruso y antiguo gobernador de la región de Donetsk, Víktor Yanukóvich es declarado presidente, pero las acusaciones de un fraude electoral masivo desencadenan protestas en lo que se conoce como la Revolución Naranja, que obliga a repetir la votación. Un ex Primer ministro pro-occidental, Víktor Yúshchenko, es elegido presidente.
- 2005: Yúshchenko toma el poder con la promesa de sacar a Ucrania de la órbita del Kremlin, y de acercarse a la OTAN y a la UE.
- 2008: la OTAN promete a Ucrania y a Georgia su adhesión a la alianza. La UE lanza la Asociación Oriental para estrechar lazos con seis países exsoviéticos, incluyendo Ucrania.
- 2010: elección de Víktor Yanukóvich a la presidencia.

La diversidad que acabamos de describir representa una riqueza para un pueblo y su posición geográfica podría haber sido un eje articulador entre ambos bloques, es decir, Rusia y "Occidente". Como lo comenta Stephen Cohen (2011) Ucrania podría haber optado por asumir un estatus de "país no alineado" o independiente, estatus que permitió a Finlandia ser un país neutral, pacífico y próspero durante el periodo que siguió a la Segunda Guerra Mundial. No obstante, como lo veremos en el siguiente punto, los diferentes modelos o visiones del Estado nación al interior de Ucrania y las presiones externas (políticas y económicas) de uno y otro bloque, sumergirán a Ucrania en una crisis política que desembocará en el movimiento conocido como la Revolución de Maidán en noviembre de 2013, en la subsecuente anexión de Crimea por Rusia en 2014 y en el estallido del conflicto en la región del Dombás.

El Acuerdo de Asociación Ucrania-UE: crisis política y revolución de Maidán[21]

Finalmente, los factores económicos serán el elemento detonador de la crisis política que transcurrirá en Ucrania en noviembre de 2013. En efecto, el presidente Yanukóvich se encontrará en una posición delicada donde debe "escoger" entre la asociación económica de libre comercio con la Unión Europea o continuar estrechando los lazos económicos con los países del bloque exsoviético y aceptar la entrada a la unión aduanera propuesta por Rusia.

Para Rusia, como lo comentamos, Ucrania era considerada una economía clave para potenciar el desarrollo de la Unión Económica Euroasiática. En 2013, Ucrania era el quinto socio comercial más importante para Rusia, después de China, Holanda, Alemania e Italia, lo que representaba alrededor de 40 mil millones de dólares de intercambio anuales. Para 2018, Ucrania descendió al lugar número 13 incluso después de Francia, con intercambios que representaban 15 mil millones de dólares anuales (Marchand, 2019).

Pero todavía más importante era el peso que representaba Rusia en la estructura económica de Ucrania. En 2013, Rusia era el socio económico y comercial más importante de Ucrania, representando 24% de sus exportaciones y 30% de sus importaciones. El gas representaba una parte importante de las importaciones, mientras que los metales, la maquinaria (equipos ferroviarios, navales y militares compatibles con la producción rusa)[22] y los productos agrícolas, constituían la mayor parte de sus exportaciones a Rusia. Rusia compraba a Ucrania bienes industriales que no tenían una viabilidad comercial en Occidente. La economía ucraniana estaba estructural-

---

[21] Ver sobre este tema, y de manera más puntual sobre las consecuencias geopolíticas del conflicto ruso-ucraniano después de la anexión de Crimea, el pertinente artículo de la destacada politóloga mexicana Ana Teresa Gutiérrez del Cid (2017):

[22] Sin olvidar que Rusia había invertido en la creación o modernización de una parte de la industria militar ucraniana.

mente adaptada al mercado ruso; las economías rusas y ucranianas eran complementarias, habiendo compartido décadas de industrialización soviética. Además, un elemento central es que una parte importante de la industria militar rusa estaba estrechamente ligada a la producción en Ucrania, con alrededor de 245 empresas ucranianas trabajando para la industria militar rusa, como los motores para los helicópteros y los misiles balísticos intercontinentales (Sakwa, 2022).

De tal modo, el presidente Yanukóvich estaba consciente de que aceptar el acuerdo con la UE afectaría directamente los lazos económicos de Ucrania con Rusia y sus socios comerciales de la CEI, y fragilizaría aún más la economía ucraniana.

Recordemos que en mayo de 2008 la UE formó la Asociación Oriental que proponía una cooperación estrecha con seis países de la antigua Unión Soviética vecinos de la UE: Moldavia, Ucrania, Bielorrusia, Georgia, Armenia y Azerbaiyán. De tal modo, a partir de 2010, comenzaron una serie de negociaciones bilaterales entre Ucrania y la UE que culminarán en el año 2012 con el Acuerdo de Asociación UE-Ucrania que incluía el establecimiento de la Zona de Libre Comercio de Alcance Amplio y Profundo (ZLCAP). Éste debía firmarse de manera formal los días 28 y 29 de noviembre de 2013 durante la 3ª cumbre de la Asociación Oriental que se llevaría a cabo en Vilna, la capital de Lituania. Las negociaciones se llevaron a cabo de manera muy técnica y sin tomar en cuenta todos los aspectos históricos, económicos y sociales antes mencionados. El acuerdo establecía el objetivo de acelerar las relaciones políticas y económicas entre las partes y la gradual integración de Ucrania en el mercado interior de la Unión Europea, es decir, la reducción de impuestos aduanales y la eliminación de cuotas y barreras al comercio. El acuerdo, que debía ser compatible con las reglas de la Unión Europea, de facto fragilizaba las relaciones económicas con Rusia. Además, Ucrania debería comenzar a alinear su política de seguridad con Occidente[23] (no olvidemos que la frontera ucraniana está a solamente 480 km de Moscú).

Al principio, Rusia no estaba completamente opuesta al acuerdo de asociación económica entre Ucrania y la UE, pero debía asegurar el mantenimiento de las relaciones económicas con su socio histórico y estratégico. Así que en varias ocasiones propuso la creación de un grupo tripartita cuyo objetivo sería negociar un acuerdo que no afectara sus intereses; pero ésta y varias propuestas de diálogo fueron constantemente rechazadas por la Unión Europea. En efecto, José Manuel Barroso, el entonces presidente de la Comisión Europea, rechazó la propuesta de formar una comisión tripartita y pidió a Ucrania "elegir" entre Rusia o la UE. Como lo comenta Richard Sakwa (2022), a partir de este momento se colocó a Ucrania en una competencia geopolítica, algo para lo que no estaba institucionalmente preparada, ni intelectualmente apta.

Ucrania tampoco estaba preparada económicamente para resistir el shock de cambiar de socios comerciales de manera abrupta. En efecto, el Acuerdo de Asociación con la UE era incompatible con los tratados existentes de libre comercio de Ucrania con Rusia. Ucrania formaba parte de la zona de libre comercio de la CEI, en vigor desde 2012, la cual permite a sus signatarios tener un acceso privilegiado al mercado único de la Unión Económica Eurasiática. Recordemos que Ucrania había firmado en 2003 el acuerdo de espacio económico común con Rusia, Bielorrusia, Ucrania y Kazajistán, para lograr una unión aduanera sobre el modelo de la Comunidad Europea. Pero la convulsión política interna finalmente le impidió incorporarse a esta unión aduanera, misma que nació en 2010 y se transformó en 2012 en un Espacio Económico Común.

---

[23] Los acuerdos "Berlín Plus", adoptados en 2003, sientan las bases de la cooperación entre la UE y la OTAN sobre la base de una "Asociación Estratégica para la Gestión de Crisis". Esto permite a la UE acceder a los medios y capacidades de mando de la OTAN para las operaciones que dirige. A partir de esta fecha, se han aprobado muchas medidas destinadas a impulsar la cooperación entre la OTAN y la UE en las áreas acordadas, por ejemplo, la defensa cibernética o su actuación frente a las amenazas comunes a la seguridad.

Para Moscú, si Ucrania pasaba a formar parte del bloque de libre comercio con la Unión Europea, dañaría inexorablemente los intereses comerciales, económicos y de seguridad nacional de Rusia. Por lo que a partir de julio de 2013 el gobierno ruso endureció el tono y comenzó a imponer a Ucrania una serie de sanciones para disuadirla de firmar el acuerdo comercial con la UE, como la prohibición de la importación de varios bienes (incluyendo los productos de la cadena de tiendas de dulces de Petro Poroshenko, quien hizo fortuna en la industria del chocolate), los vagones de tren, etcétera.

Por otro lado, el FMI había acordado otorgar un préstamo de 15 mil millones de dólares a Ucrania con la condición habitual del Fondo: la aplicación de drásticas medidas de austeridad como el congelamiento de salarios y pensiones, aumento del costo del gas y de la calefacción en 40%, y en general la reducción del gasto público. La Unión Europea apoyaba las condiciones del FMI y promovía además mayores reformas estructurales. Rusia, por el contrario, ofrecía disminuir el precio del gas y un préstamo pero sin la cláusula de condicionalidad del FMI (Gutiérrez del Cid, 2017).

De tal manera, Ucrania había sido orillada a tomar una decisión muy dura, que había tratado de eludir durante años. Yanukóvich entendió que el Acuerdo de Asociación forzaría al país a tomar medidas radicales que representarían un profundo shock al sistema económico y amenazarían su posición política.[24] El 21 de noviembre de 2013, un decreto del gobierno ucraniano suspendió *in extremis* las preparaciones para la firma del Acuerdo de Asociación entre Ucrania y la Unión Europea; en su lugar se propuso la creación de una comisión de comercio entre Ucrania, la Unión Europea y Rusia, con el objetivo de resolver los problemas ligados al comercio entre las partes. Por su parte, Putin anunció el levantamiento de las barreras aduaneras entre ambos países, una disminución del precio del gas y un préstamo de 15 mil millones de dólares. A pesar de que las

---

[24] Ucrania había perdido durante la primera década de 1990 alrededor del 60% de su PIB y era el único país de la ex Unión Soviética que no había alcanzado el nivel de producción anterior a 1991. Su PIB per cápita en 2020 era de 12 376 dólares, menos de la mitad del PIB per cápita ruso (Banco Mundial).

declaraciones del gobierno ucraniano fueron claras respecto a que la suspensión del acuerdo era temporal, la prensa occidental y la oposición ucraniana la presentaron como un rechazo al acercamiento a Europa bajo la presión rusa: una parte de la población —sobre todo joven, de la capital, perteneciente a clases medias— expresarán su descontento, pues creían firmemente en que la entrada a la UE le permitiría mejorar rápidamente los salarios y su situación económica al poder ingresar fácilmente al mercado común europeo.[25]

Como lo constató Arnaud Dubien, director del Observatorio franco-ruso financiado por la Cámara de Comercio franco-rusa en una entrevista concedida en el periódico francés *Le Monde*:[26] "Ucrania es un país muy fragmentado, con identidades múltiples y que no puede efectuar una elección tajante, ya sea en favor de Occidente o de Rusia. Uno de los errores de Bruselas fue pedírselo y obligarla a darle la espalda a Rusia, una opción suicida para el país".

Federico Santopinto, investigador del Grupo de Investigación e Información sobre la Paz y la Seguridad (GRIP) establecido en Bruselas, señaló que Rusia no se oponía a este acuerdo entre Ucrania y la UE, mientras no afectara su relación económica con Ucrania, sino que fue la UE quien rechazó la coexistencia de los dos acuerdos, pues la diplomacia europea consideraba a Ucrania como la frontera entre el este y el oeste, mientras que Rusia lo veía como un puente (Santopinto, 2014).

La evolución política de Ucrania como nación independiente ha sido compleja y no es lugar aquí para analizar con profundidad este desarrollo. Sin embargo, la cronología política expuesta (recuadros 4-I, 4-II y 4-III) da cuenta de los vaivenes y oscilaciones de los diferentes dirigentes de Ucrania en relación con las decisiones sobre su acercamiento político y asociación económica ya sea con

---

[25] Es importante subrayar que, los resultados del sondeo realizado en noviembre de 2013 por el *Kyiv International Institute of Sociology* (KIIS), mostraban que la mitad de la población encuestada aprobaba el acuerdo económico y comercial con la UE, mientras que la unión aduanera con Rusia estaba aprobada por la otra mitad (ver: https://www.kyivpost.com/article/content/ukraine-politics/poll-ukrainian-public-split-over-eu-customs-union-options-332470.html

[26] https://www.lemonde.fr/europe/article/2013/11/22/ue-ukraine-moscou-a-remporte-une-nouvelle-bataille-geopolitique_3518748_3214.html

la OTAN y la UE o con Rusia, en distintos momentos durante el transcurso de las últimas décadas.

Esto es también el reflejo de lo que Richard Sakwa llama las dos visiones o modelos para Ucrania. Según el politólogo inglés, se pueden distinguir dos modelos de lo que debería ser el Estado ucraniano: el modelo monista y el modelo pluralista. Estos dos modelos o visiones corresponden a una larga lucha en la historia de Ucrania entre aquellos que piensan que el país forma una unidad autóctona cultural y política, y los que piensan que Ucrania tiene un pasado común con las diferentes naciones eslavas y que, por lo tanto, forman todas ellas parte de una misma comunidad cultural y política. Así, en el norte y oeste, la visión monista aboga por un Estado independiente de las demás naciones eslavas y alineado con Europa; en el sur y el este del país, la visión pluralista ve la identidad ucraniana compatible con la pertenencia de Ucrania a Europa, y al mismo tiempo a una cultura rusa que trasciende las actuales fronteras estatales e integra a Rusia, Bielorrusia y Ucrania. Estas diferentes versiones de lo que debería ser Ucrania ha sido fuente de conflicto interno y no ha habido un liderazgo político que conjunte estas dos visiones de Ucrania de manera consensual.

De tal forma, después del anuncio de presidente Yanukóvich de suspender temporalmente el acuerdo comercial con la UE, una manifestación espontánea ocupó la plaza de Maidán en la capital para expresar su descontento con esta decisión. Rápidamente otras reivindicaciones se sumarán como las denuncias de corrupción y la falta de transparencia en los procesos políticos. Sin embargo, lo que comenzó como un movimiento pacífico, degeneró después de la intervención enérgica de la policía y para el 1° de diciembre, alrededor de medio millón de manifestantes estaban en las calles y a las peticiones del movimiento, se sumó la dimisión del presidente. Para inicios de febrero se contaban alrededor de 80 muertos entre los que se cuentan también varios miembros de la policía, hecho que es revelado por varias ONGs para denunciar el rol de la unidad Berkut (fuerzas paramilitares ucranianas). Al movimiento, desde la cárcel se va a sumar la candidata contrincante de Yanukóvich en las elecciones de 2010, Julia Timochenko, quien pide su destitución.[27]

Poco a poco el movimiento Euromaidán se fue convirtiendo en una amalgama de diferentes actores de muy distintas procedencias e ideologías, desde la extrema derecha (ultranacionalistas y pro-nazis), representantes de los diferentes grupos oligárquicos del país, hasta nacionalistas más moderados y jóvenes que genuinamente expresaban su descontento por la suspensión del acuerdo de libre comercio, que denunciaban la corrupción de todos los dirigentes políticos y pedían mayor democracia, etcétera). A esto se debe sumar la intervención de diplomáticos europeos y norteamericanos (ampliamente documentada).[28] Así, la protesta en la plaza de Maidán que comenzó como popular y pacífica se volvió revolucionaria y contuvo en su seno movimientos divergentes, algunos muy violentos y extremadamente radicales.

Recuadro 4-II. Cronología política de Ucrania a partir de la independencia (2013-2022)

2013
Noviembre: el Gobierno de Yanukóvich suspende las conversaciones comerciales y de asociación con la UE y opta por reactivar los lazos económicos con Moscú, lo que desencadena un movimiento masivo de protesta en Kiev.
2014
Enero: las protestas, centradas en gran medida en la plaza Maidán, debido a la represión policiaca, se vuelven violentas;

---

[27] Antigua Primera ministra, Julia Timochenko (conocida también como la "princesa del gas" por ser parte del grupo oligarca ucraniano que se enriqueció en los años noventa con este negocio), contrincante de Yanukóvich en las elecciones de 2010; fue encarcelada por asuntos de corrupción en 2011, pero con un trasfondo de lucha política. Timochenko fue liberada en febrero de 2014.

[28] Uno de los ejemplos más paradigmáticos es la conversación entre Geoffrey Pyatt, embajador norteamericano en Kiev y Victoria Nuland, subsecretaria de Estado para Asuntos Europeos y Euroasiáticos de Estados Unidos. En dicha conversación, ambos discuten sobre la elección de los futuros miembros del gobierno de Ucrania después de la destitución de Yanukóvich. Ver: BBC News, 7 febrero de 2014.

se cuentan decenas de muertos. El movimiento se vuelve revolucionario.

21 de febrero: el presidente y los representantes de la oposición firman un acuerdo para salir de la crisis y Yanukóvich anuncia elecciones anticipadas.

22 de febrero: la Rada (el parlamento ucraniano) destituye a Yanukóvich, quien huye de la capital para después refugiarse en Rusia y denuncia un golpe de Estado.

23 de febrero: abolición de la Ley Kivalov-Kolesnichenko de 2012 que instituía el ruso como lengua oficial al igual que el ucraniano.

27 de febrero: hombres armados prorrusos toman el Parlamento de Crimea e izan la bandera rusa. Los diputados del parlamento en Crimea votan la organización de un referendo de autonomía.

1 de marzo: manifestaciones anti-Maidán comienzan a aparecer en las regiones ruso-parlantes del país; sobre todo en Járkov, Odesa y Donetsk.

11 de marzo: el parlamento de Crimea vota y declara la independencia de la República de Crimea (que reúne Crimea y Sebastopol).

16 de marzo: con 96.8% de los votos, los ciudadanos de Crimea se pronuncian en favor de volverse dos sujetos de la Federación Rusa.

17 de marzo: los países occidentales no reconocen la anexión e imponen una serie de sanciones económicas a Rusia.

27 de marzo: Naciones Unidas vota una resolución en donde no reconoce el referéndum de Crimea y su anexión a Rusia (100 votos a favor, 11 en contra, 58 abstenciones y 20 no votaron).

7 de abril: estallan combates entre las fuerzas anti-Maidán y los militares ucranianos en el Dombás.

11 de mayo: referéndum de independencia de las Repúblicas populares de Donetsk y de Lugansk. El conflicto escaló cuan-

do el ejército ucraniano lanzó una gran operación militar para retomar las ciudades controladas por los secesionistas.

25 de mayo: Petro Porochneko gana la presidencia presentando un programa pro-occidental.

20 de junio: se propuso un plan de paz, pero no se respetó el alto al fuego por ambos lados.

27 de junio: firma del Acuerdo de Asociación Ucrania-Unión Europea.

5 de septiembre: firma de los Acuerdos de Minsk I para lograr un cese al fuego. Pero la Operación Anti-terrorista (ATO) contra las fuerzas rebeldes rompe la tregua y continúa el conflicto.

Diciembre: la Rada vota una resolución para pedir su adhesión a la OTAN.

2015

Febrero: ante el recrudecimiento de los combates se lleva a cabo la firma de los Acuerdos de Minsk II bajo los auspicios del "Formato de Normandía" instituido por Francia, en el cual participaron Ucrania, Francia, Alemania y Rusia, para resolver el conflicto en la región del Dombás. Minsk II prevé la organización de elecciones para el reconocimiento de una cierta autonomía de las regiones dentro de Ucrania y el cese al fuego. Pero los acuerdos no fueron respetados y los combates y la violencia continuaron. Naciones Unidas estima el número de muertes en alrededor de 14 400 (6 500 de las fuerzas separatistas, 3 400 civiles y 4 400 de las fuerzas armadas ucranianas y voluntarios) entre 2014 y 2021.

La anexión de Crimea a Rusia y el conflicto en la región del Dombás

Al día siguiente de la destitución de Yanukóvich, el primer acto legislativo que realizará el nuevo gobierno el 23 de febrero de 2014 es la abolición de la ley que instituía el idioma ruso como lengua oficial al igual que el ucraniano. Como lo comentó en su momento Astrid Thors, la alta comisaria de la OSCE, el nuevo gobierno ucraniano estaba tomando decisiones rápidas que podían conducir a una escalada de la situación en un contexto en donde las lenguas eran un problema que dividía a la sociedad ucraniana.[29] Cuatro días después el parlamento en Crimea era tomado por partidarios prorrusos con la consecuencia de la anexión de Crimea a Rusia unas semanas después.

Recuadro 5. **Breve historia de Crimea**

Antes de la conquista de Crimea por Rusia, este territorio contó con asentamientos de múltiples orígenes. Entre los siglos VII y V a.C. Crimea había sido incorporada al mundo griego cuando la población era mayoritariamente escita y de lengua iraní. En el siglo X, formaba parte de los territorios conquistados por los varegos y es precisamente en Crimea donde el príncipe Vladimir adopta el cristianismo ortodoxo como religión de la Rus. Entre los siglos XI y XIII la península es conquistada progresivamente por el Imperio turco-mongol y una población turco parlante se instala en el territorio. En el siglo XV el desmembramiento de la Horda de Oro da lugar al Kanato de Crimea, de mayoría musulmana, pero con minorías cristianas y judías cuya principal actividad es el comercio de esclavos. El Kanato desaparece en 1783 después de la conquista del territorio por el Imperio ruso bajo el reinado de la zarina Catalina II, lo que lleva a un exilio y deportación de una parte de la población tártara. Crimea es parte en ese momento de la provincia de Táurida que comprendía la península y otras regiones del sur de Ucrania. El Imperio ruso, gracias a la península de Crimea, podría afirmarse como potencia naval con

---

[29] Ver: https://www.osce.org/hcnm/115643.

la instalación de una flota en el puerto de Sebastopol (flota del Mar Negro). Sebastopol se vuelve una ciudad heroica debido a la resistencia que llevó a cabo frente a las tropas francesas y británicas durante la guerra de Crimea (1853-1856). En el siglo XIX Crimea se convierte en un lugar de descanso para la familia imperial que construye varios palacios. Después de la revolución rusa se vuelve una república autónoma al interior de la República Socialista Soviética de Rusia. Varias olas de deportación de la población tártara se cuentan en la historia de Crimea. La más grande deportación se hizo durante el régimen de Stalin en mayo de 1944 quien acusó a la población de haber colaborado con el régimen nazi: 230 000 personas fueron deportadas hacia Siberia y Asia Central y alrededor 100 000 murieron en el camino, de hambre y sed. Muy apreciada por la nomenklatura, Crimea se vuelve un lugar turístico importante después de la Segunda Guerra Mundial. Su transferencia a la República Socialista Soviética de Ucrania se realiza gracias a un decreto firmado por el Primer secretario del Partido Comunista de la Unión Soviética, Nikita Jrushchov en 1954, durante la conmemoración del tercer centenario del tratado de Pereiaslav (1654). Esta decisión hasta la fecha se considera controvertida debido a que fue votada por el Soviet Supremo sin consultar a la población involucrada, sin embargo, no tuvo mayor trascendencia política pues las dos repúblicas eran parte de la Unión Soviética.

En el referéndum realizado en enero de 1991, Crimea votó con el resto de Ucrania por la independencia, pero con un margen mucho menor que el resto del país (54% contra 91%). En febrero de 1992, el Soviet Supremo de Crimea renombró la península como República de Crimea y el 5 de mayo declaró un gobierno autónomo que debía ser ratificado por referéndum, pero éste no se llevó a cabo, sin embargo, la república reforzó la autonomía constitucional y creó una presidencia ejecutiva. En marzo de 1995 el parlamento ucraniano desechó la constitución y abolió el puesto de presidente y en 1996 incorporó la península como República autónoma. Un movimiento secesionista se desarrolló en la península, sin embargo, Yeltsin no deseó entrar en conflicto con Ucrania, asumiendo que dentro de la CEI existiría entrada sin visa y que los otros lazos creados dentro de las antiguas repúblicas soviéticas continuarían.

En el año 2001, el censo arrojó que, de alrededor de 2.3 millones de habitantes en Crimea, 58.5% de la población indicó ser rusa, 24.4% ucraniana y 12% tártara. A partir de 2010, Crimea es gobernada por el partido de Yanukóvich (Partido de las regiones); su destitución en febrero de 2014 es percibida en la península como un golpe de Estado y grupos prorrusos toman el parlamento. A estos hombres vestidos de verde que tomaron el parlamento prácticamente sin ningún derroche de sangre más tarde se les identificará como soldados rusos. Putin negará haber enviado fuerzas especiales para la operación, pero en vista de que se le había permitido tener elementos en la región de acuerdo con el convenio sobre las bases de Sebastopol, comentará más adelante que estos hombres eran "unidades de autodefensa locales". El 27 de febrero, el parlamento de Crimea votó su independencia y organizó un referéndum que, según cifras oficiales, obtuvo 96.8% de los votos favorables a la unificación con Rusia (16 de marzo). Otras cifras estiman un número de votos menor (un porcentaje de entre 30 y 50% de la población habría votado, de la cual entre 50 y 60% estaría de acuerdo con la reunificación con Rusia, con porcentajes más elevados en Sebastopol: entre 50 y 80%). El 18 de marzo, Crimea y Sebastopol pasaron a ser dos sujetos de la Federación rusa.

Las autoridades ucranianas condenaron la invasión y retiraron a sus soldados de las bases y de las infraestructuras militares. La Unión Europea y Estados Unidos condenaron a su vez la violación del derecho internacional y adoptaron sanciones económicas en contra de Rusia y de Crimea. El 27 de marzo una resolución de Naciones Unidas denunció el referéndum y la anexión de Crimea a Rusia. Rusia, por su parte, se apoyó en el derecho de la autodeterminación de los pueblos y denunció la hipocresía de la comunidad internacional al haber aceptado la declaración unilateral de independencia de Kosovo en 2008. Un sondeo realizado por el Centro ruso de estudios y de opinión (VTsIOM) en marzo de 2014, arrojó que 93% de los rusos apoyaron la anexión de Crimea a Rusia y 89% consideraban a Crimea como rusa.

Un punto de inflexión se observa en la política exterior de Rusia y en su relación con Ucrania después de la anexión de Crimea, por lo que es menester destacar algunos elementos. En términos de política exterior y más precisamente en su relación con Occidente, Vladimir Putin tradujo con hechos la denuncia que había realizado años antes en su famoso discurso de Munich (2007) en donde había puntualizado el esfuerzo de Estados Unidos por construir un mundo unipolar y la extensión de la OTAN hacia sus fronteras, ignorando las preocupaciones rusas de seguridad nacional. En su discurso del 18 de marzo de 2014, el presidente ruso denunció ante la comunidad internacional el actuar de Estados Unidos y sus aliados de la OTAN: bombardeo de Belgrado, Iraq, Kosovo, Libia, Siria, expansión de la OTAN hacia las fronteras de Rusia, ampliación de la Unión Europea hacia sus socios económicos tradicionales sin que tomara parte en las negociaciones, etcétera. Todo esto lo resumió así: "Nos han mentido demasiadas veces".[30]

En su relación con Ucrania, el presidente dio dos razones por las cuales había decidido anexar Crimea: la corrección de un "error histórico" pues a sus ojos la transferencia de Crimea a Ucrania por Jrushchov (de origen ucraniano) fue una violación a la ley

[30] Disponible en: http://en.kremlin.ru/events/president/news/20603

soviética;[31] así como la defensa de sus "compatriotas", población de origen étnico ruso y ruso parlantes en su gran mayoría, y el apoyo de la voluntad popular del pueblo de Crimea de formar parte de la Federación rusa.

Sin embargo, es evidente notar la oportunidad de restaurar un punto geopolítico de gran importancia estratégica como lo es la península de Crimea y la ciudad de Sebastopol. Rusia recupera así su flota del Mar Negro y se deshace de los acuerdos pasados con Ucrania. De tal manera, Moscú afianzó su influencia y su dominio sobre el Mar Negro (adquirió una zona marítima tres veces mayor de la que poseía); recuperó el control sobre los puertos y las rutas comerciales que permiten controlar el comercio y los suministros energéticos (se trata de un territorio atravesado por multitud de tuberías de transporte de hidrocarburos, además de contener inmensas reservas), y reconquistó una influencia mayor en toda la región que comparte una historia común con Rusia. Esta decisión fue impulsada por motivos geoestratégicos, pero también fue apuntalada por una preocupación latente sobre la suerte de las poblaciones ruso parlantes y los intereses del "mundo ruso", subrayada en varios de los discursos del presidente Putin durante los últimos años.

Una de las razones por la cuales comenzó la rebelión al este de Ucrania en la región del Dombás, es el hecho de que una parte de la población ucraniana (concentrada mayoritariamente en el este de Ucrania), no aprobó el derrocamiento del régimen pues fue percibido como profundamente ilegítimo e ilegal, así como por la percepción de una amenaza hacia la población ruso parlante, después de la abrogación de la ley sobre las lenguas de las minorías. Otro motivo es que una parte de la población temía que el acuerdo de asociación económica con la UE y el rompimiento de relaciones con Moscú afectara su industria, imbricada de manera profunda con la industria rusa, y con ello, el empleo.[32]

---

[31] Ya que la transferencia fue ratificada por el presídium del Soviet Supremo de la República Socialista Federativa Soviética de Rusia, seguida de la ratificación por el presídium del Soviet Supremo de la URSS sin que se llevaran a cabo las asambleas correspondientes. Ver para más detalle: Kashin (2014).

[32] Es importante señalar que el Dombás es una de las regiones más industrializadas del país

Así, movimientos anti-Maidán comenzaron a coexistir con movimientos pro-Maidán en casi todas las ciudades de Ucrania; varios movimientos de oposición a la destitución de Yanukóvich aparecieron. Los levantamientos prorrusos se intensificaron en abril de 2014 cuando los separatistas ocuparon edificios gubernamentales en las ciudades de Donetsk, Lugansk y Járkov. Tras los referéndums locales llevados a cabo el 11 de mayo, se autoproclamaron dos entidades independientes con los nombres de "República Popular de Donetsk" y "República Popular de Lugansk". Éstas no son reconocidas ni por la Unión Europea, ni por Estados Unidos, ni por Rusia (Moscú las reconocerá en febrero de 2022). Ante este hecho, el gobierno de Ucrania respondió lanzando una operación antiterrorista (ATO) con combates que duraron hasta febrero de 2015, fecha del acuerdo de Minsk II. Aunque este acuerdo contribuyó a una disminución significativa de la intensidad de los combates, conoció el mismo fracaso que el primer acuerdo de septiembre de 2014.

Después de los meses tumultuosos que siguieron a la revolución de Maidán y la anexión de Crimea por Rusia, se convocaron elecciones en Ucrania y el candidato proeuropeo Petro Poroshenko fue elegido el 25 de mayo de 2014, pero con una tasa de participación menor comparada a la participación en las elecciones de 2004 o 2010. Las tasas de participación fueron extremadamente bajas en las regiones del Dombás debido al conflicto armado. Una de las promesas del nuevo presidente fue "liquidar" a los insurgentes en "días". Si bien es cierto que la revolución de Maidán es un fenómeno complejo y contradictorio, el centro del movimiento estaba dominado por la visión "monista" del Estado ucraniano, por lo que una alternativa pluralista exigida por los insurgentes del Dombás fue negada por el nuevo presidente (Sakwa, 2022).[33]

_____

(heredera de la industria soviética) que producía hasta 2010 el 20% de la riqueza nacional, y que cuenta con inmensas reservas de carbón y minerales, y grandes complejos metalúrgicos y de industria pesada.

[33] Es una ironía en la vida política de Ucrania que después del movimiento que reclamaba dentro de sus principales demandas mayor democracia y acabar con la corrupción, fuese electo como presidente Petro Poroshenko, uno de los oligarcas más ricos del país, cuya fortuna ascendía

La guerra en el Dombás se volvió muy violenta y ante el número de bajas y deserciones en el ejército ucraniano, el gobierno creó una nueva Guardia Nacional que fue a combatir a la región, a la que conformó con los elementos más radicales surgidos durante el movimiento de Maidán (nacionalistas de ultraderecha, algunos considerados neonazis).[34] y [35] Por otro lado, tanto Rusia, como Estados Unidos y la OTAN, comienzan a involucrarse de manera cada vez más directa en el conflicto. Según Céline Marangé, sin ser oficialmente parte del conflicto, Rusia proporciona a los separatistas ucranianos armamento moderno, como drones e instrumentos de interferencia, mientras que Ucrania recibe 60 millones de dólares en ayuda militar por año desde el inicio del conflicto, además de la asistencia proporcionada por la OTAN. De tal forma, unos 600 asesores estadounidenses, británicos y canadienses estarían presentes en territorio ucraniano para asegurar el entrenamiento de las tropas y desarrollar una cooperación de defensa, mientras que unos 3 000 rusos integrarían los rangos del ejercito separatista (Marangé, 2017).

Por todos los elementos expuestos anteriormente, el conflicto que comenzó abiertamente en Ucrania en 2013-2014 no puede ser explicado por un solo factor. La narrativa del bloque occidental y de Ucrania explica la crisis exclusivamente como la consecuencia de los intereses de Rusia y su intervención en la política interior de Ucrania al brindar apoyo a los combatientes prorrusos en la región del Dombás, y denuncia el proyecto de expansión de Rusia ante la anexión de Crimea.

Por su parte, el gobierno ruso acusa a la UE de haber orillado a Ucrania a integrar el mercado común europeo sin tomar en

---

según la revista *Forbes* a 1.3 mil millones de dólares.

[34] La crueldad de estos grupos se hizo famosa debido a la masacre de Odesa en donde quemaron vivos a 39 insurgentes prendiendo fuego al edificio donde se encontraban, el 2 de mayo de 2014.

[35] No es posible amalgamar todos estos grupos de ultraderecha en un solo conjunto, pues las procedencias y reivindicaciones de cada uno son bastante heterogéneas; siendo uno de los más conocidos el que se denominó batallón Azov, pero que por su extensión y funciones es mucho más que un batallón y en la prensa se destaca como regimiento.

cuenta las preocupaciones reales de Rusia tanto económicas como de seguridad nacional. Como lo comenta Sakwa, es verdad que la UE no se había enfrentado nunca a un poder externo que se opusiera a sus proyectos de ampliación y carecía de experiencia y lenguaje para mantener el diálogo con una potencia que cuestionara el avance de la "Gran Europa".

Así, Vladimir Putin, durante el Foro Económico Internacional de San Petersburgo, el 23 de mayo de 2014 comentó respecto al rechazo de la UE su propuesta de organizar una comisión tripartita para analizar las repercusiones económicas de la firma del acuerdo comercial: "Nos dijeron que nos ocupáramos de nuestros propios asuntos. Disculpen, no quiero herir los sentimientos de nadie, pero hace tiempo que no había escuchado algo tan arrogante. Simplemente nos cerraron la puerta en la cara diciéndonos que nos ocupáramos de nuestros propios asuntos".[36]

Moscú denunció también a la OTAN por haber orquestado el movimiento Euromaidán y a Estados Unidos por haber apoyado el golpe de Estado al presidente Yanukóvich legítimamente electo. Asimismo, acusó al gobierno de Ucrania de no haber querido implementar las disposiciones convenidas en los acuerdos de Minsk II y denunció la violencia ejercida en la región del Dombás, así como la amenaza que pesa sobre la población ruso parlante ante el aumento de grupos de extrema derecha nacionalista considerados como "neo-nazis".

Recuadro 4-III. **Cronología política de Ucrania a partir de la independencia (2017-2022)**

2017
Entrada en vigor del Acuerdo de libre comercio de Ucrania con la Unión Europea (sin embargo, las disposiciones de la

---

[36] Disponible en: http://en.kremlin.ru/events/president/news/21080

zona de libre comercio se aplican provisionalmente a partir del 1 de enero de 2016).

2019

Abril: elección del candidato pro-europeo Volodymyr Zelensky a la presidencia.

Octubre: representantes de ambos lados se reúnen en Minsk bajo la égida de la OSCE y acuerdan la organización de elecciones en las repúblicas separatistas para obtener un estatus especial. Miles de personas se manifiestan en Kiev y otras ciudades para denunciar esta "capitulación" frente a Moscú.

Diciembre: reunión de Putin y Zelensky. Se concluye un acuerdo relativo al tránsito del gas ruso a través de Ucrania por cinco años para garantizar el aprovisionamiento de gas a Europa.

2020

Junio: la OTAN reconoce a Ucrania como socio que beneficia del programa "Nuevas oportunidades" para mejorar y profundizar la cooperación entre las fuerzas de la Alianza y el ejército ucraniano.

2021

Enero: Zelensky se comunica con el presidente norteamericano Joe Biden para que permita a Ucrania entrar en la OTAN. Estados Unidos anuncia nueva ayuda militar a Ucrania de 200 millones de dólares (que se suma a los 450 millones ya acordados).

Abril: Rusia moviliza más de cien mil hombres hacia la frontera con Ucrania.

17 de diciembre: Moscú publica dos proyectos de tratados con vistas a su firma con Estados Unidos y la OTAN, cuyas exigencias son las siguientes: los países miembros de la OTAN antes de su ampliación en 1997 deben comprometerse a no desplegar armas en otros territorios europeos al

este, y deben comprometerse a no integrar ni a Ucrania ni a Georgia en el bloque.

2022

26 de enero de 2022: la OTAN y Estados Unidos rechazan explícitamente estas solicitudes. El secretario general de la OTAN recuerda que los problemas de membresía son responsabilidad exclusiva de los Aliados y de los países candidatos.

21 de febrero: Putin reconoce la independencia de las regiones separatistas.

22 de febrero: Estados Unidos y la UE anuncian sanciones en contra de las élites rusas. Alemania suspende el proyecto de Nord Stream 2.

24 de febrero: invasión rusa a Ucrania.

Consecuencias económicas del conflicto y efectos de las sanciones occidentales

La anexión de Crimea y el conflicto en la región del Dombás tendrán un efecto inmediato en la economía rusa debido a la salida de capitales y a una serie de medidas diplomáticas y sanciones económicas aplicadas por parte de Occidente a partir de marzo de 2014, lo que llevará a Rusia a responder de la misma forma (recuadro 6).

Las primeras consecuencias económicas del conflicto con Ucrania se reflejarán en el ámbito monetario. En el primer trimestre de 2014 se cuadruplicó el ritmo de la salida de capitales, lo que provocará una caída en la bolsa de valores de Moscú. En efecto, el índice bursátil MICEX pierde casi 14%; esta caída en la bolsa de valores fue acompañada de tensiones en el mercado de cambios, por lo que el Banco Central vendió masivamente divisas para fortalecer al rublo. A pesar de estas intervenciones, el rublo perdió 8% de su valor y el Banco Central aumentó su tasa directiva de 5.5% a 8% entre marzo y julio de 2014. La incertidumbre sobre el conflicto en el Dombás se tradujo como una pérdida de confianza de los actores económicos y el consumo, uno de los motores principales de crecimiento, se degradó frenando la demanda. Por ejemplo, el sector automotriz tuvo una caída de 7% de las ventas en 2014 (Vercueil, 2019).

A esto se deben sumar los efectos de las sanciones económicas y la caída en los precios del petróleo, que disminuyeron de 100 dólares el barril a principios de 2014 a 50 dólares a finales del año. De tal manera, la situación se degradó aún más hacia finales de 2014 y el rublo perdió alrededor de 50% de su valor frente al dólar (éste pasó de 35 a 60 rublos por dólar), lo que provocó un aumento de la inflación y la disminución del poder de compra de los hogares. La tasa de crecimiento del PIB que había comenzado a disminuir desde 2013, se volvió negativa en 2015 (-2%).

Finalmente, con Petro Poroschenko en el poder, el Acuerdo de Asociación Ucrania-UE fue firmado el 27 de junio de 2014, y el proyecto de la "Gran Europa" continuó a pesar de los estragos que había provocado. Esto va a provocar un shock profundo en las relaciones económicas entre Rusia y Ucrania. Como comentamos, la industria militar rusa y ucraniana trabajaban en simbiosis, por lo que el acercamiento cada vez más pronunciado de Ucrania con la UE y la OTAN impuso a Moscú la anulación de todos los proyectos comunes. De esta manera, Rusia transfiere todos los programas de Ucrania a las plantas rusas, como aquellos que mantenía con el constructor aeroespacial-militar Ioujmach para la construcción de los misiles balísticos Topol y los cohetes Dnper, y suspende sus relaciones comerciales con el constructor de transporte militar que debía equipar al ejército ruso con aviones. Asimismo, el grupo Motor Sich se encargaba de proveer 70% de los motores para los helicópteros rusos, pero Rusia impuso desde 2014 la producción nacional y canceló los contratos con la empresa ucraniana. Por su parte, Kiev impuso también sanciones a las empresas rusas y la prohibición de la importación de productos agroalimentarios, cosméticos, ferroviarios, etcétera. Ambos países prohibieron el espacio aéreo mutuamente. El tono fue subiendo en los años consecutivos y más productos fueron sumándose a la lista de prohibición de importaciones ucranianas por parte de Rusia, como por ejemplo las tuberías de oleoductos; así como de exportaciones a Ucrania, sobre todo en los hidrocarburos (que constituían 70% de las exportaciones rusas a Ucrania). Las relaciones económicas entre ambos países se redujeron 75% entre 2012 y 2019 (Marchand, 2019).

Sin embargo, las sanciones operarán también como alicientes para promover una política de sustitución de importaciones, lo que llevará al Estado ruso a apoyar a varios sectores que se volverán extremadamente competitivos a nivel mundial, y comenzará a desarrollar herramientas que le permitirán eludir el sistema financiero internacional.

Recuadro 6. **Las sanciones internacionales aplicadas a Rusia (y contra sanciones) entre 2014 y 2021**

2014
17 de marzo: Canadá, Estados Unidos y la UE prohíben la entrada a los altos responsables políticos rusos y de Crimea. Australia impone sanciones financieras y prohíbe entrar a personalidades rusas. Albania, Islandia Montenegro y Ucrania imponen las mismas restricciones que la UE.
28 de abril: Estados Unidos prohíbe las transacciones de negocios en su territorio a 17 empresas y varios oficiales rusos.

La UE prohíbe la entrada a su territorio a otros 15 responsables rusos.

17 de julio: Washington limita el acceso a la financiación a las empresas Rosneft y Novatek así como a los bancos estatales Gazprombank y VTB.

24-25 de julio: Canadá y la UE extienden sus medidas a empresas rusas en los sectores de finanzas, armamento y energía.

7 de agosto: Moscú prohíbe la importación de productos alimenticios occidentales.

5 de agosto: Japón congela los activos de individuos y grupos involucrados en la anexión de Crimea.

Septiembre: Japón suspende las transferencias de tecnología en el campo de la energía y prohíbe la emisión de valores en Japón a cuatro bancos rusos y restringe sus exportaciones de equipos de defensa a Rusia.

20 de diciembre: la UE limita sus relaciones económicas con Crimea.

2015

21 de diciembre: los países europeos extienden las sanciones económicas contra Moscú por seis meses. Desde entonces, se renuevan cada semestre.

2016

29 de diciembre: tras la acusación de que los hackeos informáticos durante las elecciones presidenciales estadounidenses provenían de Rusia, Washington decidió expulsar a treinta y cinco diplomáticos rusos supuestamente vinculados a los servicios de inteligencia de su país.

2017

2 de agosto: Estados Unidos promulga nuevas sanciones dirigidas al sector energético. Dos días después, Moscú anuncia una drástica reducción del personal diplomático estadounidense en Rusia.

2018

14-17 de marzo: como parte del asunto Skripal (envenenamiento de un exagente de Moscú en Reino Unido), Londres despide a veintitrés diplomáticos rusos y congela los contactos bilaterales con Moscú. En respuesta, Rusia expulsa a veintitrés diplomáticos británicos y cierra el British Council.

26 de marzo: Washington expulsa a sesenta diplomáticos rusos y ordena el cierre del consulado ruso en Seattle. Catorce países de la UE hacen lo mismo.

29 de marzo: Moscú declara persona non grata a sesenta diplomáticos estadounidenses y cierra el consulado de Estados Unidos en San Petersburgo. En total, unos trescientos diplomáticos han tenido que dejar sus puestos desde el inicio de esta crisis.

6 de abril: nuevas sanciones estadounidenses se promulgan contra veinticuatro personalidades rusas, incluidos siete oligarcas cercanos a Putin, así como catorce empresas en el país.

Fuente: Le Monde Diplomatique, 2018.

Así, para el gobierno ruso es evidente que las sanciones occidentales tendrán efectos importantes y de largo plazo en la economía. Por esto, en 2015 crea la Comisión Gubernamental de Sustitución de Importaciones con dos instancias: una consagrada a la industria civil y otra al complejo militar-industrial. Como lo señalamos, Rusia dependía de varios componentes y materiales importados de Ucrania y otros países occidentales. Uno de los sectores prioritarios de las sanciones occidentales es la industria de la defensa que prohíbe la exportación de armas y de componentes a Rusia, pero debido a la expansión continua de las sanciones, sobre todo norteamericanas, se prohibió la exportación de tecnologías y componentes para la casi totalidad del sector industrial ruso. En estas condiciones Rostec –a la cabeza del conglomerado industrial civil y militar– se volvió una punta de lanza en la política de sustitución de importaciones en el sector industrial y en las tecnologías de punta. Por otro lado, Rusia comenzó rápidamente a buscar nuevos socios comerciales y a profundizar sus relaciones comerciales y de cooperación técnica con países como India. Recordemos que Rusia, además de Estados Unidos, es el único país en el mundo que fabrica casi la totalidad de su armamento de manera autónoma (Teurtrie, 2019).

Otro sector prioritario que se verá transformado debido a las sanciones occidentales es el sector agroalimentario. En efecto, Rusia respondió a Occidente en 2014 decretando un embargo a las importaciones agrícolas. El resultado será que Rusia pasará de ser un importador neto de granos, a alcanzar la autosuficiencia alimentaria y volverse uno de los exportadores de productos agrícolas más importantes a nivel mundial (con 20% de las exportaciones totales de trigo a nivel mundial). El embargo decretado por los países occidentales tuvo también como consecuencia el redireccionamiento de los socios comerciales de Rusia, que comenzó a importar mayores cantidades de productos provenientes de algunos de sus países vecinos como Bielorrusia y socios como Brasil, pero también estableció nuevas relaciones comerciales con países como Turquía, Paraguay y Argentina.

Las sanciones occidentales tendrán también un impacto en el sistema financiero ruso. En 2014, el nivel de integración de éste en el sistema financiero internacional era bastante elevado, pues el Banco Central ruso y el gobierno (a través de los fondos soberanos) compraban de manera masiva bonos del Tesoro norteamericano gracias a la afluencia de los petrodólares. Por lo que Rusia, para hacer frente a las sanciones económicas, fue deshaciéndose paulatinamente de sus reservas en dólares y para 2018 éstas habían disminuido de 100 mil millones a menos de 10 mil millones de dólares. El Banco Central de Rusia comenzó a acumular yuanes, euros y a aumentar sus reservas de oro.[37] A principios de 2022, del total de sus reservas calculadas en 630 mil millones de dólares, 20% eran en oro, y 17% y 33% en yuanes y euros, respectivamente.

---

[37] Rusia ocupa el 5º lugar en reservas de oro, después de Estados Unidos, Alemania, Francia e Italia.

Por otro lado, los bancos comerciales usaban el sistema occidental SWIFT para las operaciones interbancarias y las tarjetas VISA y Mastercard eran ampliamente utilizadas en Rusia. Con las sanciones financieras, Washington obligó a desconectar las tarjetas Visa y Mastercard de cinco bancos rusos. Como respuesta, las autoridades rusas pusieron en marcha el proyecto del Sistema Nacional de Tarjetas de Pago (NSPK) gracias al cual se creó una tarjeta bancaria nacional con el nombre de Mir que comenzó a funcionar en diciembre de 2015. Para 2021, casi la totalidad de la población rusa poseía la tarjeta Mir y ésta se volvió el principal medio de pago para 40% de los rusos (el pago de los salarios de funcionarios y del conjunto de prestaciones sociales se hace a través de este sistema). La tarjeta Mir puede ser utilizada en Kazajistán y Bielorrusia, pero cada vez se expande más y se han logrado acuerdos con otros países como los Emiratos Árabes Unidos, Vietnam y Corea del Sur. Igualmente, el Sistema de Transferencia de Mensajes Financieros (SPFS) fue desarrollado por el Banco Central de Rusia para conectar al sistema bancario en respuesta a la exclusión de los bancos de la red Swift. Desde 2019 se han alcanzado numerosos acuerdos para vincular el SPFS a los sistemas de pago de otros países en China, India, Irán, así como los países dentro de la UEEA.

Las sanciones aplicadas a Rusia desde 2014 tuvieron varias consecuencias mayores en la economía rusa: el desarrollo de una base industrial para la producción de bienes de consumo que no se tenía antes; la intensificación de lazos económicos con países como China e India y el desarrollo de nuevas relaciones comerciales con otros países; el logro de una cierta autonomía en sectores estratégicos como la agricultura; y la reducción de la dependencia del sistema financiero internacional.

El fin de la diplomacia:
la invasión rusa a Ucrania de febrero de 2022

> *La mayor tragedia de la posible invasión de Rusia*
> *es la facilidad con la que se podría haber evitado.*
> Stephen Walt & Renée Belfer
> Foreign Policy, 19 de enero de 2022

La guerra era predecible y, por lo tanto –y eso es lo más trágico–, evitable, según señalaron varios observadores, desde George Kennan en 1997 hasta los columnistas de la revista *Foreign Policy*[38] unos días antes de la guerra. En su artículo, los autores explican de una manera elocuente y esquemática las dos visiones sobre el equilibrio de poderes a nivel mundial. En el nivel más básico, el realismo (en las relaciones internacionales) comienza con el reconocimiento de que las guerras ocurren porque no hay una agencia o autoridad central que pueda proteger a los Estados unos de otros para evitar que peleen si así lo deciden. Dado que la guerra siempre es una posibilidad, los estados compiten por el poder y a veces usan la fuerza para obtener seguridad u otras ventajas. No hay forma de que los Estados puedan saber con certeza lo que otros pueden hacer en el futuro, lo que los hace reacios a tener una confianza mutua y los alienta a protegerse contra la posibilidad de que otro Estado poderoso intente dañarlos en algún momento. Por el contrario, el liberalismo percibe la política mundial de manera diferente. En lugar de concebir a todas las grandes potencias enfrentando más o menos el mismo problema, la necesidad de estar seguros en un mundo donde la guerra siempre es posible, el liberalismo sostiene que lo que hacen los Estados está impulsado principalmente por sus características internas y la naturaleza de las conexiones entre ellos. Divide el mundo en "buenos Estados" (aquellos que encarnan los valores liberales) y "malos Estados" (prácticamente todos los demás) y sostiene que los conflictos

---

[38] Stephen Walt es columnista en la revista *Foreign Policy* y Renée Belfer, es profesor de relaciones internacionales en la Universidad de Harvard.

surgen principalmente de los impulsos agresivos de autócratas, dictadores y otros líderes antiliberales. En la visión liberal, la solución es derrocar a los tiranos y difundir la democracia, los mercados y las instituciones basándose en la creencia de que las democracias no luchan entre sí, especialmente cuando están unidas por el comercio, la inversión y un conjunto de reglas acordadas.

Según Stephen Walt y Renée Belfer, después de la Guerra Fría, las élites occidentales concluyeron que el realismo ya no era relevante y que los ideales liberales deberían guiar la conducta de la política exterior. Sin embargo, esta visión "halagüeña" del mundo conlleva a riesgos importantes. De hecho, los opositores a la extensión de la OTAN se apresuraron a advertir que Rusia inevitablemente la consideraría como una amenaza y que seguir adelante envenenaría las relaciones con Moscú (entre ellos, expertos estadounidenses, incluido el diplomático George Kennan, el escritor Michael Mandelbaum y el exsecretario de defensa William Perry, se opusieron a la ampliación desde el principio). El realismo explica por qué las grandes potencias tienden a ser extremadamente sensibles al entorno de seguridad en sus fronteras inmediatas, pero los arquitectos liberales de la ampliación simplemente no pudieron entenderlo. "Fue un fracaso monumental de la empatía con profundas consecuencias estratégicas" concluyeron.

La visión liberal parece haber permeado a las élites políticas de los gobiernos occidentales, pero también a las distintas instancias internacionales y organizaciones supranacionales como el Fondo Monetario Internacional, la Comisión Europea y la OTAN. De tal forma, en mayo de 2014 el FMI había advertido a Ucrania que el préstamo acordado de 17 mil millones de dólares no le sería entregado si no arreglaba el conflicto en las regiones del Dombás. Así, Christine Lagarde, directora general del FMI, advirtió: "Una mayor escalada de las tensiones con Rusia y los disturbios en el este del país representan un riesgo sustancial para las perspectivas económicas [...] Si el gobierno central pierde el control efectivo sobre el Este, será necesario rediseñar el programa".[39]

[39] https://www.cnbc.com/2014/05/01/ukraine-gets-17bn-bailout-russian-risks-remain.html

Esta advertencia, pudo incitar a Kiev a buscar una salida negociada del conflicto, pero no fue el camino elegido por el gobierno ucraniano como lo vimos en el punto anterior. A este tipo de presiones económicas se van a sumar las presiones políticas por parte de la Comisión Europea ante la elección que Ucrania debía hacer sobre su entrada al mercado común europeo en detrimento del rompimiento de acuerdos establecidos con sus vecinos y socios tradicionales; así como las presiones militares por parte de la OTAN. Es cierto que la entrada de Ucrania a la OTAN no estaba en los planes inmediatos del organismo trasatlántico; lo que sí era más claramente percibido por Rusia como una amenaza, son dos elementos: la relación cada vez más próxima en términos militares de Ucrania con Estados Unidos y la OTAN y la posibilidad de la instalación de armamento (incluso nuclear) por parte de Estados Unidos en un país que comparte una larga frontera con Rusia. El otro punto de preocupación para Moscú era la Operación Antiterrorista (ATO) llevada a cabo por el gobierno de Ucrania en la región del Dombás. Las preocupaciones rusas se vieron acrecentadas por la cantidad de armas que habían llegado a Ucrania desde 2014. Moscú sabía que desde 2015 la CIA había estado entrenando a las fuerzas especiales y a los oficiales de inteligencia ucranianos. Para fines de 2021 el ejército ucraniano contaba con fuerzas militares y un equipo de combate considerable, apoyados y formados por las fuerzas de la OTAN, como lo comenta Zach Dorfman, investigador en el centro Carnegie Council for Ethics in International Affairs.[40] El exembajador francés en Moscú, Jean de Gliniasty, lo resumió diciendo en una entrevista que, si bien es cierto Ucrania no estaba en la OTAN, la OTAN estaba claramente en Ucrania.

Las tensiones entre Rusia y Ucrania —respaldada por el bloque occidental— comienzan a ser palpables en la primavera de 2021, en donde empiezan a observarse ejercicios militares tanto por parte

---

[40] Zach Dorfman, "CIA-Trained Ukrainian Paramilitaries May Take Central Role if Russian Invades", 13 January 2022: CIA-trained Ukrainian paramilitaries may take central role if Russia invades (yahoo.com).

de Rusia cerca de la frontera con Ucrania, como de la OTAN que decide realizar su ejercicio anual entre el mar Báltico y el Mar Negro. Así, la organización declaró que uno de sus objetivos principales era demostrar su capacidad para servir como socio estratégico de seguridad en las regiones de los Balcanes occidentales y el Mar Negro, y mantener sus capacidades en el norte de Europa, el Cáucaso, Ucrania y África.

En diciembre de 2021, el Kremlin propuso a Washington un "Acuerdo entre la Federación de Rusia y Estados Unidos de América sobre las garantías de seguridad". Concretamente, el régimen ruso pide al presidente norteamericano Joe Biden el alto total e inmediato a la extensión de las actividades militares de la OTAN en Europa. Para la organización trasatlántica y para los dirigentes norteamericanos, la petición rusa es simplemente inaceptable.

Los vuelos y misiones de reconocimiento se vuelven cada vez más intensivos por parte de Reino Unido y de Estados Unidos cerca de la frontera ruso-ucraniana. Por su parte, Rusia comenzará a desplegar tropas cada vez más cerca de la frontera (diversos desmentidos de ambas partes han minimizado estos movimientos). Las preocupaciones de Rusia aumentaron después del discurso del presidente Zelensky en la Conferencia de Seguridad de Múnich el 19 de febrero (cinco días antes del comienzo de la guerra), en el que no sólo reiteró su oposición a los acuerdos de Minsk II, sino que también afirmó que Ucrania estaba considerando retirarse del Memorando de Budapest (lo que significaba revisar el estatus no nuclear de Ucrania).[41] El mismo día, la Misión Especial de Monitoreo de la OSCE, desplegada en la zona de conflicto, informó acerca del aumento en el número de explosiones en el este de Ucrania.[42] Es im-

---

[41] Acuerdo firmado entre el gobierno de Ucrania, Rusia, Reino Unido y Estados Unidos tras el fin de la URSS. En el documento, firmado en 1994 en la capital húngara, Ucrania se comprometió a adherirse al Tratado de No Proliferación de Armas Nucleares (TNP) y devolver a Moscú las ojivas dejadas en su territorio.

[42] La Misión comunicó que se registraron 553 explosiones en Donetsk y 860 en Lugansk; e informó que el número total de violaciones del alto el fuego el 18 de febrero subió a más de 1 500 en comparación con 870 el día anterior cuando se habían registrado 654 explosiones.

portante subrayar que según datos publicados por Naciones Unidas, entre octubre de 2019 y marzo de 2020, 84.4% de las víctimas civiles provienen de bombardeos de artillería del gobierno ucraniano. Sin embargo, lo que arrojan también las cifras, es que el número de muertes de civiles había descendido entre 2018 y 2021.[43]

Según Moscú, la ofensiva de Ucrania en contra de las regiones separatistas del Dombás era inminente, y esto con la complicidad de Estados Unidos y de la OTAN. Por su parte, Kiev, como lo mencionamos, había estado pidiendo ayuda y apoyo militar a Estados Unidos y a la OTAN ante la amenaza rusa de invadir su territorio.

De tal manera, el 17 de febrero de 2022 el Ministerio de Asuntos Exteriores ruso declara que "la parte norteamericana no dio respuesta constructiva a los elementos fundamentales del proyecto de tratado con Estados Unidos sobre las garantías de seguridad". El 21 de febrero Vladimir Putin decide reconocer la independencia de las repúblicas separatistas prorrusas de Ucrania y ordena al ejército ruso "mantener la paz" en esos territorios. Con la firma de dos decretos, el presidente ruso solicita al Ministerio de Defensa que "las fuerzas armadas de Rusia asuman funciones de mantenimiento de la paz en el territorio" de las "repúblicas populares" de Donetsk y Lugansk.

La ofensiva militar de Rusia en Ucrania se produjo finalmente en la madrugada del 24 de febrero. "He tomado la decisión de realizar una operación militar especial", anunció Putin en un comunicado por televisión: "Nos esforzaremos por lograr una desmilitarización y *desnazificación* de Ucrania", justificó. A fines del verano, después de un ataque masivo a Ucrania, los rusos habían ocupado partes de cinco óblasts en Ucrania: la mayoría de los óblasts de Jersón y Lugansk, gran parte de los óblasts de Zaporiyia y Donetsk, y partes del óblast de Járkov. Con el objetivo de cortar el acceso al mar,

---

Se puede leer en: https://www.reuters.com/world/europe/osce-reports-surge-number-explosions-east-ukraine-2022-02-19/

[43] https://reliefweb.int/report/ukraine/conflict-related-civilian-casualties-ukraine-march-2020

los rusos tomaron el control de la costa de Ucrania continental en el Mar de Azov.

La última maniobra de Rusia (en el momento en que se escriben estas líneas, noviembre de 2022) fue la anexión a la Federación Rusa de las cuatro regiones ucranianas de Lugansk y Dontesk en el este, y Jersón y Zaporiyia en el sur; lo que representa alrededor del 15% del territorio de Ucrania y más de 5 millones de personas. Esa anexión se concretizó el 30 de septiembre después de los referéndums llevados a cabo durante la última semana de septiembre de 2022 en las cuatro regiones. La respuesta fue positiva para adherir a Rusia, con porcentajes que oscilan entre 87 y 99%, pero como es evidente, la legitimidad de estos referendums bajo control total o parcial de las fuerzas rusas es ampliamente cuestionada por la comunidad internacional, para la que se trató sólo de una estratagema de anexión unilateral. En su discurso, como en sus precedentes intervenciones, Putin fustigó al nuevo sistema neocolonial occidental, hizo alusión a la historia y el pasado común de Rusia y Ucrania, defendió a los millones de personas "que se identifican como rusas", así como a los valores y al pueblo ruso. El presidente acusó también a los anglosajones y a Estados Unidos de estar detrás de los atentados contra los gasoductos de Nord Stream 1 y 2; en los últimos comunicados, Rusia acusó a Gran Bretaña de estar involucrada directamente.

De las sanciones a la guerra económica

Los países occidentales impusieron sanciones a Rusia inmediatamente después del reconocimiento de la independencia de las autoproclamadas repúblicas de Dombás. Con el inicio de los violentos ataques a Ucrania el 24 de febrero, se decidieron sanciones importantes para paralizar a la economía rusa. Constituyen el paquete más amplio de sanciones adoptadas en tiempos de paz, paquete que incluso fue calificado como "guerra económica" por Bruno Le Maire, ministro de economía francés que en una declaración realizada a los medios el 25 de febrero comentó: "Vamos a librar una guerra económica y financiera total [...] Vamos a provocar el hundimiento de la economía rusa [...]", propósitos que tuvo que rectificar unas horas más tarde. Estas sanciones vinieron a sumarse a las ya existentes impuestas desde 2014 y otras fueron prorrogadas. La Unión Europea también adoptó sanciones contra Bielorrusia en respuesta a su participación en la invasión de Ucrania. A continuación, enumeramos las sanciones impuestas por la UE a Rusia y a Bielorrusia:[44]

La inmovilización de bienes y la prohibición de viajar a la UE. La lista comprende 1206 personas y 108 entidades. Dentro de ésta se encuentran: Vladímir Putin, Serguéi Lavrov, Víktor y Oleksandr Yanukóvich, miembros de la Duma, miembros del Consejo Nacional de Seguridad, militares y altos funcionarios, empresarios y oligarcas, entre ellos Roman Abramovich. Las sanciones económicas se han venido prorrogando por periodos sucesivos de seis meses desde julio de 2016. Actualmente, las sanciones económicas están en vigor hasta el 31 de enero de 2023. Éstas van dirigidas a los sectores financiero, comercial, energético, de transporte, tecnológico y de defensa. Además, Rusia es excluida del Consejo de Europa.

Entre las que conciernen al sector financiero podemos mencionar: el acceso limitado a los mercados de capitales para determinados bancos y empresas rusas; la prohibición de las transacciones con el Banco Central de Rusia y el Banco Central de Bielorrusia; la prohibición de acceso al sistema SWIFT para bancos rusos y bielorrusos; la prohibición del suministro de billetes denominados en euros a Rusia y Bielorrusia, y la prohibición de la financiación o la inversión públicas en Rusia. En cuanto al sector energético se encuentran: la prohibición de las importaciones de carbón y de petróleo procedentes de Rusia con excepciones limitadas; la prohibición de exportación a Rusia de bienes y tecnologías del sector de refinamiento de petróleo, y la prohibición de nuevas inversiones en el

---

[44] Tomado de: https://www.consilium.europa.eu/es/policies/sanctions/restrictive-measures-against-russia-over-ukraine/

sector ruso de la energía. En el sector de transportes: el cierre del espacio aéreo de la UE a todas las aeronaves rusas o matriculadas en Rusia; el cierre de los puertos de la UE a los buques rusos; la prohibición de entrar en la UE a los transportistas por carretera rusos y bielorrusos; la prohibición de la exportación a Rusia de bienes y tecnología de las industrias de la aviación, marítima y espacial.

En el sector militar y de defensa: la prohibición de la exportación a Rusia de productos de doble uso y bienes tecnológicos que puedan contribuir a las capacidades de defensa y seguridad de Rusia y la prohibición del comercio de armas. En cuanto a las materias primas y otros bienes: la prohibición de las importaciones a la UE de hierro, acero, madera, cemento, marisco y licores procedentes de Rusia; la prohibición de la exportación a Rusia de productos de lujo; la prohibición de la importación de oro procedente de Rusia.

Asimismo, se aplicaron restricciones a medios de comunicación, suspendiendo las actividades de radiodifusión de cinco emisoras rusas de propiedad estatal: Sputnik, Russia Today, Rossiya RTR/RTR Planeta, Rossiya 24/Russia 24 y TV Centre International.

Quedaron excluidos de las sanciones los productos relacionados con la industria nuclear, así como los productos agroalimentarios y el gas. No obstante, ante las sanciones impuestas por la Unión Europea, Rusia ha contestado con la disminución del suministro de gas, con graves consecuencias para Europa como lo revisaremos.

Por su parte, Estados Unidos realizó un esfuerzo coordinado para ampliar el alcance y la intensidad de las sanciones económicas, las sanciones políticas y los controles de exportación, en colaboración con una coalición que incluye a la Unión Europea (UE), pero también a Reino Unido, Canadá, Australia, Japón y Corea del Sur. Estas medidas incluyen: el bloqueo contra los principales bancos rusos VEB y Promsvyazbank; las sanciones a más bancos rusos y la extensión de las restricciones de capital y deuda relacionadas con Rusia a grandes empresas estatales y empresas privadas y sanciones adicionales contra el sector tecnológico ruso; el congelamiento total de los activos de Sberbank y Alfa-Bank, y el bloqueo total a Alrosa, la empresa de diamantes más grande del mundo. Asimismo, nuevas medidas contra 70 entidades rusas esenciales para la base industrial de defensa, incluida la empresa estatal Rostec, y la prohibición de importar a Estados Unidos oro procedente de la Federación Rusa.[45]

Otras acciones importantes del gobierno de Estados Unidos realizadas en respuesta a la invasión rusa de Ucrania incluyen: la prohibición para que los aviones y las aerolíneas rusas ingresen y utilicen su espacio aéreo; la prohibición de la importación de petróleo crudo y ciertos productos rusos, gas natural licuado, carbón y nuevas inversiones estadounidenses en el sector energético ruso, y la prohibición de nuevas inversiones y la prestación de ciertos servicios en Rusia.

A nivel internacional también se ha realizado un boicot cultural y deportivo sin precedentes contra deportistas y artistas rusos. Así, la Federación Internacional de Fútbol Asociación (FIFA), el Comité Internacional Olímpico (CIO), la Fórmula 1 de carreras de coches, excluyeron a Rusia del deporte mundial. En muchos países occidentales se cancelaron las representaciones de obras rusas, principalmente musicales y teatrales, incluyendo obras de compositores como Tchaikovsky. Músicos, artistas líricos y directores rusos fueron desprogramados, como el pianista Alexander Malofeev o el director de orquesta Pavel Sorokin, y a muchos artistas rusos se les pidió tomar una posición pública contra la guerra.

Es menester subrayar que las sanciones masivas adoptadas por la Unión Europea, Estados Unidos y algunos de sus socios son un parteaguas en la nueva Posguerra Fría, sin embargo, la mayoría de los demás países ya sea en Asia, África o América Latina, que también han denunciado la guerra de Rusia contra Ucrania, se niegan a aplicarlas y han hecho un llamado a utilizar los medios diplomáticos para la solución del conflicto. Así, podemos citar a China,

---

[45] Tomado de: https://www.les-crises.fr/la-guerre-economique-contre-la-russie-va-t-elle-se-retourner-contre-ses-auteurs-3-3-par-jacques-sapir/

India y Malasia, pero también a México, los países del Golfo Pérsico y a Turquía, país miembro de la OTAN.

Los costos humanos y económicos de la guerra para Ucrania y Rusia

Los costos de la guerra los está pagando, en primer lugar, el pueblo ucraniano. Según la Oficina del Alto Comisionado de Naciones Unidas para los Derechos Humanos (ACNUDH), se registraron 16 295 víctimas civiles, incluidos 6 430 muertos, sin embargo, la cifra real podría ser significativamente mayor.[46] Las estimaciones de bajas militares confirmadas durante los primeros 6 meses de la guerra oscilan en alrededor de 15 a 20 mil miembros de las fuerzas ucranianas; entre 6 y 12 mil miembros de las fuerzas rusas, y 5 mil miembros de las fuerzas separatistas del Dombás. Cifras que superan por mucho las muertes contabilizadas durante ocho años debido al conflicto en el Dombás.

La migración forzada ha significado el desplazamiento más importante de personas en Europa desde la Segunda Guerra Mundial: 12.6 millones de ucranianos han atravesado la frontera; más de 7 millones se cuentan como refugiados en otros países europeos; 7 millones han sido desplazados dentro de Ucrania.[47] La guerra ha significado también destinos truncados, desorganización económica, destrucción masiva de las infraestructuras, sobre todo de las centrales eléctricas, por lo que ha afectado a todos los servicios del país como los hospitales y las escuelas, en dos palabras: caos social. Todo esto en un país que se encontraba, como lo señalamos, económica y socialmente extremadamente frágil.

En términos económicos se calcula que durante el primer trimestre de 2022, la tasa de crecimiento del PIB en Ucrania fue de -15% y las previsiones para el año 2022 son más que alarmantes:

---

[46] Cifras actualizadas al 4 de noviembre de 2022.

[47] Datos del Alto Comisariado para los Refugiados de UN y la Organización Internacional para las Migraciones (OIM). Estas cifras son actualizadas al 2 de noviembre de 2022. Ver: https://www.unhcr.org/fr-fr/urgence-ukraine.html

se espera una caída del PIB de entre 45 y 60%, a pesar de la ayuda por parte de los países occidentales y de las instituciones financieras internacionales. Ésta ha comenzado a llegar al país, sin embargo y sobre todo bajo la forma de préstamos a largo plazo con condiciones favorables (entre la ayuda militar y la ayuda humanitaria se cuentan más de 100 mil millones de dólares otorgados por Estados Unidos, Reino Unido, el Banco Mundial, el Banco Europeo de Reconstrucción y Desarrollo y la Unión Europea, principalmente).

Evaluar el impacto económico inmediato de las sanciones en Rusia es complejo debido a que las estimaciones cambian de acuerdo con las fuentes y éstas también han modificado sus previsiones y resultados como es el caso del FMI. La tasa de crecimiento del PIB ruso en el mes de marzo fue de -11%, se observó también una importante devaluación del rublo cuyo valor disminuyó de 75 rublos por dólar a finales de enero a 130 rublos por dólar el 8 de marzo. Así, el FMI había anunciado en el mes de abril una previsión de la caída anual del PIB de -8.5%, cifra cercana a la publicada por el Banco Mundial (9%). Mientras esto ocurría, el rublo se recuperó hasta llegar a 60 rublos por dólar en agosto y varios indicadores de la economía rusa mostraban una recuperación. Así, el FMI anunció a finales de julio que la caída del PIB en Rusia sería menor a la anunciada: -6%, y en octubre pronosticaba una disminución anual del PIB de -3.4%.

Otros economistas habían pronosticado desde los primeros meses de la guerra una recesión menor en Rusia. Por ejemplo, Jacques Sapir (2022) prevé una caída anual del PIB de entre -2 y -3% para 2022, lo que se explicaría por el fuerte potencial de adaptación de la economía rusa a las sanciones. Siguiendo los datos oficiales del gobierno ruso, califica la situación de relativamente estable en varios sectores, con la notable excepción de la industria automotriz y de otras actividades de construcción de maquinaria que dependen de la importación de componentes. Sin embargo, explica, se han comportado de manera dinámica varios sectores como el agroalimentario, las industrias extractivas, la construcción, la industria textil y la industria química. Por otro lado, el análisis estadístico realizado sobre el transporte ferroviario de mercancías indica indirectamente una reanudación gradual de las importaciones desde principios de julio, lo que corresponde al establecimiento de nuevas fuentes de importación.

Un punto interesante señalado por el autor es que, en tiempos de guerra, el sector de servicios pierde importancia en relación con la agricultura, la industria y la construcción, por lo que es necesario calcular la parte de los sectores productores de bienes en las diferentes economías con el fin de realizar una comparación más realista. En este sentido, en comparación con economías desarrolladas como Francia o Alemania, Rusia (al igual que China) gana una importancia relativa al tener más peso los sectores productivos que el sector servicios dentro del PIB (Sapir 2022a).

Otro problema que obliga a la cautela en cuanto a los datos de la evolución de la economía rusa es el entorno fluctuante, sin embargo, se puede decir que hasta el momento en que se escriben estas líneas, las repercusiones de la guerra y de las sanciones económicas en la economía rusa han sido reales y negativas, pero relativamente moderadas respecto a lo que habían anunciado los líderes de los países que impusieron las medidas. Los países occidentales esperaban que las sanciones tuvieran un efecto inmediato en el hundimiento de la economía rusa. Por la importancia en el número de las sanciones y la profundidad de éstas se puede decir que su aplicación se transformó en una verdadera guerra económica por parte de los países occidentales hacia Rusia y que ésta no ha tenido los resultados esperados. Sin embargo, es todavía muy pronto para saber las repercusiones que tendrá la ruptura casi total de las relaciones que habían mantenido Rusia y Europa, en donde los lazos culturales, económicos y tecnológicos fueron significativos.

En términos políticos, es necesario subrayar la exacerbación del autoritarismo del régimen político ruso. Con la guerra, se han promulgado nuevas leyes como la que dicta 15 años de prisión por "propagar informaciones falsas sobre las fuerzas militares rusas". Varios medios de comunicación se han autocensurado y han preferido parar sus actividades o exilarse en el extranjero, como la emisora independiente *Eco de Moscú*, el canal de televisión ruso *Dozhd*; mientras que la justicia rusa cerró el diario crítico *Nóvaya Gazeta*.

Finalmente, las consecuencias de la invasión rusa a Ucrania, comenzando por la infinita tragedia humana que representa, son múltiples y tendrán consecuencias en el largo plazo entre las dos naciones, además de las observadas en la inmediatez y descritas en este estudio. Es evidente que, más allá de la ruptura en términos de intercambios no sólo económicos y comerciales, sino de cooperación en general y de los entretejidos sociales, culturales, incluso familiares y de amistad, la invasión rusa a Ucrania marca un parteaguas en la historia de la relación de esos dos países vecinos. Los acuerdos económicos y culturales entre Rusia y Ucrania –que ya habían disminuido considerablemente entre 2014 y 2022– se redujeron a su mínima expresión.

Pero sobre todo, será muy difícil y costará a generaciones enteras resarcir el daño que ha ocasionado la guerra. La especialista en las sociedades postsoviéticas, Anna Colin Lebedev (2022) comenta que el fin de los combates no será suficiente para que los dos pueblos puedan de nuevo hablarse y comprenderse. Para la investigadora, el acercamiento hacia el otro no podrá hacerse más que por parte de Rusia, tanto de la sociedad como del poder, cuando ésta esté dispuesta a reconsiderar sus valores, su pasado y la visión de su futuro. Y cita una entrevista en donde un excombatiente ucraniano de la Unión Soviética durante la guerra contra Afganistán, le comentó: "Soy parte sin duda de la última generación en llamarlos hermanos, porque combatimos juntos. Después todo habrá terminado".

Lebedev comenta en su libro que la guerra unió a los ucranianos en torno a la defensa de su país y al mismo tiempo provocó una profunda brecha entre ucranianos y rusos. En efecto, los ucranianos pensaron al inicio de la guerra que, ante la evidencia de la agresión del ejército ruso, la sociedad rusa levantaría la voz en contra de la guerra frente al horror y la brutalidad del ataque. Pero a pesar de las protestas importantes en algunas grandes ciudades rusas (Moscú, San Petersburgo, Ekaterimburgo…) éstas no fueron masivas al grado de representar una real amenaza para el poder político. La autora explica esta falta de implicación por parte del pueblo ruso debido a la propaganda del gobierno ruso en contra de Ucrania a partir de febrero de 2014 con dos discursos centrales: minimizar la revuelta popular de Maidán, subrayando solamente la implicación de los grupos ultranacionalistas y neonazis; y señalar el riesgo que corrían las poblaciones ruso-parlantes en Ucrania. Estos elementos son indisociables al apoyo masivo de los rusos al gobierno ante la anexión de Crimea y explicarían un apoyo silencioso, condescendiente a la agresión rusa en febrero de 2022. Habría que matizar esta posición, pues como lo comenta Jean de Gliniasty, en Rusia de manera recurrente ante lo que el pueblo puede percibir como un obstáculo o una agresión del exterior, éste se une en torno a su dirigente "bueno o malo, es el jefe de Rusia".

Consecuencias económicas de la guerra a nivel mundial

Las repercusiones económicas de la guerra —y de las sanciones y contra-sanciones— se hicieron sentir de manera inmediata en la economía internacional. La guerra ha causado conmociones económicas y financieras masivas, especialmente en los mercados de productos básicos. Siendo Rusia y Ucrania grandes productores y exportadores de alimentos esenciales, de minerales y de productos energéticos, los precios del petróleo, el gas y el trigo se dispararon. Desde el comienzo del conflicto, los precios de la energía, de los fertilizantes y de los cereales aumentaron entre 20% y 30%. Se encuentra afectada no sólo la producción de electricidad y de calefacción, también la producción industrial debido al uso de gas y petróleo como materias primas en los procesos industriales. Por lo tanto, el aumento de precios y la penuria afecta a los países más industrializados que poseen una

industria química y metalúrgica importante. Los países en desarrollo, sobre todo en el continente africano, se han visto afectados por
los desabastos y el aumento de los precios de los productos agrícolas
como el trigo.

Según datos de la OCDE, el PIB mundial se estancó en el segundo trimestre de 2022 y la producción cayó en las economías del
G20. La organización prevé que el crecimiento mundial se desacelere
pasando de 3% en 2022 a 2.2% en 2023 (aunque estas cifras son pro-
yecciones y por lo tanto inciertas en momentos de tan alta inestabilidad económica y política). Asimismo, la inflación ha persistido más
tiempo de lo esperado en un nivel elevado. En muchas economías, la
inflación alcanzó un pico en la primera mitad de 2022 no observado
desde la década de 1980. Ante el deterioro de los indicadores recientes, el panorama económico mundial no es nada halagüeño.

Gráfica 1. Inflación en los países desarrollados, 2021-2022*

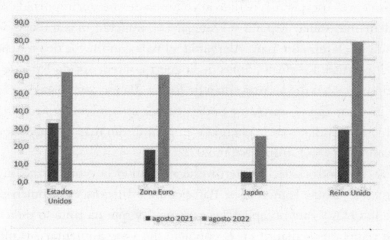

* Porcentaje de productos de la canasta básica con una inflación
anual mayor a 4%.

Fuente: OCDE (2022).

La guerra y las sanciones han provocado una disminución del crecimiento económico a nivel mundial debido al lugar central de Rusia como proveedor de diversas materias primas y de hidrocarburos. Esta evolución ha sido especialmente sensible para los países de la Unión Europea debido a su dependencia de las importaciones rusas de gas. En efecto, las exportaciones de gas ruso a Europa se desplomaron: los últimos datos publicados por la Agencia Internacional de la Energía (AIE) muestran una caída de las importaciones de 50% respecto a 2021.[48] La única sustitución proviene del gas natural licuado (GNL); sin embargo, el metro cúbico de GNL cuesta aproximadamente 30% más que el metro cúbico de gas "gaseoso". Para el petróleo la dependencia es menor y la sustitución es teóricamente más fácil. Sin embargo, por el momento no se ha mostrado una voluntad por parte de los países del llamado grupo OPEP+ de aumentar significativamente la producción. Los países con mayor dificultad para encarar esta crisis debido al volumen de energía importada son: Alemania, Italia, España y Francia. La situación más tensa y delicada es claramente para Alemania, el país con mayor dependencia del gas ruso. En efecto, antes de la guerra, alrededor de 55% de las importaciones de gas provenían de Rusia. La escasez de gas durante el invierno que se aproxima podría causar un aumento mayor en los precios mundiales de la energía y empeorar aún más las condiciones económicas en Europa (Sapir, 2022).

Por otro lado, la guerra está afectando la reorganización de las vías y rutas comerciales. Por ejemplo, Turquia es el único país de la OTAN que no aplica las sanciones y que ha tratado de tener un papel de mediador en el conflicto, ha visto aumentar sus intercambios comerciales con Rusia en un 40%, al mismo tiempo que su tráfico marítimo ha crecido de manera significativa debido a su posición geográfica estratégica. Un número creciente de empresarios rusos están comprando bienes raíces en Turquía para obtener la

[48]https://iea.blob.core.windows.net/assets/318af78e-37c8-425a-b09e-ff89816ffeca/GasMarketReportQ42022-CCBY4.0.pdf

ciudadanía turca y crear empresas locales. Buscan así importar del mundo entero productos para de ahí exportarlos a Rusia a través de los puertos turcos.

Algunos países, además de Estados Unidos, como India, China y Arabia Saudita también se han visto beneficiados por el conflicto ruso-ucraniano. Desde el inicio de éste sus importaciones de hidrocarburos provenientes de Rusia aumentaron de manera sustancial. Estos países compran petróleo a precios preferenciales a Rusia para después revenderlo en los mercados internacionales. China, como se dijo, es el primer socio comercial de Rusia. En 2020, los hidrocarburos representaban 75% de las exportaciones rusas a China; la construcción del oleoducto Eastern Siberia-Pacific Ocean en 2009 y del gasoducto Power of Siberia en 2019 hacia China, son parte de un proceso y estrategia de aceleración de los intercambios entre ambas naciones que se necesitan, proceso que se aceleró con la guerra: las exportaciones de petróleo a China aumentaron en alrededor de 55% en 2022 en comparación con 2021. China sigue siendo el principal socio comercial de Moscú y las exportaciones chinas a Rusia también aumentaron desde principios de año.

En términos globales, la invasión rusa a Ucrania aceleró tendencias económicas mundiales que ya estaban en marcha y que se habían incrementado durante la pandemia COVID-19: tensiones en la logística y el transporte marítimo, así como en los mercados de los productos agrícolas, de materias primas y en la energía. Particularmente alarmante es el hecho de que varios países europeos anunciaron la reactivación de minas de carbón, lo que significa una muy mala noticia en la lucha contra el cambio climático. La promesa de la abundancia y el sueño de la globalización felíz de los últimos treinta años parece llegar a su fin.

EPÍLOGO

Las primicias de un nuevo orden mundial

El sistema de gasoductos es una creación de la Unión Soviética [...]
pretendemos mantener el control sobre ellos y sobre Gazprom.
Y que la Comisión Europea no se haga ilusiones.
En el sector del gas hay que tratar con nuestro gobierno.
Vladimir Putin, 2003[1]

Si Rusia invade Ucrania, no habrá más Nord Stream 2. Le pondremos fin.
Joe Biden, 7 de febrero de 2022

El debate actual sobre la guerra ruso-ucraniana o la guerra entre Rusia y "el Occidente colectivo" como lo ha llamado Vladimir Putin (debido a la implicación de las grandes potencias occidentales en el suministro de recursos, armas y asesoría militar y tecnológica a Ucrania) y las preguntas que sin cesar se hacen politólogos, economistas, diplomáticos, periodistas, etcétera, será un día discusión entre los historiadores. Esperando que el tiempo haga su tarea, nos esforzamos en este estudio en señalar los hechos más sobresalientes que explicarían –sin justificar– la desafortunada decisión del gobierno ruso de atacar a Ucrania el 24 de febrero de 2022.

Una guerra siempre está de más (cuando no se trata de una guerra de liberación contra la opresión); comenzar una guerra es llevar la enorme responsabilidad histórica y el peso de sus consecuencias. A diferencia de la guerra en Georgia –que había comenzado por este país– en el caso de Ucrania, Putin y sus asesores más cercanos decidieron atacar a Ucrania. Y la historia así lo escribirá.

Con la visibilidad que permite el corto plazo, observamos que Rusia no obtuvo rápidamente lo que esperaba, es decir, la caída

---

[1] Citado en el libro de Edward Lucas (2009).

del régimen de Zelensky para negociar con otro gobierno más afín a sus intereses. Pareciera que Putin y su cercano círculo de asesores[2] cometieron varios errores de apreciación ante la premura de comenzar la guerra. Los más evidentes fueron subestimar la capacidad de reacción del pueblo ucraniano, y la unidad de esa nación por más fragmentada que pareciera. Los ucranianos se colocaron detrás de su presidente cuya capacidad de mando Putin también minimizó. El segundo error de cálculo por parte del gobierno ruso fue la cohesión que esta invasión despertó entre las potencias occidentales y sobre todo en Europa; la guerra económica lanzada por los países occidentales no tiene precedente en la historia. La ayuda económica y sobre todo militar otorgada a Ucrania por parte de Europa, pero sobre todo por parte de Estados Unidos, ha sido colosal. Por lo que la guerra que el gobierno ruso creía que duraría unos días, lleva ya nueve meses y no se vislumbra un acuerdo en el corto plazo (aunque algunas señales podrían ir en este sentido, tales como las declaraciones de algunos miembros del gobierno y del ejército norteamericanos sobre la necesidad por parte de Ucrania de llegar a un acuerdo, así como los recientes avances de las tropas ucranianas en la región de Jersón).

Ante el relativo fracaso de no haber sacado al gobierno de Zelensky de Kiev como lo pretendía Moscú, el "éxito" de la guerra llevada contra Ucrania ha sido la conquista de un vasto territorio al oeste de Rusia, que le permite tener una amplia continuidad territorial y asegurar una extensa salida al mar. Como lo comenta Lukas Aubin (2022) "Rusia hace la política de su geografía" y la vulnerabilidad que siempre ha sentido (desde la expansión del Imperio ruso) se debe en parte a ese inmenso territorio de estepas y planicies con fronteras naturales inexistentes. En cierto sentido, esta invasión es una declaración de su impotencia ante la conciencia de su fragilidad.

---

[2] Contrariamente a lo que se piensa comúnmente, el presidente no gobierna solo, y aunque los contrapesos no son los mismos que en una "democracia" más establecida, existen y provienen sobre todo de las fuerzas armadas, las agencias de inteligencia y los emporios energéticos y de la industria militar.

Por otro lado, el problema del gas y los recientes hechos ocurridos en torno al gasoducto Nord Stream 2 ilustran el cambio geopolítico provocado por la ofensiva de Moscú en Ucrania. Apenas terminado, el proyecto del oleoducto de más de 1 200 kilómetros de longitud que conectaría a Rusia con Alemania a través del Mar Báltico fue detenido a finales de febrero de 2022 por Berlín, como reacción a la agresión rusa. A finales de septiembre, lo que se confirmó como un acto de sabotaje resultó en varias explosiones de los dos gasoductos (Nord Stream 1 y 2) en el Mar Báltico, lo que de facto inmovilizó el proyecto y congeló la posibilidad de un arreglo diplomático en el corto plazo, con consecuencias que pueden ser muy graves para Alemania, pero también con un impacto ecológico de dimensiones considerables. Este evento simboliza la ruptura que parece el día de hoy irreversible, de los vínculos construidos durante las últimas décadas entre Rusia y Europa.

Es importante subrayar que gracias a la explotación del esquisto bituminoso Estados Unidos se convirtió en el primer productor mundial de hidrocarburos, por delante de Arabia Saudita y Rusia. Estados Unidos comenzó a exportar su producción a partir de 2016 y seis años después de enviar su primer barco carguero de gas natural licuado (GNL), se convirtió en el primer exportador mundial en 2022, por delante de Qatar y Australia. Por lo que Washington nunca estuvo de acuerdo con el proyecto de Nord Stream 2 al verlo como un impedimento para sus planes de expansión en el sector. Los hechos ocurridos han cambiado drásticamente los flujos de exportaciones del GNL a nivel mundial. Así, durante el primer semestre de 2022, las exportaciones norteamericanas a Europa y al Reino Unido tuvieron un aumento de 63% en el primer semestre de 2022, tras un acuerdo entre Bruselas y la administración Biden. Pareciera ser que —como lo comentaban Amy Myers y Meghan O'Sullivan (2012)— la "revolución del esquisto" cambiará no sólo la política energética sino la geopolítica mundial.

En efecto, la guerra entre Rusia y Ucrania excede ampliamente las fronteras europeas y cambia el rumbo de la geopolítica
mundial. Parecen así delinearse dos bloques, poniendo en entredi-
cho lo que se concebía como una globalización inevitable. Por un
lado, el bloque occidental, liderado por Washington, que engloba
Europa, Canadá, Australia y algunos países asiáticos como Japón y
Corea del Sur. Por otro lado, un bloque menos estructurado parece
organizarse alrededor de China y de Rusia. Este bloque euroasiático, podría estar apoyado por varios países de África, Asia y algunos
países de América Latina. Aunque es menester subrayar la enorme
asimetría que existe entre China y sus demás socios, incluido Rusia.
Como lo comentamos, se comenzó a conformar este bloque con círculos de geometrías institucionales y geográficas variables (BRICS,
Organización de Cooperación de Shanghái, Unión Económica Eurasiática, entre otros). Al respecto, varios países de diversos continentes han mostrado interés en adherirse al grupo BRICS, por ejemplo,
Argelia, Irán, Arabia Saudita e Indonesia −todos ellos grandes productores de hidrocarburos− y Turquía, país que se encuentra en la
intersección de múltiples áreas geográficas y geopolíticas; en el continente americano, Argentina ha declarado tener interés de ingresar
al grupo.

Pero de todos los lazos económicos y de cooperación que
Rusia ha ido estableciendo, como se ha dicho, resalta por su importancia económica y geopolítica, la relación entre Rusia y China. El
vínculo económico y político entre los dos países ha quedado con-
firmado por la abstención de China durante las resoluciones de la
ONU que han condenado la invasión de Rusia a Ucrania y por su
negativa de aplicar sanciones contra Rusia. El jefe del Estado chino
Xi Jinping ha declarado en varias ocasiones que su país está dispuesto a buscar el apoyo mutuo con Rusia en cuestiones de soberanía, seguridad y otros temas de interés fundamental. No obstante,
el poderío económico de China no es comparable con la economía

rusa, pero Rusia tiene a su favor ser fuente "inagotable" de recursos naturales y de materias primas.

Por otro lado –además de China– India, Indonesia, Brasil, Sudáfrica, Arabia Saudita y los Emiratos Árabes Unidos se han negado a sancionar a Rusia ya que no están dispuestos a sacrificar sus intereses de seguridad y su desarrollo. Estos países podrían representar las tres cuartas partes de la población mundial y alrededor de 60 % de la economía global para 2030. Es menester señalar que históricamente se ha observado la naturaleza selectiva de los países sancionados por parte de los países occidentales, por lo que las sanciones son percibidas por ciertos Estados como armas en contra de los países que se consideran como "enemigos", y no como medios para hacer respetar los derechos humanos, además de que consideran que el uso de las sanciones vulnera a los instrumentos diplomáticos tradicionales.

De tal manera, Washington y Europa no han podido unir a su causa a muchos países. Las dos votaciones de la Asamblea General de las Naciones Unidas han mostrado además la mengua de la influencia occidental. La resolución de la Asamblea General condenando la agresión rusa el 2 de marzo de 2022 no fue unánime. Si la mayoría de los Estados la aprobaron (141 votos a favor), los que la rechazaron la mayoría de las veces absteniéndose (5 votos en contra y 35 abstenciones) representan el 53% de la población mundial. Obviamente, dentro de las treinta y cinco abstenciones, pesan mucho las de los gigantes asiáticos, India y China. Los líderes de esos países se negaron a alinearse en términos casi idénticos. Nueva Delhi expresó su "profunda preocupación por el reciente giro de los acontecimientos en Ucrania", y Pekín "deploró el regreso de la guerra al continente europeo". Todos pidieron "respeto a la soberanía" e "integridad territorial según los principios de la Carta de la ONU". En una posición complicada se encuentran la mayoría de los países de la ex Unión Soviética, entre miedo a ser "absorbidos" de nuevo por "el gran hermano ruso" y su necesidad de mantener estrechas relaciones económicas, energéticas y de cooperación. Su prudencia se puso de manifestó durante la votación, en donde la mayoría se abstuvo (Armenia, Kazajistán, Kirguistán y Tayikistán) o no participó en las votaciones (Uzbekistán, Azerbaiyán y Turkmenistán). Por el contrario, Georgia y Moldavia, que se encuentran en confrontación directa con Moscú, votaron a favor. Solamente Bielorrusia, país aliado de Rusia y que ha servido de base para llevar a cabo ciertas de las operaciones militares en Ucrania, votó en contra de la resolución.

A fines de abril, durante la votación para excluir a Rusia del Consejo de Derechos Humanos, 24 países, incluida China, se opusieron y 54 estados se abstuvieron. Sólo 93 países de los 193 que son miembros de la ONU votaron a favor del texto. Efectivamente, este conflicto puede ser visto de manera diferente por varios "países no alineados".

Según la Agencia de Naciones Unidas para los Refugiados (UNHCR), a finales de 2021 habían alrededor de 90 millones de refugiados en el mundo por persecución, conflicto, violencia y violaciones de derechos humanos.[3] Según el Consejo Noruego para los Refugiados (NRC), una de las ONGs más importantes de ayuda a los refugiados, que identifica anualmente las diez crisis más desatendidas del mundo en función del interés de los medios, la falta de ayuda humanitaria y la voluntad política internacional para resolverlas, éstas se ubicaron todas en África en 2021.[4] De tal manera, cuando Putin, Xi Jinping y Narendra Modi anuncian durante la cumbre de la Organización de Cooperación de Shanghái en Uzbekistán, llevada a cabo en septiembre de 2022, que trabajarán juntos "para promover un orden internacional que vaya en una dirección más justa y racional", los países de África y en general del mundo "no occidental" son atraídos por este discurso.

---

[3] Se cuentan por ejemplo alrededor de 6 millones de refugiados palestinos: https://www.unhcr.org/fr-fr/apercu-statistique.html

[4] En 2020 los nuevos desplazamientos provocados por conflictos y violencia se registraron casi todos en África subsahariana, África del Norte y Medio Oriente. Se puede consultar el reporte en: https://www.internal-displacement.org/sites/default/files/publications/documents/grid2021_idmc.pdf

Las alianzas (y posiciones de neutralidad) que se reconstruyen en medio del conflicto ruso-ucraniano se asemejan a las existentes durante la Guerra Fría, aunque se deben subrayar como ya mencionamos, las contradicciones internas e intereses divergentes al interior de estos bloques. Así, China no tiene interés en perder a sus principales socios comerciales como son la Unión Europea, Estados Unidos o Japón y dentro de la Unión Europea, algunas voces comienzan a ser cada vez más disonantes respecto a las sanciones impuestas a Rusia, como es el caso de Hungría. Pero también de otros países como Bélgica u Holanda.

Finalmente, medir el fracaso o éxito de la invasión rusa a Ucrania, si se toma en cuenta el deseo durante años por parte de Moscú de acercar a su país vecino y estrechar las relaciones económicas, políticas y de cooperación con Kiev, la decisión de invadir Ucrania no parece racional y se traduce en un fracaso. Recordemos que en junio de 2022 Ucrania obtuvo (con Georgia) el estatus de país candidato para entrar a la Unión Europea. Si se toma en cuenta la demanda de Putin de obtener mayor seguridad respecto a sus fronteras, la invasión rusa a Ucrania provocó la reacción opuesta: Ucrania está hoy en día más militarizada que nunca; la OTAN ratificó su protocolo sobre la adhesión de Suecia y de Finlandia a la organización, dos países que habían optado por la neutralidad desde el fin de la Segunda Guerra Mundial, y el apoyo militar de esta alianza y de la Unión Europea hacia Ucrania es más que palpable.

Por otro lado, es innegable que Rusia, desde el primer día que decidió invadir a su país vecino, perdió la batalla moral. Las críticas constantes de Putin hacia Occidente a partir de 2007, denunciando la injerencia de la OTAN y más precisamente el rol de Estados Unidos y de ciertos países europeos en la destrucción de países como Libia o Iraq, perdieron credibilidad. El pueblo ucraniano ha pagado con demasiadas vidas y horror esta guerra que algunos analistas han llamado *proxy war* (guerra indirecta) entre Rusia y Estados Unidos y sus aliados. Rusia obtuvo más territorio, pero menos seguridad, lo inverso a lo que durante muchos años defendió.

El economista del Banco Mundial, Branko Milanovic, formuló recientemente una hipótesis sobre el verdadero objetivo de Putin.[5] Milanovic señala que históricamente, todos los intentos por parte de Rusia de acercarse a Europa han sido un fracaso, desde el reinado de Pedro el Grande y hasta la fecha. La economía liberal adoptada después de la desintegración de la Unión Soviética se tradujo en una gran crisis económica y social en los años noventa. Este periodo se caracterizó por la imposibilidad de decisión por parte del gobierno y su alineación completa a Occidente. Más adelante, ofreció la instalación de bases militares norteamericanas en Kirguistán sin obtener nada a cambio; adhirió a diferentes organizaciones europeas, pero sólo obtuvo críticas por parte de éstas; privatizó su economía con el consejo de los expertos occidentales, pero todo el dinero salió del país. Por lo tanto, Rusia, para recuperar su autonomía económica y política, necesitaría romper decisivamente con Occidente y convertirse en una potencia eurasiática independiente cuya interacción con Europa se limite al mínimo. Según el economista, las élites rusas llegaron a la conclusión de que Rusia debe moverse en la dirección opuesta a la trazada por Pedro el Grande a principios del siglo XVIII. Sin embargo, el pueblo ruso no aceptaría fácilmente que su país rompa relaciones con Europa. Pero si fuese Occidente quien cortara las relaciones con Rusia, las élites rusas no serían percibidas como responsables de esta ruptura, el pueblo en cierto sentido no las podría culpar de haber destruido el sueño de Pedro el Grande. Rusia no tendrá más opción que volverse una potencia eurasiática, completamente soberana. Siguiendo el razonamiento de Milanovic, la única manera de que este escenario se vuelva permanente es volver los costos de "regresar a Europa", demasiado elevados para los gobiernos subsecuentes. Es decir, las negociaciones para una reconciliación tendrían que pasar por decisiones políticas que ni la élite ni el pueblo estarían dispuestas a aceptar, como el regreso de Crimea a Ucrania, la reducción del tamaño del ejército o incluso el control

---

[5] https://branko2f7.substack.com/p/what-if-putin-true-goals-are-different

del programa nuclear de Rusia. El corolario de esta forma de ver los objetivos rusos es que las sanciones y el distanciamiento entre Occidente y Rusia, no se ven sólo como costos que Rusia está pagando, sino más bien como la única forma que encontraron los líderes rusos para alcanzar el interés fundamental de Rusia a largo plazo: romper todos los vínculos entre Rusia y Occidente. Esta hipótesis no podrá ser verificada en un futuro cercano. Pero se puede destacar en todo caso, que las élites rusas dieron un giro que comenzó en realidad hace ya varios años, cambiando sus prioridades y estrategias para alejarse de Europa y Occidente, como lo comentamos, evocando la estrategia energética rusa (2010), en donde se plantea la necesidad de disminuir su dependencia económica y comercial de Europa.

Finalmente, bajo nuevas formas y enfrentando desafíos distintos, en un contexto completamente diferente del que caracterizó al siglo XX, el régimen político ruso vuelve a presentar un proyecto alternativo a la sociedad occidental. La oposición ideológica tiene lugar esta vez dentro del sistema capitalista y la lucha no es por un cambio de sistema económico. Occidente lo plantea como una batalla de la "democracia" en contra de los "regímenes autoritarios", mientras que Rusia se proclama "defensora de valores tradicionales" ante la "decadencia del mundo occidental". Pero sólo el tiempo dirá de qué manera esta guerra, la más reciente dentro de las batallas y luchas que han caracterizado a la gran Odisea rusa, cambiará el curso de su historia y sentará las bases de un nuevo orden mundial.

Noviembre de 2022.

BIBLIOGRAFÍA, LISTA DE ACRÓNIMOS Y ABREVIATURAS, Y MAPAS

Adam Jan, 1999, *Social Costs of Transformation to a Market Economy in Post-Socialist Countries. The Cases of Poland, the Czech Republic and Hungary*, Londres Macmillan Press LTD.

Alexeev Michael, 1995, *The Russian Underground Economy in Transition*, The Brookings Institution.

Alexeeva Olga & Lasserre Frédéric, 2018, "L'évolution des relations sino-russes vue de Moscou : les limites du rapprochement stratégique", *Perspectives chinoises*, [En línea], 2018-3 | 2018, URL : http://journals.openedition.org/ perspectiveschinoises/8621.

Andreff Wladimir, 2007, *Économie de la transition. La transformation des économies planifiées en économies de marché*, Bréal.

Appel Hilary, 1997, "Voucher Privatisation in Russia: Structural Consequences and Mass Response in the Second Period of Reform", *Europe-Asia Studies*, vol. 49, no. 8, pp. 1433-1449.

• 2004, *A New Capitalist Order. Privatization & Ideology in Russia & Eastern Europe*, University of Pittsburgh Press.

Aslund Anders, 1992, "Russia's Road from Communism", *Daedalus*, vol. 121, no. 2, Spring 1992, pp. 77-96.

• 1992a, "Prospects for Economic Reform in the U.S.S.R.", in Summers L.H. & Shkhar Shah (eds.) *Proceedings of the World Bank Annual Conference on Development Economics 1991*, The World Bank, pp. 43-66.

Asselain Jean Charles, 1999, "Comment le capitalisme a remporté le conflit du siècle: le basculement des années 1956-1968", in Chavance, Bernard, Magnin Eric, Motamed-Nejad Ramine, Sapir Jacques (dir.), *Capitalisme et socialisme en perspective. Évolution et transformation des systèmes économiques*, La Découverte, Paris, pp. 93-122.

Atkinson Anthony & Micklewright John, 1992, *Economic Transformation in Eastern Europe and the Distribution of Income*, Cambridge University Press.

Aubin Lukas, 2022, *Géopolitique de la Russie*, La Découverte.

Aukutsionek, Sergei, 1998, "Industrial barter in Russia", *Communist Economies and Economic Transformation*, vol. 10, no. 2, pp. 179-188.

Avioutskii Viatcheslav, 2010, "The Consolidation of Ukrainian Business Clans", *Revue internationale d'intelligence économique*, vol. 2, pp. 119-141.

Banco Mundial/World Bank, 2000, *Making Transition Work for Everyone, Poverty and Inequality in Europe and Central Asia*, Washington D.C., The World Bank.

Barnes Andrew, 2006, *Owning Russia. The struggle over factories, farms, and power*, Cornell University Press, New York.

Bayou Céline, 2016, "Nord Stream 2. Un gazoduc à contre-courant de la politique énergétique européenne ?", *P@ges Europe*, La Documentation Française.

Benaroya François, 2006, *L'économie de la Russie*, La Découverte.

BERD, 2012, *Diversifying Russia. Harnessing regional diversity*, BERD Report 2012.

Berend Ivan, 2007, "Social shock in transforming Central and Eastern Europe", *Communist and Post-Communist Studies*, vol. 40, pp. 269-280.

Blanchard Olivier, Dornbusch Rudiger, Krugman Paul, Layard Richard & Summers Lawrence, 1991, *Reform in Eastern Europe*, MIT Press, Cambridge Mass.

Bobo Lo, 2016, *La Russie, la Chine et les BRICS: une illusion de convergence?*, Centre Russie/NEI, IFRI.

Bogetic Zeljok, 2009, "Russia's Financial Crisis: Causes, Consequences and Prospects", in Balling M., *Current Trends in the Russian Financial System*, Austrian Society for Bank Research & The European Money and Finance Forum, Viena, pp. 151-172.

Boulatov Alexandre (dir.), 2020, *L'Économie de la Russie et des pays de l'Ex-URSS*, Tallandier.

Bracho Gerardo, 2004, "La liberalización del Comercio Exterior, la desindustrialización y la economía poscomunista en Rusia",

Investigación Económica, no. 247, enero-marzo, pp. 75-102.

Bracho Gerardo & López Julio, 2005, "The Economic Collapse of Russia", *BNL Quarterly Review*, no. 232, March 2005, vol. LVIII, pp. 53-89.

Bracho Gerardo, Richard Carey, William Hynes, Stephan Klingebiel, Alexandra Trzeciak-Duval (Editors), 2021, *Origins, evolution and future of global development cooperation. The role of the Development Assistance Committee (DAC)*, German Development Institute.

Bryanski Gleb, 2011, "Putin: Libya coalition has no right to kill Gadaffi", *Reuters, 26 de abril de 2011*: https://www.reuters.com/article/us-russia-putin-libya-idUSTRE73P4L920110426).

Brzezinski Zbigniew, 1997, *Le Grand Échiquier: l'Amérique et le reste du monde*, Paris, Hachette Pluriel.

Camdessus Michel, 1992, "Economic Transformation in the Fifteen republics of the Former USSR: a Challenge or an Opportunity for the World?", *Conference at the School of Foreign Office*, University of Georgetown, Washington D.C., IMF, 15 April 1992.

Carrère d'Encausse Hélène, *Victorieuse Russie*, 1992, Librerie Arthème Fayard.

Clifford Gaddy & Barry Ickes, 2010, "Russia after the Global Financial Crisis", Eurasian Geography and Economics, vol. 51, no. 3, pp. 281–311.

Cohen Stephen, 2011 (2a. ed.), *Soviet Fates and Lost Alternatives. From Stalinism to the New Cold War*, Columbia University Press, 2009.

Colin Lebedev Anna, 2022, *Jamais Frères? Ukraine et Russie: une tragédie postsoviétique*, Seuil.

Conde Philippe, 2009, "La crise en Russie", *La revue géopolitique*: Diploweb. com.

• 2021, "De la CEI à l'UEE. Vers une intégration économique dans l'espace postsoviétique ?", *La revue géopolitique*: Diploweb.com.

Cornia Andrea & Shkolnikov Vladimir, 2000, "Population Crisis and Rising Mortality in Transitional Russia", in *The Mortality Crisis in Transitional Economies*, Oxford University Press, Oxford, pp. 252-279.

Credit Suisse, 2013, Global Wealth Report 2013, Credit Suisse AG.

•   2013, Global Wealth Databook 2013, Credit Suisse AG.

Chancel Lucas (dir.), Piketty Thomas, Saez Emmanuel, Zucman Gabriel, 2022, *World Inequality Report 2022*, World Inequality Lab: https://wir2022.wid.world/www-site/uploads/2022/03/0098-21_WIL_RIM_RAPPORT_A4.pdf

Chavance Bernard, 1989, *Le système économique soviétique de Brejnev à Gorbatchov*, Nathan, Paris.

•   1992, *Les réformes économiques à l'est de 1950 aux années 1990*, Nathan, Paris.

•   1994, *La fin des systèmes socialistes*, L'Harmattan, Paris.

•   1995, "Institutions, régulation et crise dans les économies socialistes", in Boyer R. & Saillar Y. (dir.), *Théorie de la régulation. L'état des savoirs*, La découverte, Paris, pp. 417-426.

•   1998, "Grand-route et chemins de traverse de la transformation post-socialiste", *Economies et Sociétés, Développement, croissance et progrès*, Série F, no. 36, 1/ 1998, pp. 141-149.

•   1999, "Le capitalisme et le socialisme comme espèces systémiques : formation, co-évolution, transformation", in Chavance Bernard, Magnin Eric, Motamed-Nejad Ramine, Sapir Jacques (dir.), 1999, *Capitalisme et socialisme en perspective. Évolution et transformation des systèmes économiques*, La Découverte, pp. 295-316.

•   1999a, "The Historical Conflict of Socialism and Capitalism, and the Post-socialist Transformation, *UNCTAD X High-level Round Table on Trade and Development: Directions for the Twenty-first Century*, UNCTAD.

•   2003, "Les théories économiques face à la transformation post-socialiste", in Forest Maxime & Mink Georges, 2003 (dir.), *Post-communisme : Les sciences sociales à l'épreuve*, CEFRES, Prague, pp. 23-38.

•   2022, "Piecemeal remarks on János Kornai's life-work", *Revue de la régulation*, no. 32, 1st semester, Spring 2022: http://journals.openedition.org/regulation/21119

Chavance Bernard, Magnin Eric, Motamed-Nejad R., Sapir, Jacques, (dir.), 1999, *Capitalisme et socialisme en perspective. Évolution et transformation des systèmes économiques*, La Découverte.

Chevrier Clélia, 2009, "Les Fonds souverains en Russie", *Revue d'Economie Financière*, Hors-série.

Cholokhov Mikhail, 1932, *Terres défrichées*, Gallimard.

Dabrowski Marek, 2015, "The Systemic Roots of Russia's Recession", in *Bruegel Policy Contribution*, vol. 2015/15, octubre 2015.

Danilevski Nicolas, 1871, *Rusia y Europa*, Tavaristchestvo obstchestvennoï polzy (no existe traducción al francés, inglés o español).

Daucé Françoise, 2008, *La Russie postsoviétique*, La Découverte.

Davies Robert, 1998, *Soviet Economic Development. From Lenin to Khrushchev*, Cambridge University Press.

De Gliniasty Jean, 2018, *Géopolitique de la Russie. 40 fiches pour comprendre le monde*, Eyrolles/IRIS.

• 2022, *La Russie, un nouvel échiquier*, Ed. Eyrolles.

Desai Padma, 2010, "Russia's Financial Crisis: Economic Setbacks and Policy Responses", *Journal of International Affairs*, Spring/Summer 2010, vol. 63, no. 2.

Dolya Anna, 2015, "L'Eglise orthodoxe russe au service du Kremlin", *Revue Défense Nationale*, vol. 5 no. 780, pp. 74-78.

Dornbusch Richard, 1991, "Priorities of economic reform in Easter Europe and the Soviet Union", *Occasional paper, no. 5, CEPR*, London.

Douguine Alexandre, 2012, *La Quatrième Théorie politique*, Ars Magna.

Dufy Caroline, 2003, "Troc et transactions interentreprises en Russi: vers une normalisation des échanges après la crise du rouble de 1998 ?", *Les Etudes du CERI*, no. 97.

Durand-Lasserve Olivier & Hansjörg Blöchliger, 2018, "Drivers of regional growth in Russia: A baseline model with application", *Economics Department Working Papers no. 1523*, OECD.

Earle John & Sabirianova Klara, 2002, "How Late to Pay? Understanding Wage Arrears in Russia", *Upjohn Institute Staff, Working Paper no. 02-077*, pp. 1-49.

Eberstadt Nicholas, 2010, "Russia's peacetime demographic crisis", *The National Bureau of Asian Research*.

Ellman Michael, 1999, "L'ascension et la chute de la planification socialiste", in Chavance Bernard, Magnin Eric, Motamed-Nejad Ramine, Sapir Jacques (dir.), *Capitalisme et socialisme en perspective.*

Évolution et transformation des systèmes économiques, La Découverte.

- 2000, "The 1947 soviet Famine and the entitlement approach to famines", *Cambridge Journal of Economics*, vol. 24, no. 5, pp. 603-630.
- 2000a, "The Social Costs and Consequences of the Transformation Process" *Economic Survey of Europe*, no. 2/3, United Nations, Geneva.
- 2000b, "The Russian Economy under El'tsin", *Europe-Asia Studies*, vol. 52, no. 8, pp. 1417-1432.

Ellman Michel & Kontorovich Vladimir, 1992, *The Disintegration of the Soviet Economic System*, Routledge, London.

Ericson Richard, 2001, "Does Russia Have a 'Market Economy'?", *East European Politics and Societies*, vol. 15, no. 2, pp. 291-319.

Eurostat, https://ec.europa.eu/eurostat/statistics-explained/index.php?title=Russia-EU_%E2%80%93_international_trade_in_goods_statistics

Fischer Stanley, 1991, "Economic Reform in the USSR and the Role of Aid", *Brookings Papers on Economic Activity*, vol. 2, pp. 289-303.

FMI, Banque mondiale, OCDE, BERD, 1991, *L'économie de l'URSS. Résumé et recommandations*, OCDE.

Friedman Thomas, 1998, "Foreign Affairs: now a word from X", *New York Times*, 2 de mayo de 1998.

Galstyan Garik, 2012, "Le renouveau de l'Église orthodoxe russe après la chute de l'URSS", in Guilluy-Sulikashvili Natalia (dir.), 2012, *L'énigme russe. Pouvoir-économie et société*, Presses universitaires du Septentrion, pp. 69-100.

Gazier Ana, 2019, "Le système judiciaire et pénitentiaire russe", *Rapport Annuel*, L'Observatoire, Centre d'Analyse de la CCI France-Russie.

Gonneau Pierre & Aleksandr Lavrov, 2012, *Des Rhôs à la Russie. Histoire de l'Europe Orientale (v. 730-1689)*, PUF.

Goujon Alexandra, 2022, *L'Ukraine. De l'indépendance à la guerre*, Le Cavalier Bleu.

Graziosi Andrea, 2005, "Les famines soviétiques de 1931-1933 et le Holodomor ukrainien. Une nouvelle interprétation est-elle possible et quelles en seraient les conséquences?", *Cahiers du monde russe*, vol. 46, no. 3, Étrangers en Russie, Russes à l'étranger, pp. 453-472.

Gregory Paul, 1982, *Russian National Income, 1885-1913*, Cambridge University Press.

Grouiez Pascal, 2012, "Des kolkhozes à l'agrobusiness en Russie", *Études rurales* 190, pp. 49-62: https://journals.openedition.org/etudesrurales/9672

Guilluy-Sulikashvili Natalia, 2012, *Les nouveaux comportements de consommation en Russie*, Presses universitaires du Septentrion.

• (dir.), 2012, *L'énigme russe. Pouvoir-économie et société*, Presses universitaires du Septentrion.

Guriev Sergei & Rachinsky Andrei, 2006, "The Evolution of Personal Wealth in the Former Soviet Union and Central and Eastern Europe", *Research Paper, no. 2006/120 UNU-WIDER*, World Institute for Development Economic Research.

Gustafson Thane, 1999, *Capitalism Russian-Style*, Cambridge University Press.

Gutiérrez del Cid Ana Teresa, 2017, "Las claves del conflicto entre Rusia y Occidente después de Crimea y el conflicto con Ucrania", *Foro Internacional*, vol. LVII, no. 2, abril-junio 2017, El Colegio de México, pp. 356-388.

Hanson Philip, 2003, *The Rise and Fall of the Soviet Economy*, Longman, London.

Hough Jerry, 2001, *The Logic of Economic Reform in Russia*, Brookings Institution Press, Washington.

Karaganov Sergei, 2014, "Time to End the Cold War in Europe", *Russia in Global Affairs*, 28 de abril de 2014.

Kashin Vasiliy, 2014, "Khrushchev's Goft: The Questionable Ownership of Crimea", in Colby Howard & Ruslan Pukhov (eds.), *Brothers Armed: Military Aspects of the Crisis in Ukraine* (Minneapolis, East View Press, pp. 1-21.

Kastouéva-Jean Tatiana, 2015, "Le système Poutine: bâtir pour durer?", *Politique Étrangère*, Dossier: La Russie: une puissance faible?, no. 2, été 2015, Ifri, pp. 53-65.

Kazanski Michel, Anne Nercessian & Constantin Zuckerman, 2000, *Les centres proto-urbains russes entre Scandinavie, Byzance et Orient*, Lethielleux Editions.

Kennan George, 1997, "A Fateful Error", *The New York Times*, 5 de febrero de 1997.

Kolodko Grzegorz, 2000, *From Shock to Therapy. The Political Economy of Post-socialist Transformation*, Oxford University Press.

Kornai Janos, 1979, "Resource-Constrained versus Demand-Constrained Systems", *Econometrica*, July 1979.

• 1980, *Economics of Shortage*, North-Holland Pub. Co.

• 1992, *The Socialist System*, Princeton University Press / Oxford University Press.

• 1998, *From Socialism to Capitalism: What is Meant by the "Change of System"*, Social Market Foundation.

• 1999, "Du socialisme au capitalisme: la signification du 'changement de système'", in Chavance Bernard, Magnin Eric, Motamed Nejad Ramine & Sapir Jacques, 1999, (dir.), *Capitalisme et socialisme en perspective. Évolution et transformation des systèmes économiques*, La Découverte, Paris, pp. 317-347.

• 2000, "Ten Years After 'The Road to a Free Economy', The Author Self Evaluation", in Pleskovic, B. and Stern, N. (ed.), *Annual World Bank Conference on Development Economics 2000*, Washington, DC: The World Bank.

La Documentation Française, 2004, "Le CAME. Echec d'une mutualisation imposée", *Le Courrier des pays de l'Est*, 2004/6 (n° 1046), pp. 52-64: https://www.cairn.info/revue-le-courrier-des-pays-de-l-est-2004-6-page-52.htm

Laruelle Marlène, 2001, "Alexandre Dugin: esquisse d'un eurasisme d'extrême-droite en Russie post-soviétique", *Revue d'études comparatives Est-Ouest*, vol. 32, no .3, pp. 85-103.

• 2001, "Les idéologies de la "troisième voie" dans les années 1920: le mouvement eurasiste russe", in *Vingtième Siècle, Revue d'Histoire*, no. 70, abril-junio, pp. 31-46.

• 2017, "L'idéologie comme instrument du soft power russe. Succès, échecs et incertitudes", *Hérodote*, 2017/3-4, no. 166-167, pp. 23-35.

• 2022, "Imperializing Russia: Empire by Default or Design", *PONARS Eurasia Policy Memo*, no. 789, Agosto 2022, pp. 1-7.

Lavigne Marie, 1999, *The Economics of Transition From Socialist Economy to Market Economy*, Palgrave.

Le Huérou Anne, 2005, "Le conflit Tchétchène après la mort d'Aslan Maskhadov", *Études*, vol. 5, no. 9, tomo 403, pp. 161-170.

Le Monde Diplomatique, 2018, "Chronologie: Sanctions et contre-sanctions", La nouvelle guerre froide, *Manière de voir*, no. 159, junio-julio 2018 : https://www.monde-diplomatique.fr/mav/159/A/58686

Ledeneva Alena, 1998, *Russia's Economy of Favours: Blat, Networking and Informal Exchange*, Cambridge University Press.

• 2006, *How Russia Really Works: The Informal Practices That Shaped Post-Soviet Politics and Business* (Culture and Society after Socialism), Cornell University Press.

• 2013, *Can Russia Modernise? Sistema, Power Networks and Informal Governance*, Cambridge University Press.

Lefevre Cécile, 2009, "Vingt-cinq ans de transformations de la société russe. Crise démographique et croissance des inégalités", *La vie des idées.fr*.

Lenin Vladimir Ilich Ulianov, 1917, *Tesis de abril*, Fundación Federico Engels (1994).

Lerais Frédéric, 1992, "La Russie en Transition", *Revue de l'OFCE*, no. 42, pp. 135-158.

Lewin Moshe, 1997, "Pourquoi l'Union Soviétique a fasciné le monde", *Le Monde Diplomatique*, novembre.

• 2003, *Le siècle soviétique*, Fayard, Paris.

Lipton David & Sachs Jeffrey, 1990, "Creating a Market Economy in Eastern Europe: the case of Poland", *Brookings Papers on Economic Activity*, vol. 1, 1990, pp. 75-133.

Locatelli Catherine, 2011, "Quelle politique russe pour le secteur des hydrocarbures?", *AGIR*, LEPII, no. 3/2010, pp.119- 129.

Lucas Edward, 2009, *The New Cold War: How the Kremlin Menaces Both Russia and the West*, Bloomsbury Publishing PLC.

Maddison Angus, 1998, "Measuring the Performance of a Command Economy: An Assesment of the CIA Estimates for the USSR", *Review of Income and Wealth, 1998-09*, series 44, no. 3, pp. 307-323.

Makienko Constantin, 2017, "L'aéronautique militaire russe face à des nouvelles incertitudes", *Revue Défense Nationale*, no. 802, pp. 117-123.

Marangé Cécile, 2017, "Radioscopie du conflit dans le Donbass", *Presses de Sciences Po*, 2017/1, no. 29 1, pp. 13-29.

Marchand Pascal, 2019, *Atlas Géopolitique de la Russie*, Ed. Autrement (4a. edición).

Mareeva Svetlana, 2020, "Socio-economic inequalities in modern Russia and their perception by the population", *The Journal of Chinese Sociology*, vol. 7, no. 10, pp. 1-19.

Markus Stanislav, 2017, "Oligarchs and Corruption in Putin's Russia: Of Sand Castles and Geopolitical Volunteering", *Georgetown Journal of International Affairs*, vol. 18, no. 2, Summer/Fall 2017, pp. 26-32.

McAuliffe, M. y A. Triandafyllidou (eds.), 2021, *Informe sobre las Migraciones en el Mundo 2022*. Organización Internacional para las Migraciones (OIM), Ginebra.

McFaul Michael, 1996, "The Allocation of Property Rights in Russia: The First Round", *Communist and Post-Communist Studies*, vol. 29, no. 3, pp. 287-308.

McGowan Adalet, Andrews Dan & Nicoletti Giuseppe, 2015, *The future of productivity*, Paris, OECD.

Messiaen Pierre, 2016, *Les conséquences internationales de l'évolution démographique de la fédération de Russie (1991-2012)*. Tesis doctoral de Ciencias Políticas, Université Sorbonne Paris Cité, 2016. Français. ffNNT: 2016USPCF021ff. fftel-01529851f.

Milanovic Branko, 1998, *Income, Inequality and Poverty During the Transition from Planned to Market Economy*, World Bank, Washington.

Miller Chris, 2018, *Putinomics: Power and Money in Resurgent Russia*, Blackstone Pub.

Mink Georges, 2002, "La société post-communiste: Théories et données sociologiques", in D. Colas (dir.), *L'Europe post-communiste*, PUF, Paris.

Nérard François-Xavier & Marie-Pierre Rey, 2019 (2a. edición), *Atlas historique de la Russie. D'Ivan III à Vladimir Poutine*, 2017, Autrement.

Narotchnistskaïa Natalia, 2008, *Que reste-t-il de notre victoire ? Russie-Occident: le malentendu*, Editions des Syrtes.

Nove Alec, 1992, *An Economic History of the USSR, 1917-1991*, Penguin Books, Londres.

Nye Joseph, 1990, *Bound to lead. The Changing Nature of American Power*, Basic Books, New York.

OCDE/OECD, 1997, *Études économiques relatives à la Fédération de Russie*, OCDE, Paris.

OCDE, 2001, *The Social Crisis in the Russian Federation*, OCDE, Paris.

• 2009, OECD *Economic Surveys: Russia - OECD 2009*, OECD Publishing.

• 2011, OECD *Economic Surveys: Russian Federation 2011*, Paris, OECD.

• 2011b, "Does participation in pre-primary education translate into better learning outcomes at school?", OECD Publishing.

• 2013, "Russia: Modernising the Economy", Better Policy Series, OECD, Paris, http://www.oecd.org/rusia/Rusia-Modernising-the-Economy-EN.pdf

• 2014a, OECD *Economic Surveys: Russian Federation 2013*, OECD Publishing.

• 2014, *Russian Federation – Country Note – Education at a Glance 2014: OECD Indicators*, OECD Publishing.

• 2022, "Payer le prix de la guerre", *Perspectives économiques de l'OCDE, Rapport Intermédiaire*, septembre 2022, OCDE.

OTAN, 1997, *Acta fundacional sobre las relaciones, la cooperación y la seguridad mutuas entre la Federación de Rusia y la OTAN*, París, 27 de mayo de 1997 (consulta en internet: https://www.iri.edu.ar/publicaciones_iri/anuario/A98/A98-DEU1a.ht).

Pagé Jean Pierre, 2000, "Peut-on aider la Russie? Une économie entre déconstruction et renouveau", *Les Études du CERI*, no. 64, mars 2000, pp. 1-35.

Pagé Jean Pierre & Vercueil Julien, 2004, *De la chute du mur à la nouvelle Europe. Économie politique d'une métamorphose*, Collection Pays de l'est, L'Harmattan.

Pelevin Victor, 2000, *Chisla*, Eksmo.

Pinto Brian, Drebentsov Vladimir, & Morozov Alexandr, 2000, "Dismantling Russia's Non-payments System. Creating Conditions for Growth", *World Bank Technical Paper*, no. 471, Europe and Central Asia Poverty Reduction and Economic Management Series, The World Bank.

Pons Frédéric, 2014, *Poutine*, Ed. Calmann-lévy.

Porras Laila, 2013, *Inégalités de revenus et pauvreté dans la transformation post-socialiste. Une analyse des cas tchèque, hongrois et russe*, Collection Pays de l'Est, L'Harmattan.

Quentin Mathieu & Pouch Thierry, 2018, "Russie: un retour réussi sur la scène agricole mondiale. Des années 1990 à l'embargo", *Économie rurale. Agricultures, alimentations, territoires*, 365, julio-septiembre 2018, Varia, pp. 103-118.

Radvanyi Jean, 2018, "Tatarstan, une république test du nouveau fédéralisme russe", *Annuaire de l'Observatoire franco-russe*, Chambre de commerce franco-russe, Moscou.

Radvanyi Jean & Vidal Dominique, "De Lénine à Poutine. Un siècle russe", *Le Monde Diplomatique, Manière de Voir*, no. 100, août-septembre 2008.

Raviot Jean Robert (dir.), 2016, *Russie: vers une nouvelle guerre froide?*, La Documentation Française.

Redor Dominique, 1997, *Les économies d'Europe de l'Est*, Seuil, Paris.

Réveillard Christophe, 2016, "L'Organisation de coopération de Shanghai: contexte et perspectives", *Revue Géostratégiques, Publication Asie-Pacifique*.

Roche Michel, 2000, *Thérapie de choc et autoritarisme en Russie*, L'Harmattan.

Roland Gérard, 2000, *Transition and Economics. Politics, Markets, and Firms*, Massachusetts Institute of Technology Press.

• 2001, "The Political Economy of Transition", *William Davidson Working Paper*, no. 413, pp. 1-34.

Sachs Jeffrey, 2012, *El precio de una civilización*, Galaxia Gutenberg.

Sakwa Richard, 2022, (4ª. ed.), *Frontline Ukraine. Crisis in the Borderlands*, Bloomsbury, 2015.

Samsun Ivan & Krasilnikova Marina, 2010, *La classe moyenne en Russie: réalité naissante ou mythe ancien?*, Gaidar Institute for Economic Policy, Moscú.

Santopinto Federico, 2014, "Du libre-échange à la crise ukrainienne – L'UE face à ses erreurs", GRIP, Bruselas, 14 de abril de 2014.

Sapir Jacques, 1984, *Travail et travailleurs en URSS*, La Découverte, Paris.

* 1996, *Le chaos russe. Désordres économiques, conflits politiques, décomposition militaire*, La Découverte, Paris.

* 1997, "La Russie", in Pagé Jean Pierre (dir.), *Tableau de Bord des pays d'Europe centrale et orientale*, Les Études du CERI, no. 33.

* 1998, *Le krach russe*, La Découverte, Paris.

* 1999, "À l'épreuve des faits... Bilan Théorique des politiques macroéconomiques mises en œuvre en Russie", *Revue d'études comparatives Est-Ouest*, vol. 30, no. 2-3, pp. 153-213.

* 2002, *Les économistes contre la démocratie. Pouvoir, mondialisation et démocratie*, Albin Michel, Paris.

* 2007, "*Quel bilan économique pour les années Poutine en Russie?*", Working Paper Mars 2007, CEMI-EHESS.

* 2008, "Un 'Sud' à l'abandon", *De Lénine à Poutine. Un siècle russe Le Monde Diplomatique, Manière de Voir.*, no. 100, août-septembre 2008.

* 2010, "La Russie dans la crise internationale 2008-2009: un premier bilan", *Revue d'études comparatives Est-Ouest*, 2010/3, no. 41.

* 2011, "Les acteurs de la doctrine stratégique russe", *Revue Internationale et Stratégique*, vol. 2, no. 82, pp. 127-133.

* (dir.), 2012, *La Transition russe vingt ans après*, Editions des Syrtes, París.

* 2013, "Sur l'état de l'économie russe à l'automne 2013", *Ria Novosti*: https://www.vania-marcade.com/

* 2022, "La "guerre économique" contre la Russie va-t-elle se retourner contre ses auteurs (3/3)", Les Crises: https://www.les-crises.fr/la-guerre-economique-contre-la-russie-va-t-elle-se-retourner-contre-ses-auteurs-3-3-par-jacques-sapir/

* 2022a, "Assessing the Russian and Chinese Economies Geostrategically", *American Affairs* (inédito).

Schroeder Gertrude, 1992, "Soviet Consumption in the 1980s: Tale of Woe", in Ellman Michel & Kontorovich Vladimir (eds.), *The disintegration of the Soviet Economic System*, Routledge, London.

Shmelev Nikolai & Popov Vladimir, 1989, *Turning Point: Revitalizing the Soviet Economy*, Doubleday.

Silverman Bertram & Yanowitch Murray, 1997, *New Rich New Poor New Russia. Winners and Losers on the Russian Road to Capitalism*, Sharpe, New York.

Sokoloff Georges, 1993, *La Puissance Pauvre. Une histoire de la Russie de 1815 à nos jours*, Fayard.

Solzhenitsyn Alexandr, 1998, *Archipiélago Gulag I, II y III*, Tusquets Editores, 1998.

Standing Guy, 1996, *Russian Unemployment and Enterprise Restructuring. Reviving Dead Souls*, ILO, Geneve.

• 1998, "Societal Impoverishment: The Challenge for Russian Social Policy", *Journal of European Social Policy*, vol. 8, no.1, pp. 23-42.

Stanovaia Tatiana, 2013, "Corruption: nouvelle politique, populisme et règlement des comptes", *Revue Internationale et Stratégique*, 2013/4 no. 92, pp. 119-127.

Stiglitz Joseph, 2002, *La Grande Désillusion*, Fayard, París.

Summers Lawrence, 1992, "Knowledge for Effective Action", in Summers L. H. & Shkhar Shah (eds.), *Proceedings of the World Bank Annual Conference on Development Economics 1991*, The World Bank, pp. 7-14.

Tchevernina T. Moskovskaya A., Soboleva I., & Stepantchikova N., 2001, "Labour Market Flexibility and Employment Security. Russia Federation", *Employment Paper* no. 2001/31, Employment Sector, ILO.

Teurtrie David, 2012, "Les structures d'intégration économique dans l'espace post-soviétique", in Guilluy-Sulikashvili N.(dir.) (2012), *L'énigme russe. Pouvoir-économie et société*, Presses universitaires du Septentrion.

• 2017, "L'OTSC: une réaffirmation du leadership russe en Eurasie post-soviétique?", *Revue de Défense Nationale*, 2017/7, no. 808, pp. 1153-1160.

• 2021, *Russie. Le retour de la puissance*, Armand Colin, París.

UNICEF, 2007, *TransMONEE 2007 Database*, Florence, Innocenti Research Centre, http://www.unicef.com

Van Ark Bart, Ozyildirim Ataman, Crofoot Elizabeth, Erumban Abdul, Bhide Prajakta & Levanon Gad, 2015, Prioritizing productivity to drive growth, competitiveness, and profitability: https://www.conference-board.org/publications/publicationdetail.cfm?publicationid=2967.

Vercueil Julien, 2013, "Russie: La stratégie 2020 en question. Une analyse du substrat productif et financier de la politique industrielle", *Revue d'études comparatifs Est-Ouest*, 2013, no. 44, pp. 169-194.

• 2002, "Les approches évolutionnistes et institutionnalistes sont-elles complémentaires? La Transition comme mise à l'épreuve", *Contribution au Colloque Institutionnalismes et évolutionnismes: confrontations autour des perspectives empiriques*, Lyon, 2-3 décembre, ISH.

• 2019, *Économie Politique de la Russie*, 1918-2018, inédit.

Voskoboynikov Ilya, 2017, "Sources of long run economic growth in Russia before and after the global financial crisis", *Russian Journal of Economics*, vol. 3, pp. 348-365.

Stephen Walt & Renée Belfer, 2022, "Liberal illusions Caused the Ukraine Crisis", *Foreign Policy*, 19 de enero de 2022.

Wedel Janine, 1998, *Collision and Collusion. The Strange Case of Western Aid to Eastern Europe*, MacMillan.

WIL, 2018, *World Inequality Report 2018*, World Inequality Lab. En línea: https://wir2018.wid.world/files/download/wir2018-full-report-english.pdf

Williamson John, 1990, "The Progress of Policy Reform in Latin America", *Policy Analysis in International Economics*, no. 28, Institute for Economic Analysis, Washington.

Zlotowski Yves, 1998, "La crise de paiements en Russie, expression d'un consensus social?", *Les Études du CERI*, no. 43, août 1998, pp. 1-43

AIE: Agencia Internacional de la Energía

ATO: Operación Anti-terrorista

ACNUDH: Oficina del Alto Comisionado de Naciones Unidas para los Derechos Humanos

BERD: Banco Europeo para la Construcción y el Desarrollo

BM: Banco Mundial

CEI: Comunidad de Estados Independientes

CIA: Agencia Central de Inteligencia

COI: Comité Olímpico Internacional

CRA: Acuerdo de Reservas de Contingencia

CSFR: Consejo de Seguridad de la Federación de Rusia

E.E.U.U.: Estados Unidos de Norteamérica

EURASEC: Comunidad Económica Eurasiática

FIFA: Federación Internacional de Fútbol Asociación

FMI: Fondo Monetario Internacional

FSB: Servicio Federal de Seguridad, transliterado de Federálnaya Sluzhba Bezopásnosti Rossíyskoi Federátsii

I+D: Investigación y desarrollo

KGB: Comité de Seguridad del Estado, trasliterado de Komitet Gosudarstvenoi Besopasnosti

LGBT: Comunidades que se identifican como lesbianas, gay, bisexuales o transgénero

OCS: Organización de Cooperación de Shanghái

OCDE/OECD: Organización para la Cooperación y el Desarrollo Económicos

ONG: Organización No Gubernamental

ONU: Organización de Naciones Unidas

OSCE: Organización para la Seguridad y la Cooperación en Europa

OTSC: Organización del Tratado de Seguridad Colectiva

OUN: Organización de Nacionalistas Ucranianos

NBD: Nuevo Banco de Desarrollo

NKVD: Comisariado del Pueblo para Asuntos Interiores

NSPK: Sistema Nacional de Tarjetas de Pago

OIM: Organización Internacional para las Migraciones

PIB: Producto Interno Bruto

PNB: Producto Nacional Bruto

PPA: Paridad de Poder Adquisitivo

PTF: Productividad total de los factores

Rosstat: Servicio Federal de Estadísticas del Estado

RSFSR: República Socialista Federativa Soviética de Rusia

SPFS: Sistema de Transferencia de Mensajes Financieros

SVR: Servicio de Inteligencia Exterior, transliterado de Sluzhba Vnéshney Razvedki

UE: Unión Europea

UEEA: Unión Económica Eurasiática

UAE: Unión Aduanera Eurasiática

URSS: Unión de Repúblicas Socialistas Soviéticas

VIH: Virus de inmunodeficiencia humana

Aclaración

Para la mejor comprensión de los gráficos siguientes cabe la siguiente apostilla:

Los mapas 2 y 5 han sido realizados con una proyección polar (EPSG 3995. WGS84 Artic Polar Stereographic) lo cual permite representar de manera más apropiada a países grandes y cercanos al círculo polar, como Rusia, debido a que tiene la ventaja de respetar la superficie y la distancia del país.

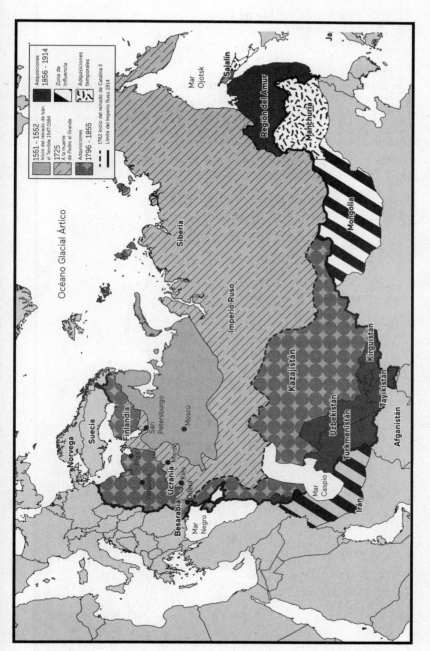

Mapa 1. Expansión del Imperio ruso de 1551 a 1914

Fuente: Nérard François-Xavier & Rey Marie-Pierre (2019); Enciclopedia Larousse (https://www.larousse.fr/encyclope-die/images/La_formation_de_lEmpire_russe/1011289).

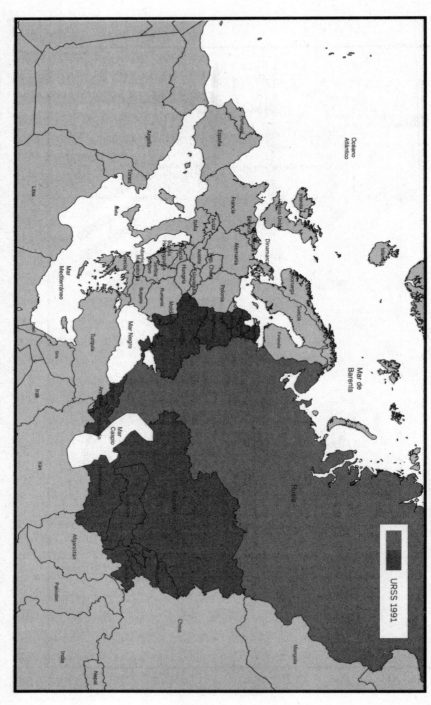

Mapa 2. Unión de Repúblicas Socialistas Soviéticas/Rusia, en 1991.

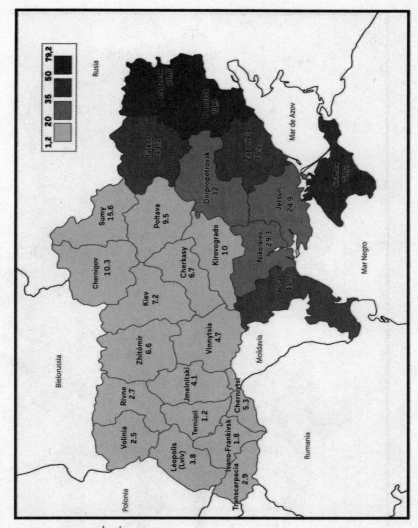

Mapa 3. Ucrania: porcentaje de habitantes cuya lengua materna es el ruso (último censo publicado en 2001)

Fuente: State Statisti Committee of Ukraine (http://2001. ukrcensus.gov.ua/eng/).

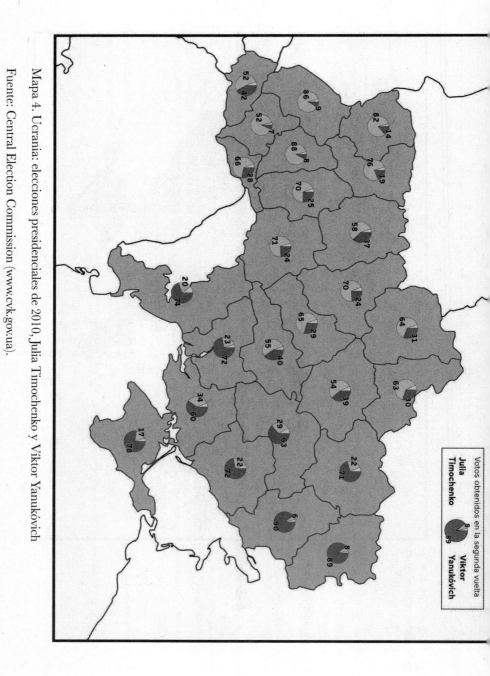

Mapa 4. Ucrania: elecciones presidenciales de 2010, Julia Timochenko y Viktor Yanukóvich
Fuente: Central Election Commission (www.cvk.gov.ua).

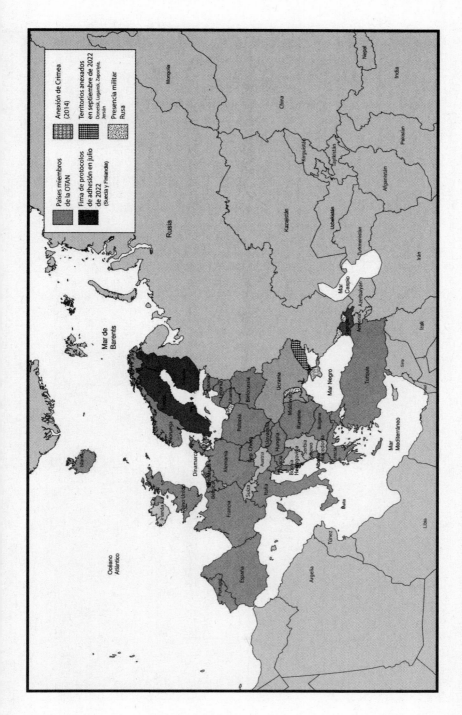

Mapa 5. Rusia, Ucrania y la OTAN en Europa, 2022.

La Odisea rusa de Laila Porras Musalem
se terminó de imprimir en el mes de marzo de 2023
en los talleres de
Grafimex Impresores S.A. de C.V.
Av. de las Torres No. 256 Valle de San Lorenzo
Iztapalapa, C.P. 09970, CDMX, Tel:3004-4444